THIBAULT & LOUIS GUEROUT

LE POUVOIR DE L'ALIMENTATION

Une nouvelle méthode simple et efficace, sans régime pour changer vos habitudes alimentaires, perdre du poids et améliorer votre bien-être.

Je tiens à remercier mon frère pour m'avoir donné l'idée d'écrire ce livre et pour ses éclairages lors de la rédaction de cet ouvrage.
Merci aussi à mes parents pour leur soutien continu.

TABLE DES MATIÈRES

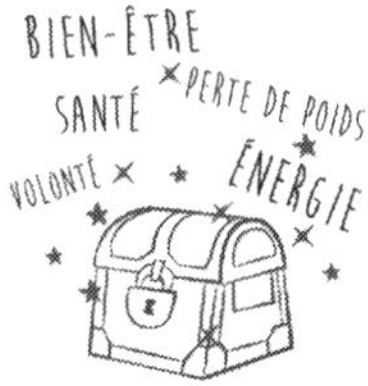

Introduction

Ce livre est né d'une volonté d'aider le plus grand nombre de personnes à surmonter leur surpoids et à changer leurs habitudes alimentaires. Les personnes qui souhaitent uniquement parvenir au second objectif trouveront des informations pertinentes dans la première partie de ce livre. D'autres parties de cet ouvrage pourront aussi vous être bénéfiques même si celui-ci est principalement orienté pour les personnes en surpoids.

Une partie significative de l'alimentation dans notre société actuelle est orientée vers des aliments agréables à manger, certes, mais mauvais pour notre santé et notre apparence physique (excès de mauvais lipides, sucres, additifs). Nous devons nous prémunir contre cette tendance.
Selon l'OMS, il y aurait 1,4 milliard de personnes âgées de plus de 20 ans en surpoids. Ce chiffre devrait augmenter jusqu'en 2030 pour atteindre 3,3 milliards. La mauvaise alimentation est un enjeu majeur de ce siècle.

Au cours de ce livre, nous verrons que les aliments sains peuvent procurer un bien-être qui surpasse largement la sensation de plaisir gustatif sur l'instant obtenue en mangeant des aliments malsains (c'est le point crucial de cet ouvrage). Je développerai cette réalisation plus en détail par la suite.

Je suis convaincu que si vous mangez sainement, votre santé, votre état interne s'amélioreront et votre poids s'ajustera puisqu'il ne sera plus soumis à toutes ces mauvaises graisses et sucres. La mise en place de techniques de perte de poids pourra accroître vos résultats, nous les verrons dans l'un des chapitres de ce livre.
Pour vous accompagner dans ce changement, je vous transmettrai quelques principes de base sur la nutrition qui sont suffisants pour prendre conscience de ce qui est bénéfique ou néfaste pour votre santé. Je suis persuadé que la mauvaise alimentation est en partie liée à un manque de connaissances dans le domaine de la nutrition. Vous saurez pourquoi il est intéressant de manger certains aliments pour les nutriments ou vitamines qu'ils apportent (en restant très pragmatique). Je vous transmettrai aussi l'état d'esprit à adopter et les obstacles à surmonter pour parvenir à votre objectif.

Encore une fois, je suis convaincu que l'intégration du « pourquoi » des bonnes habitudes alimentaires nous incite à mieux agir (je pense aux légumes notamment). Cela dit, je cherche avant tout à vous proposer des informations simples, concrètes et qui fonctionnent. Rien ne sert de se perdre sous une pile d'informations et de connaissances superficielles.

En somme, je vous recommanderai évidemment des activités physiques mais vous verrez que je ne les considère pas comme indispensables. À mon sens, elles sont une aide supplémentaire pour être en déficit calorique et se maintenir en bonne santé. Quoiqu'il en soit, lorsque vous aurez de nouvelles habitudes alimentaires, elles ne vous paraîtront plus aussi insurmontables et une dimension de plaisir, une volonté de prendre soin de vous apparaîtra.

Tout au long de votre lecture, je vous suggère d'avoir l'esprit ouvert car certaines idées développées dans ce livre seront peut-être nouvelles pour vous. C'est un point important à préciser puisque nous avons parfois tendance à nous enfermer dans d'anciens schémas de pensées. Il est pourtant essentiel d'être toujours ouvert à de nouvelles idées. Par ailleurs, j'ai conscience que plus vous avez eu « d'échecs[1] » et de difficultés par le passé pour atteindre votre objectif, plus vous serez méfiant vis-à-vis de nouvelles solutions. Vous aurez peur de vous faire « avoir » une autre fois. C'est tout à fait compréhensible et je vis moi-même cela dans d'autres domaines. Cela dit, soyez sûr que ce livre est là pour vous

1. Ce mot a une connotation négative assez démoralisante. Voyez plutôt l'échec comme une façon de faire qui n'a pas fonctionné pour vous. Il convient de persévérer pour trouver la bonne solution.

aider. Si vous avez confiance en lui et que vous obtenez des résultats par l'application des concepts présentés, vous serez dans un état d'esprit positif qui vous permettra de maintenir et de booster vos premiers résultats. Vous serez alors entré dans un cercle vertueux qui vous mènera vers la réussite de vos objectifs de changement d'habitudes alimentaires et de perte de poids.

Ce livre se décompose globalement en deux parties principales. Je vous aiderai d'abord à modifier vos choix alimentaires puis je vous proposerai quelques techniques pour perdre du poids. La première étape est essentielle pour que la deuxième fonctionne au mieux tant en matière de perte de poids que pour votre santé.

Avant de commencer, j'aimerais insister sur le fait que l'investissement en temps et en efforts que vous produirez à la lecture et à l'application de ce livre aura des répercussions positives pour toute votre vie. J'ai fait en sorte de vous donner tous les éléments nécessaires pour que les nombreux repas que vous serez amené à prendre soient les plus bénéfiques pour vous. Nous mangeons 3 fois par jour (voire plus si on compte les collations) et ce, pendant de nombreuses décennies. De ce fait, maîtriser le mieux possible la diététique est un investissement sur le long terme et bien maigre comparé à toutes les situations où elle vous aidera à faire les bons choix.

À la fin du livre, je vous donnerai également des éléments pertinents et suffisants pour parvenir à intégrer définitivement l'activité physique et un sommeil de qualité dans votre vie. En effet, comprendre en profondeur son sommeil permet de s'assurer qu'un tiers de sa vie s'est passé dans de bonnes conditions (rapport temps investi / récompense tout aussi intéressant).
Enfin, le sport est idéalement pratiqué tous les jours et ses bénéfices sont innombrables, c'est pourquoi il est primordial de le mettre en place pour toute votre vie.

Par ailleurs, certaines de nos habitudes alimentaires sont parfois la conséquence d'un mal-être, d'une souffrance. Elles sont une source de plaisir gustatif facilement accessible. Néanmoins, c'est une solution de court terme qui ne peut fonctionner à long terme (votre apparence physique et votre santé sont probablement déjà affectées). À l'inverse, manger sainement vous apportera de nombreux bénéfices qui vous permettront, en autres, de mieux faire face aux difficultés de votre vie. Cette nouvelle habitude, étonnamment facile à adopter, vous permettra de réfléchir plus efficacement, d'avoir l'esprit plus clair afin de résoudre les problèmes qui causent vos choix alimentaires actuels.

Comme vous le verrez, je ne préconise pas d'abandonner complètement vos anciennes habitudes alimentaires mais plutôt de leur donner une place plus ponctuelle et non systématique. Plus vous contrôlerez vos habitudes alimentaires, plus vous serez serein et confiant lorsque vous ne mangerez pas comme vous le devriez. Vous saurez que cela ne reflète pas vos agissements quotidiens. Vous ne tomberez plus jamais dans l'excès, gage du maintien d'un poids et d'une santé optimaux.

* * *

Quand j'étais jeune, mon frère me traitait parfois de « gros », cela avait tendance à me vexer bien que je ne le fusse pas vraiment. J'étais et suis toujours simplement gourmand. C'est une caractéristique qui peut faciliter la prise de poids, je vous l'accorde. Néanmoins, nous verrons que nous pouvons lui offrir une place dans notre vie sans qu'elle fasse pâtir notre apparence physique.

Tout au long de cet ouvrage, je vais faire référence à mon expérience personnelle et à celle de mon entourage (principalement mon frère) afin que vous puissiez croire qu'un changement est tout à fait possible pour vous aussi. C'est un point de départ essentiel.

* * *

Et puis, n'oubliez pas d'adopter un esprit critique à l'égard de ce livre. Décidez d'adopter les habitudes qui vous paraissent intéressantes, ne vous forcez pas nécessairement à tout appliquer, cela peut vous rendre malheureux. Si vous trouvez un concept vraiment intéressant à vos yeux, il y a de grandes chances que vous le mémorisiez et l'appliquiez.

J'ai fait en sorte de vous transmettre ce qu'il y a de mieux en matière de nutrition et que j'applique moi-même au quotidien. Toutes les préconisations faites sont théoriquement optimales et assez simples à mettre en place.

Je vous propose aussi de lire cet ouvrage lentement, presque section par section pour mieux l'assimiler. Le lire trop rapidement peut être difficile (à moins de le voir comme un défi pour le mental, nous reviendrons sur ce concept).

Mon but est de vous donner des conseils afin que votre alimentation, un des piliers de toute existence (avec le sommeil et l'activité physique) ne soit plus un problème pour le reste de votre vie. J'aimerais que vous puissiez vous dire que l'alimentation, « c'est réglé » pour vous (du moins en grande partie). Elle deviendra de ce fait une force qui vous permettra de réaliser ce qui est important pour vous tout en vous sentant bien. Je pense que nous pouvons tous être en bonne santé physique et être plus performant dans nos vies. Peu importe votre travail, la contribution que vous donnerez à l'humanité sera de meilleure qualité. Vous serez plus efficace si vous mangez bien et êtes en bonne santé. C'est l'objectif de ce livre et je vais faire en sorte de vous aider à y parvenir. J'ai profondément foi en l'idée que ce livre sera un atout majeur pour vous et qu'il vous aidera grandement.

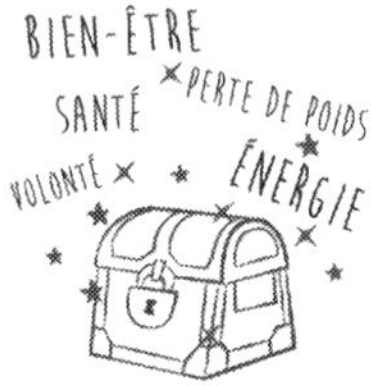

1. Concept clé : manger sainement pour se sentir bien

Nos habitudes alimentaires antérieures

Pendant longtemps, j'ai mangé tout et n'importe quoi sans trop me poser de questions, que cela soit de la pâte à tartiner au chocolat (le matin), des frites (le samedi midi), du beurre (pour la cuisson ou dans les pâtes), des boissons / gâteaux sucrés et j'en passe… Je n'avais jamais envisagé qu'il fût possible de manger correctement pour se sentir bien et être plus efficace dans ce que l'on fait. Il est en effet facile de tomber dans une cuisine très grasse, sucrée et donc mauvaise pour la santé.

Physiquement, mon frère et moi étions alors en léger surpoids tout comme notre mère. Quant à notre père, il faisait du cholestérol. Désormais, tous ces déséquilibres ont disparu de notre quotidien grâce au changement de nos choix alimentaires.

La période où tout a changé pour le mieux

Les éléments déclencheurs de ces profonds changements alimentaires ont été, dans un premier temps mon frère et plus tard, la musculation qui m'a permis de consolider ces vérités nutritionnelles (la nutrition est un domaine indispensable pour prendre en masse musculaire).

En effet, il a un jour décidé d'arrêter de manger des aliments gras ou plus précisément à base de graisses saturées et des aliments trop sucrés (notamment les sodas). Cette décision fut prise à la suite d'un évènement ponctuel. Il entraîna une prise de conscience de l'impact des aliments sur notre santé. Les effets sur le bien-être mental et physiologique sont venus ensuite amplifier cette prise de conscience. Cet évènement a produit une cascade de changements positifs par la suite.

Il s'est produit au cours de ses études (licence 1 de mathématiques) lorsqu'un de ses amis, qui se posait déjà de nombreuses questions sur l'alimentation, lui retourna un soda pour lui montrer son taux de sucre. Il y avait environ 32 grammes de sucre dans une canette de 33 cl. Après avoir pesé cette quantité, il se rendit compte que cela correspondait à 7 morceaux de sucre dans une seule canette de soda, ce qui est énorme. À titre de comparaison, l'OMS (Organisation Mondiale de la Santé) recommande 25 g de sucre dans une journée. En buvant une canette de soda, le consommateur excède donc de 28 % les recommandations journalières. Il s'agit simplement d'une canette de 33 cl, comptez environ trois fois plus pour une bouteille d'1 L de soda. Celle-ci contient donc environ 100 g de sucre soit environ 21 morceaux de sucre ou encore 4 jours d'apports.

Face à cette constatation, il a donc commencé par arrêter d'en boire. Sa curiosité et sa volonté de ne plus être dans la méconnaissance l'ont poussé à regarder les étiquettes d'autres produits afin de voir les quantités de sucre qu'ils contenaient. Il a alors constaté que la pâte à tartiner faisait partie de ces aliments particulièrement mauvais pour la santé. Un matin, devant mes yeux surpris, je l'ai vu remplacer celle-ci par de la confiture (ou du miel). Je ne comprenais pas ce changement car la pâte à tartiner a un goût bien meilleur que la confiture. Or justement, voici le piège des aliments malsains, ils ne jurent que par leur goût. En tout cas, rien qu'avec ce petit changement, il commençait déjà à se sentir mieux, à avoir plus d'énergie tout en appréciant le goût de cette nouvelle nourriture (les aliments sains ont en effet ce double avantage). En fait, il était surtout content de savoir qu'il mangeait des aliments bons pour lui (bien que la confiture et le miel ne soient pas parfaitement sains pour la santé à cause de leur quantité élevée de sucre et leur haut index glycémique)[2]. Il les remplaça ensuite

2. Si vous prenez de la confiture et du miel de grandes qualités, ils contiendront souvent des glucides naturels et non du sucre ajouté (qui est mauvais). Et puis, ces deux aliments ont des micronutriments, bénéfiques pour la santé (comme nous le verrons dans la suite de ce livre).

par des fruits. Ce premier changement l'incita néanmoins à continuer sa recherche d'autres aliments tout aussi bons afin de les incorporer progressivement dans son quotidien tout en éliminant les mauvais.

Dans un premier temps, il s'est donc concentré sur les aliments sucrés puis il a commencé à s'intéresser aux aliments gras. En effet, le gras ou plus précisément le gras saturé est un autre paramètre à prendre en compte.

En ce qui concerne ces aliments, il a par exemple arrêté de s'alimenter de kebabs des restaurants turcs (bien que particulièrement dépendant cette nourriture jusqu'à en prendre deux par repas avec beaucoup de sauce et ce de manière hebdomadaire). On peut dire que c'était son péché mignon. Aujourd'hui, il m'avoue être quelque peu dégoûté d'en manger. Il n'en consomme que très rarement.

Par la suite, les premiers résultats sur sa condition physique furent flagrants. Avant, il était contraint de faire des pauses pendant les footings car il n'avait pas la force de maintenir un effort continu. Puis, il parvint à courir tout du long sans avoir besoin de s'arrêter pour récupérer. Ces nouvelles aptitudes physiques lui ont d'ailleurs donné envie de pratiquer plus de sport.

Au quotidien, il ne se sentait plus fatigué, ne ressentait plus le besoin de faire des siestes ou de dormir jusque très tard le matin.

Enfin, il a bénéficié de résultats sur son poids sans s'en préoccuper.

Finalement, cette prise de conscience de la nécessité d'adopter une alimentation saine s'est diffusée au sein de toute la famille et elle nous a également donné envie de manger sainement. Ces premiers changements voire ce premier changement (passage de la pâte à tartiner à la confiture) se sont avérés avoir un effet boule de neige et ont changé en profondeur nos vies (surtout celles de mon frère et moi). Il est vrai que ce premier pas peut paraître insignifiant, or c'est lui qui a déclenché cet enchaînement de changements positifs.

Comme vous avez pu le lire, les changements ont été très progressifs. Dans le cas de mon frère, ce processus s'est fait naturellement car il venait de lui et non d'une source extérieure. Ce point est particulièrement crucial puisqu'il a permis d'aboutir à une réussite. Lorsque les suggestions de changement proviennent de l'extérieur (bien que cela marche également sinon ce livre n'aurait pas lieu d'être), il est possible de faire l'expérience d'un processus qui n'est pas tout à fait naturel pour soi et peut donc aboutir à un échec. Je ne peux vous reproduire et vous transmettre exactement tout le processus de changement car c'est malheureusement impossible. Néanmoins, je pense que les quelques éléments précités vous donnent une bonne représentation du processus et que cela vous aidera à en faire autant. J'ai moi-même adopté ces habitudes, en partie par mimétisme et en faisant mes propres recherches par la suite (ce que je vous suggère de faire également).

Je me permets d'insister une dernière fois sur le fait que lorsque le changement est déclenché par une source intérieure (soi-même) et que les habitudes alimentaires sont modifiées de manière naturelle et harmonieuse, il n'y a pas de véritable résistance. À l'inverse, tenter de changer radicalement ses habitudes alimentaires peut s'avérer être une tâche irréalisable, c'est pourquoi il peut être pertinent d'envisager une période de quelques semaines pour réaliser ces changements. Cette indication temporelle n'est pas basée sur notre propre expérience car comme je vous l'ai dit, le changement a été progressif, sans notion temporelle précise. Je vous la donne simplement pour que vous n'espériez pas, à tort et au risque de vous décourager, des changements instantanés et parfaits.

Pour revenir aux changements internes dont mon frère faisait l'expérience durant la modification de ses habitudes alimentaires, **il y avait notamment un accroissement de sa sensibilité aux aliments gras et sucrés. En effet, son corps lui faisait comprendre par des réactions physiologiques de mal-être et de perte de clarté d'esprit que ces éléments étaient particulièrement néfastes pour son organisme (gêne**

physique et mentale).

J'entends par clarté d'esprit, la sensation d'avoir les idées en place, de ne pas être nébuleux afin d'être plus percutant par ses idées et son expression orale. Autrement dit, la clarté d'esprit permet d'augmenter l'efficacité mentale.

À l'inverse, lorsqu'il mangeait sainement, il se sentait mieux dans sa peau, presque comme après une séance de sport.

De mon côté, je ne comprenais pas ses ressentis face à cette alimentation. Manger gras ou sucré me laissait quelque peu indifférent en matière de ressenti interne. Le plaisir gustatif que je tirais des aliments me paraissait être la seule source de préoccupation face à l'alimentation. Après tout, comment peut-on se sentir mal, moins performant après avoir mangé un cookie par exemple ? Pendant un temps, je continuais à manger la même chose mais par effet de mimétisme, je consommais de moins en moins de « cochonneries ». Très vite, j'ai commencé à saisir ce qu'il me disait et j'avais les mêmes ressentis que lui.

Au bout d'un certain temps, **je me suis rendu compte qu'il avait de meilleures performances sportives, intellectuelles, qu'il raisonnait plus vite et était plus concentré**. Il était aussi de meilleure humeur et plus souriant.

Finalement, voyant les nombreux bénéfices qu'il retirait de son nouveau mode de vie, j'ai progressivement adopté ses habitudes. Mon expérience physique et mentale a été identique à la sienne. À chaque fois que je remangeais comme avant, je ressentais la différence de manière très flagrante.

Les bienfaits d'une alimentation saine étaient donc véridiques (idées plus claires, plus de volonté). Je me suis donc notamment mis à manger beaucoup plus de fruits et à boire uniquement de l'eau.

Bien que j'aie désormais modifié mes habitudes alimentaires, je demeure tout de même gourmand. De ce fait, il m'arrive de consommer des petits « plaisirs » de temps à autre, néanmoins je me sens obligé d'aller manger quelque chose de plus sain ensuite pour me sentir bien à nouveau.

Est-ce que ces changements seront positifs pour votre santé et votre poids également ? J'en suis convaincu. C'est un cercle vertueux qui s'auto-maintient après qu'il a été construit. Plus vous adopterez une alimentation saine, plus vous vous sentirez moins bien en cas de consommation d'aliments moins sains.

Mettre en place des bonnes habitudes alimentaires augmente donc votre niveau énergie, vos performances, votre volonté, la clarté de vos idées. Vous serez plus efficace dans votre travail. Vous ne serez jamais fatigué en pleine journée et vous ne ferez plus jamais l'expérience de « coups de barre ». Enfin, le goût de cette nouvelle alimentation vous paraîtra bon et agréable. Vous apprécierez toujours votre ancienne alimentation mais vous ne la consommerez presque jamais, uniquement pour changer et apprécier d'autres goûts. Vous n'aurez plus ou très peu de tentations à l'égard de celle-ci. La sollicitation de votre volonté pour y « résister » entrera très peu en jeu voire pas du tout. Vous ne ressentirez donc plus de sentiment de privation aussi intense qu'auparavant.

Une fois que cette association entre bien-être, énergie, clarté d'esprit et bonne alimentation se fera, elle sera si ancrée en vous que rien ne pourra la modifier (et tant mieux !). Vous ne percevrez plus la bonne alimentation comme un effort, un sacrifice, une contrainte (loin de là). Vous profiterez ainsi de tous ses merveilleux avantages.

C'est ce vers quoi ce livre tend à vous amener et je vais tout faire pour vous aider à y parvenir.

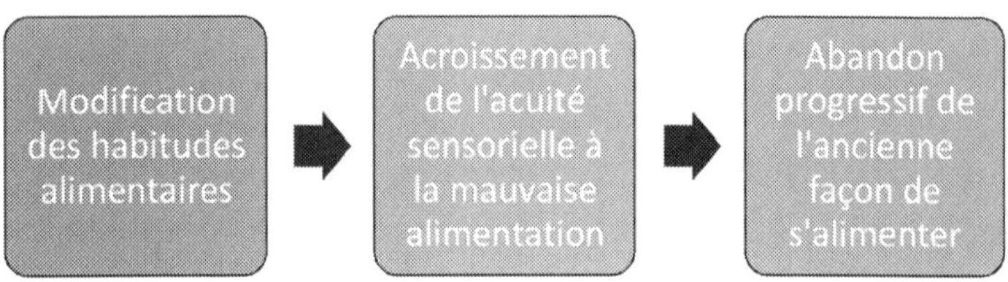
Modification des habitudes alimentaires
Acroissement de l'acuité sensorielle à la mauvaise alimentation
Abandon progressif de l'ancienne façon de s'alimenter

Exercice pour ressentir les effets de l'alimentation sur son corps

1. Manger un plat sain (filet de poulet avec des pâtes et des légumes ainsi qu'un fruit en dessert ou simplement manger quelques fruits) et lire un extrait d'un livre pendant 5 minutes.

2. Faire de même après avoir mangé un aliment trop gras ou sucré (frites, chips, beurre sur du pain, gâteaux sucrés).

3. Constater la différence.

En effet, le meilleur levier pour se rendre compte des effets de l'alimentation sur soi est la réalisation d'un exercice intellectuel. La différence de performance est flagrante.

Pour être sûr de réaliser cet exercice maintenant, donnez-vous une trentaine de minutes (le temps de préparer, d'aller faire quelques courses éventuellement et de mettre en place l'alimentation que vous souhaitez tester). C'est un temps qui peut paraître long car on préfère souvent poursuivre la lecture mais il n'en reste pas moins très bien investi. Si vous n'avez pas le temps maintenant, interrompez votre lecture jusqu'à ce que vous ayez le temps de le faire. C'est l'unique exercice du livre à réaliser. Je vous suggère de terminer les deux paragraphes suivants et de vous y attaquer directement.

N'hésitez pas à rentrer dans l'excès d'aliments malsains et sains pour vous rendre compte le plus possible de la différence. Si vous avez encore du mal à manger des aliments sains, forcez-vous cette fois-ci. Voyez cet exercice comme un barrage, un péage à passer avant de poursuivre la lecture. J'insiste fortement ici car en tant que lecteur, je sais parfaitement ce que vous pouvez ressentir à l'idée de mettre en place ce test. Confortablement en train de lire et souhaitant avancer dans la lecture, vous n'avez pas particulièrement envie de le faire. Le souhait de procrastiner peut aussi naître en vous. C'est pourquoi, je vous suggère ici de faire preuve de force mentale au cas où vous ne souhaiteriez pas le faire.

Vous pouvez commencer par manger quelque chose de gras ou sucré puis enchaîner par quelque chose de sain (fruit juteux par exemple), vous verrez qu'il permet de retrouver ses idées claires rapidement. Vous pourrez avoir besoin d'en consommer plusieurs en fonction de la quantité de nourriture grasse ou sucrée consommée préalablement.

De ce simple exercice, vous prendrez probablement conscience que vous avez moins de motivation, d'envie, que vous êtes bien moins efficace lorsque vous mangez quelque chose de malsain que lorsque vous avez mangé sainement. Bien manger devient donc un moyen d'être plus performant dans ce que vous faites. Vous gagnez en clarté d'esprit et vous parvenez à mieux réfléchir. Normalement, si vous parvenez à vous en rendre compte dès maintenant, vous aurez déjà réalisé un grand pas vers un changement de votre vision sur l'alimentation. Faire l'expérience de ce meilleur état intérieur crée une nouvelle possibilité pour vous. Vous ne tolérerez plus de retourner dans vos anciens ressentis car cela signifierait que vous n'exploitez qu'une partie de votre potentiel. Vous changerez alors votre alimentation sans percevoir l'abandon de vos anciennes habitudes alimentaires comme un sacrifice mais plutôt comme une bénédiction.

Le faux dilemme du goût

J'aimerais désormais discuter d'un point important qui vous est peut-être venu à l'esprit en faisant cet exercice. Il s'agit du goût de l'alimentation que vous mangez. On considère souvent que les aliments sains ont un goût moins bon que ceux qui sont pourtant mauvais pour notre santé. C'est en partie vrai, sinon il n'y aurait pas de soucis avec l'alimentation. Néanmoins, l'exercice précédent a dû vous le montrer, la sensation de bien-être, de plus grande efficacité surpasse le plaisir gustatif. De plus, à terme, le plaisir ressenti lors de la consommation d'aliments sains ne sera pas si différent que celui d'une alimentation malsaine. En effet, le goût d'une bonne alimentation me paraît aujourd'hui tout aussi agréable et plaisant que celui d'une nourriture malsaine. Maintenant, il m'arrive même d'être heureux à l'idée de manger des aliments sains (salade assaisonnée, fruits) pour la sensation de bien-être qu'ils procurent. Ainsi, à mesure que vous consommerez des aliments sains, leur goût vous paraîtra particulièrement appréciable.

De plus, les aliments gras et sucrés sont bons, certes, mais le plaisir gustatif que l'on en retire se fait au détriment d'énormément de bienfaits que pourrait nous procurer une alimentation saine tout en détériorant progressivement la santé et d'autres domaines. De plus, leur dosage, particulièrement dans les produits industriels, est réalisé de telle sorte qu'ils créent une certaine addiction. Celle-ci est aussi d'autant plus renforcée que les aliments sont beaucoup consommés (nous verrons plus loin, à travers l'exemple du livre de Michael Moss, que le dosage est d'ailleurs réalisé de manière optimisée afin d'inciter à consommer plus sur le moment tout en formant des agissements addictifs à l'avenir). D'autre part, et là est le vrai inconvénient, ils vous paraissent bons pour votre corps ou du moins sans effets néfastes sur votre ressenti car votre corps n'a pas d'autres références alimentaires (cette alimentation vous paraît normale et votre corps est contraint de faire avec ce que vous lui avez toujours donné).

Heureusement, cette appétence pour les produits gras et sucrés peut être enrayée si vous suivez le même processus que mon frère et moi avons emprunté. Plus vous mangerez sainement, moins la tentation sera grande de manger des aliments gras et sucrés. Par exemple, mon frère m'a informé avoir parfois eu du mal à ne plus manger gras, mais qu'en même temps, plus il mangeait sainement et plus son envie de manger gras s'estompait. Il a même remarqué que le plaisir qu'il retire désormais de la consommation d'aliments gras comme le kebab est bien inférieur à celui qu'il ressentait quand il consommait des aliments gras fréquemment (il n'a donc aucun regret particulier).

Actuellement, pour lui, le ressenti corporel majeur lui indiquant qu'il a consommé trop gras est une perte de concentration. En effet, son corps est particulièrement sensible puisqu'il a adopté une alimentation saine. C'est grâce à ce ressenti qu'il ne souhaite plus consommer ce genre d'aliment.

De même, sachant ce que je ressens après la consommation d'aliments gras ou sucrés, je suis rarement tenté par ces aliments. Quand c'est le cas, je ne tombe pas dans l'excès car mon corps réagit comme un régulateur et m'indique, par un ressenti intérieur de léger mal-être, que c'est trop pour lui (en matière de gras ou de sucre).

Il m'arrive même d'avoir le souvenir émotionnel de la façon dont je me suis senti après avoir mangé certains aliments malsains. Je suis donc bien moins attiré par eux. Il en sera de même pour vous lorsque vous aurez adopté de bonnes habitudes alimentaires.

Vous préférerez manger sainement et vous sentir bien plutôt que de mal manger et vous sentir peu énergique, mal dans votre peau, avec une faible clarté d'esprit.

Améliorer le goût de vos plats

Bien que la consommation d'aliments sans ajout particulier permette d'apprécier le goût originel, naturel qui est souvent très agréable en lui-même, il est tout à fait possible de rajouter sainement du goût à votre alimentation. Ainsi, vous augmentez vos chances d'apprécier la nourriture saine même au-delà de celle malsaine.

Pour cela, il existe une astuce toute simple, bonne pour la santé et peu calorique : l'ajout de condiments (épices et herbes aromatiques). Vous en trouverez forcément plusieurs à votre goût (paprika, curry, herbes de Provence, curcuma, thym, origan, coriandre, cumin…). Ces condiments seront utilisés principalement pour les plats. Par exemple, j'en utilise souvent pour rajouter du goût aux filets de poulet.
Pour les préparer, je les découpe en petits morceaux, en prenant soin d'enlever le gras. Cela permet de mieux répartir les condiments et de bénficier d'une cuisson plus homogène.

Lors du choix de vos condiments, rappelez- vous seulement que leur qualité est proportionnelle au prix payé.

Des légumes comme les oignons, les poivrons ou encore l'ail, revenus dans une poêle avec de l'huile d'olive extra-vierge permettront également d'ajouter facilement un bon goût à vos plats. Pour les oignons, il faudra prendre la précaution de retirer la partie centrale de ceux-ci afin de diminuer les chances d'avoir les yeux irrités (les passer sous l'eau ou porter des lunettes sont aussi des bonnes solutions). Soyez prêt à tolérer un léger inconfort si ces mesures ne fonctionnent pas (exercice pour le mental). Apprendre à accepter la douleur vous aidera dans d'autres domaines de vie.

Vous pouvez également verser du jus de citron ou de l'huile d'olive extra-vierge sur vos plats afin de les rendre plus sains tout en améliorant le goût (avoir la main légère pour l'huile d'olive).

Enfin, l'utilisation de sauces les moins industrielles et les plus bios / naturelles possible, comme une sauce tomate de qualité, permettront d'améliorer grandement le goût de vos féculents.
Il y a néanmoins un élément à retenir : vérifier la composition et faites-en sorte qu'elles contiennent majoritairement l'ingrédient principal que vous souhaitez sans ajouts (par exemple : achat d'une sauce tomate avec presque exclusivement de la tomate, sans sucres ajoutés). Vous serez étonné de constater qu'il y a toutes sortes d'ingrédients autres que l'ingrédient principal dans certaines sauces de mauvaise qualité.

L'écueil à éviter quand on commence à manger sainement

Ne vous forcez pas à manger des aliments qui ne vous plaisent pas du tout, qui vous répugnent. Dans ce cas, la frustration peut alors émerger et s'avérer être un obstacle important dans votre changement (j'en parlerai plus en détail dans une section dédiée).

Par exemple, je n'aime pas les épinards et n'en mangerai probablement jamais.
De même, pour vous démontrer à quel point il n'est pas souhaitable de se forcer, je vais prendre l'exemple d'un ami de mon frère qui s'est astreint à manger presque exclusivement de la salade et à boire des potages pendant 1 mois afin de perdre du poids.
Il n'aimait pas vraiment ces aliments et n'avait probablement pas cherché à améliorer leur goût (assaisonnement adéquat à base d'huile d'olive et de vinaigre pour la salade, quelques condiments pour les potages). Sans surprise, cela n'a pas fonctionné puisqu'il s'est remis à manger des aliments gras et sucrés. Sa manière de procéder était en fait irréaliste et ne prenait pas en compte des principes cruciaux comme le métabolisme de base (apport minimum pour faire marcher les fonctions vitales du corps).
De plus, se faire plaisir par la variété est un concept essentiel pour réussir, auquel s'ajoutent les nombreux autres bénéfices que l'on retire d'une alimentation saine.

Heureusement, il existe une grande variété de légumes, ce qui augmente les chances d'en apprécier au moins une poignée (j'apprécie la majorité d'entre eux). Toutefois, il y en a certains que je n'aime pas vraiment mais ils sont tout de même « mangeables », c'est le cas des courgettes, des aubergines et de quelques autres légumes. Cela dit, lorsqu'ils sont bien cuisinés ou grâce à l'ajout de quelques condiments (ou même mélangés à d'autres légumes comme la tomate ou les oignons), le goût devient tout de suite plus appréciable.

En tout cas, si une large palette de légumes vous plaît et que vous avez la possibilité de varier votre consommation, vous en retirerez un grand plaisir tout en faisant du bien à votre corps (comme pour les fruits).
Ils pourront aussi entrer dans la confection de nombreuses recettes variées. D'ailleurs, dans certains cas, pour faciliter leur consommation, le mieux est d'avoir une habitude. Vous appréciez tel légume lorsqu'il est cuisiné d'une certaine façon. Enfin, je tiens à préciser que je mange presque uniquement des légumes et des fruits que j'apprécie. Je crois que pour qu'une alimentation à base de légumes et fruits se maintienne, elle doit être un plaisir. En plus de cette dimension-là, on est assuré d'apporter de nombreux bienfaits à son organisme, ce qui incite d'autant plus à en manger.

Enfin, pour être sûr que vous n'appréciez pas le légume ou le fruit en question, faites en sorte de consommer une version qualitative de celui-ci. Parfois, un légume ou un fruit paraît mauvais à cause de sa basse qualité. Avoir un jugement hâtif suite à une seule expérience désagréable n'est pas souhaitable.

Les bénéfices que l'on retire de la consommation de légumes et fruits

- Ils ont un rôle central dans le maintien de l'équilibre acido-basique de notre corps (pH le plus neutre possible) car ils sont tous basifiants contrairement aux autres aliments qui sont majoritairement acidifiants. Cet équilibre est essentiel pour maintenir une harmonie d'un grand nombre de fonctions de notre organisme.

- Ils apportent de grandes quantités d'eau. Ils permettent donc d'apaiser tant la faim que la soif. Même un aliment qui paraît sec comme la banane contient près de 75 % d'eau. Cette forte proportion d'eau en fait aussi des alliés du système digestif.

- De plus, ils apportent des vitamines, minéraux et fibres qui jouent tous des rôles prépondérants. Les deux premiers ont, entre autres, un rôle de catalyseur c'est-à-dire qu'ils accélèrent les réactions chimiques à l'intérieur du corps. Ainsi, vous aurez *de facto* bien plus d'énergie si vous consommez des bananes que des gâteaux. Les calories sont en effet mieux utilisées et le métabolisme global augmente.

Je vous présenterai un tableau complet des rôles de ces vitamines et minéraux. Sans les retenir, ils peuvent servir de prise de conscience pour incorporer les légumes et fruits dans votre alimentation.

Ces vitamines et minéraux (que l'on appelle aussi micronutriments) n'ont pas de valeur énergétique propre (contrairement aux protéines, glucides et lipides) mais ils sont essentiels à l'organisme (je vous montrerai dans quelques pages deux tableaux qui illustrent leurs rôles). Leur extrême importance fait que les aliments qui en contiennent seront alors qualifiés de calories pleines contrairement aux autres (ex : gâteaux sucrés) qui seront qualifiés de calories vides pour l'organisme. Ces micronutriments sont d'autant plus essentiels qu'ils doivent être apportés par l'alimentation car le corps ne les produit pas (à l'exception de quelques-uns par le microbiote intestinal).

On peut donc voir que malgré l'absence d'apport énergétique, ces micronutriments sont loin d'être inutiles. Finalement, l'énergie procurée par la nourriture est tout aussi importante que les éléments vitaux et essentiels qu'elle fournit.

Je vous fais part de ceci pour changer votre regard à l'égard des légumes et fruits. Vous pensez peut-être que ce sont des aliments quelque peu négligeables et peu appréciables.

Comme vous avez pu le voir, je ne rentre pas dans le détail car je pense que c'est assez superflu et on oublie rapidement ce genre d'informations.

Dites-vous simplement qu'ils sont extrêmement sains et que les consommer vous fait le plus grand bien.

Je vous ai proposé jusqu'à maintenant quelques changements dans votre perception de l'alimentation saine et malsaine pour ce qui est de la nourriture solide. Désormais, je vais développer un autre aspect tout aussi essentiel : l'hydratation.

Les clés d'une hydratation saine

Il y a quelques années, j'avais tendance à ne pas apprécier l'eau au point de lui attribuer le substantif de « flotte ». Comme elle n'a pas particulièrement de goût, on pourrait penser que ce n'est pas très agréable d'en boire. Cependant, après avoir intégré le lien entre alimentation saine et bien-être (sous tous ces aspects), l'eau est devenue pour moi un réflexe. J'en bois tout le temps sans m'en plaindre. En effet, comme je vous l'ai dit, vous verrez que le goût n'aura plus, ou moins d'importance. La pureté de l'eau, son caractère sain, neutre et remplissant sa fonction d'hydratation vous conviendra parfaitement et il ne vous viendra presque jamais à l'idée d'acheter d'autres boissons qui n'auront plus aucun intérêt pour vous. Elles auront d'ailleurs souvent le même effet délétère qu'une mauvaise alimentation solide. En consommant de l'eau, vous faites la chose la plus saine qui soit en matière d'hydratation pour votre santé et bien-être (l'eau gazeuse peut être consommée de temps à autre mais pas trop non plus car elle peut se révéler néfaste si c'est votre seule source d'hydratation). De plus, le coût de l'eau est inférieur à celui des sodas, ce qui est un autre point positif.

Pour avoir un peu de goût de temps à autre, la consommation de thé, notamment le matin est un bon substitut. Pour les femmes, il est préférable de ne pas trop en prendre car il entrave l'absorption du fer, minéral souvent en déficit à cause des menstruations.

Pour mettre en place cette bonne habitude, ayez un ou plusieurs packs d'eau chez vous tout le temps (je vous préciserai le choix de l'eau à la fin de cette section). Lorsque vous sortez de votre domicile, je vous recommande de prendre une bouteille d'eau d'1,5 L. Elle vous permettra de boire régulièrement au cours de la journée quand l'envie s'en fait sentir ou quand vous sentez que votre acuité, vos capacités cognitives baissent en performance. Cela peut également vous aider à ne pas avoir de maux de tête ou à ne pas être tenté par un soda (une des raisons principales).
Je bois aussi très souvent boire sans véritable raison. Cette habitude contribue à diminuer mes envies de manger.

Idéalement, à chaque fois que vous vous déplacez et que vous n'avez pas de sac, ayez une bouteille d'eau avec vous. Si vous n'avez plus d'eau en bouteille, vous pouvez exceptionnellement prendre de l'eau du robinet. En effet, cette dernière n'est pas parfaitement traitée et il y a des résidus de médicaments et de métaux lourds. L'utilisation de filtres à eau pourra réduire la présence d'autres impuretés sans pour autant enlever les deux éléments précités. Les stations d'épurations, très sophistiquées, n'y parviennent pas. Comme les bouteilles d'eau en plastique ne sont pas parfaitement recyclées (à l'exception de celles en PET), la consommation d'eau du robinet dépendra de votre sensibilité à l'environnement. Bien que je le sois, je choisis de maintenir ma consommation de bouteille en plastique pour l'instant (ce qui n'est pas idéal, j'en conviens). J'espère que des progrès technologies ou de nouveaux contenant feront leur apparition prochainement sur le marché. Je ne peux trancher sur le choix entre l'eau du robinet ou en bouteille. Ce choix est subjectif.

Et puis, lorsque vous commandez une boisson à l'extérieur, vous avez le choix de prendre une boisson saine à la place d'un soda. Prendre cette habitude sera vraiment bénéfique sur le long terme. Par exemple, lorsque vous êtes à un fast-food, je vous suggère de prendre au pire de l'Ice Tea (au goût pêche par exemple). Pour les restaurants ou bar, vous pouvez prendre un jus de fruits pressé, ou un Perrier citron. En effet, il est important d'avoir des idées de boissons de substitution pour vous éviter de prendre ce que vous avez toujours pris, par habitude, et qui est mauvais pour vous (ex : Coca-Cola). Comme vous le savez, ces boissons contiennent de grande quantités de sucres (nous verrons pourquoi il faut l'éviter) et des additifs qui nuisent gravement à votre santé sur le long terme.

À la différence de l'alimentation solide, je ne fais presque jamais d'écarts ou d'exceptions pour l'hydratation. Ce changement n'a pas été graduel comme pour l'alimentation solide. Je vous suggère d'en faire autant. Vous ne serez plus du tout attiré par les sodas au bout d'un certain temps.

Pour le choix de votre eau, on distingue 3 catégories : l'eau minérale naturelle, l'eau de source et l'eau du robinet.

Eau du robinet : Elle provient de sources de surface majoritairement (rivières, fleuves, lacs…) Cette eau a subi une filtration et des traitements chimiques pour la désinfecter, la purifier. Cette purification demeure partielle bien qu'elle soit considérée comme potable (reste de médicaments et de métaux lourds comme dit précédemment).

Eau de source / eau minérale naturelle : ces deux eaux sont quasi équivalentes pour ce qui est de leur qualité, la seconde est néanmoins légèrement meilleure (à favoriser). La différence tient par exemple à une composition en minéraux stable contrairement à variable pour l'eau de source.

Ces dernières sont toutes deux issues de sources souterraines profondes, isolées de toute pollution humaine. De ce fait, elles disposent d'une pureté naturelle qui ne nécessite pas de traitements. Elles font néanmoins l'objet de nombreux contrôles pour s'en assurer. Tout le processus, depuis l'extraction jusqu'à l'embouteillage concourt à maintenir sa pureté originelle.

Enfin, pour avoir une hydratation optimale, il convient de varier ses eaux minérales naturelles car la composition en minéraux varie d'une eau à l'autre.

Premiers changements alimentaires

Désormais, il est temps de vous proposer des premières suggestions de changement que vous pouvez apporter à votre alimentation solide quotidienne.

Aliments

- Nous avons remplacé toutes sortes de gâteaux, biscuits, céréales (avec une teneur en sucre importante) par des fruits : bananes, pommes, oranges principalement mais aussi par d'autres sortes de fruits tel que les fraises, les poires ou les abricots.

Idéalement, faites-en sorte de consommer des fruits à tous les repas du matin, midi et du soir. Ils apportent de la sainteté et de la fraîcheur à votre alimentation. À chaque course au supermarché, achetez-les en assez grosse quantité afin d'être sûr de pouvoir en consommer fréquemment au cours de vos journées. Limitez tout de même la quantité achetée pour ne pas vous retrouver avec la majorité qui a pourri après quelques jours.

Pour la conservation, l'air libre est préférable tant que ceux-ci ne pourrissent pas trop rapidement. Par exemple, des fruits comme les fraises ou les framboises seront consommés dans la journée ou le lendemain au plus tard.
Sinon, pour les conserver, vous pourrez les placer au niveau le plus bas de votre réfrigérateur. Dans tous les cas, pour savoir si un fruit ou tout autre aliment peut être consommé, il conviendra de faire appel à vos sens (vue, odorat, goût). Ils vous guideront de manière innée.

Cela dit, dans le cadre d'une perte de poids, nous verrons qu'il est préférable de résister à la sensation de faim pour permettre à l'organisme de puiser dans les réserves. Je vous suggérerai donc de ne pas manger entre les repas. Cela dit, si vous décidez d'y céder, assurez-vous de le faire de manière consciente, calme et non sous une impulsion incontrôlée. Je reviendrai sur ce point dans la suite de ce livre.

Pour ce qui de la consommation des fruits, assurez-vous de les avoir nettoyés sous l'eau pour enlever d'éventuels produits chimiques (quasi inexistants pour les fruits bios mais la précaution est préférable et prend peu de temps). Garder la peau du fruit permettra de bénéficier d'un meilleur apport en micronutriments (ex : la pomme). Toutefois, s'ils ne sont pas bios, il vaut mieux l'éplucher. Cela dit, les fruits disposant d'une protection comme la banane ou l'ananas auront des teneurs en produits chimiques inférieurs. Même si vous ne les consommez pas bios, vous aurez donc moins de chance d'absorber des substances chimiques.

- Nous ne prenons plus du tout de la fameuse pâte à tartiner au goût chocolat. D'un point de vue nutritionnel, elle combine les deux éléments à éviter (sucre et matière grasse saturée).

- Ne plus manger d'aliments gras et à forte charge glycémique tel que les frites ou les chips. Remplacez-les par des féculents normaux (ou complets dans l'idéal). Les frites et chips sont des aliments hyperglycémiants et hyperlipidiques (je définis plus précisément ces termes ultérieurement). Ils seront à réserver pour des occasions particulières comme les pique-niques. Et puis, ces aliments sont aussi problématiques car ils ont baigné, lors de leur cuisson, dans une huile de mauvaise qualité nutritionnelle.

- La consommation de salade (parfois accompagnée de tomates) avec un assaisonnement (huile d'olive et vinaigre) à presque tous les repas du midi et du soir. Cette habitude provient de notre mère qui apprécie particulièrement cet aliment. Cette simple habitude est déjà très saine pour votre santé. Je vous conseille d'acheter une huile d'olive extra-vierge et un vinaigre balsamique ou de vin rouge. Le premier vinaigre est plus doux que le second car du sucre a été ajouté. Nous verrons que l'évitement du sucre constitue une des principales recommandations pour adopter de bonnes habitudes alimentaires. Cela dit, si le vinaigre balsamique est l'un de vos seuls aliments avec une teneur élevée en sucre, c'est acceptable. Sinon, vous pouvez le remplacer par du jus de citron.

- L'huile d'olive a remplacé le beurre pour la cuisson et pour rajouter du goût. Si vous avez une poêle antiadhésive à votre domicile, vous pouvez même ne pas utiliser d'huile de cuisson. Cette recommandation vient du fait que l'huile d'olive a un point de fumée relativement bas, aux alentours de 200°C (température à partir de laquelle il commence à légèrement brûler et à être toxique). Cela dit, elle est rarement atteinte. L'abandon du beurre reste essentiel puisque nous verrons qu'il contient beaucoup de lipides sous forme d'acides gras saturés.

- Ne saler aucun plat (ou modérément si vous avez toujours été un grand consommateur de ce produit), utilisez plutôt du poivre car, contrairement au sel, il n'est pas mauvais pour la santé. De plus, une consommation de sel additionnelle n'est pas nécessaire puisque l'apport par l'alimentation saine est suffisant. Je rentrerai plus en détail sur ce point dans un paragraphe ultérieur.

- Aucune forme de sucre blanc additionnelle dans les yaourts, thés et autres. Éliminer toutes les sources d'alimentation avec du sucre ajouté (ex : jus de fruits, yaourts).

- La majorité de la nourriture industrielle est à proscrire (il n'y a probablement rien de pire). Les processus industriels par lesquels passent les aliments et les nombreux additifs (colorants, émulsifiants, épaississants et conservateurs) font qu'ils deviennent un véritable poison pour votre santé. Un additif particulièrement mauvais pour la santé est le glutamate. Il est rajouté dans presque toutes les préparations industrielles (plats cuisinés, soupes en sachet) afin de rehausser le goût des aliments. Il perturbe le métabolisme (réaction chimique interne de l'organisme) et dérégule l'appétit. Ce dernier point peut d'ailleurs en partie expliquer pourquoi les États-Unis ont une proportion de personnes en surpoids plus élevée que les autres pays du monde. Il est omniprésent dans l'alimentation industrielle distribuée de ce pays.

Par ailleurs, ils contiennent de grandes quantités d'oméga 6 qu'il est nécessaire de limiter pour maintenir un bon équilibre oméga 6 / oméga 3. Son non-respect peut être la cause de certaines maladies. La meilleure source d'oméga 3 est le poisson puis viennent les fruits oléagineux. Le poisson est également un aliment qui favorise le bon cholestérol et diminue le mauvais (qui est lié aux acides gras saturés). Ce dernier peut, par exemple, être à l'origine de maladies cardiovasculaires.

Et puis, les aliments produits par ces industries ont souvent reçu de nombreux traitements chimiques, majoritairement toxiques, afin :

- d'augmenter les rendements agricoles,
- d'accélérer la croissance des animaux,
- de conserver les aliments (je l'ai déjà dit mais c'est important d'insister),
- et d'attirer le consommateur par l'ajout d'additifs apportant texture, couleurs et saveurs (idem).

De plus, l'aspect visuel de ce type de nourriture en dit long sur leur qualité. Lorsque l'on mange sainement, on est véritablement choqué par ces produits. Personnellement, je préfère largement me forcer à cuisiner (même si cela demande un peu plus de temps et d'efforts) que de consommer ces repas. Comptez environ 30 min de préparation maximum pendant lesquelles vous pouvez faire autre chose (en gardant à l'esprit les temps de cuisson des différents aliments). Ensuite, vous aurez besoin de consacrer 15 min maximum pour consommer votre plat. Dans ce cas, je vous recommande de ne rien faire d'autre et de vous concentrer sur ce que vous mangez (écouter quelque chose est toujours possible).

En somme, comme l'a montré l'auteur Michael Moss dans son livre *Sucre, sel et matières grasses, comment les industriels nous rendent accros*, l'industrie agroalimentaire utilise un dosage particulier de ces éléments pour rendre addict le consommateur comme vous et moi. Ils sont dosés de telle sorte que l'on atteigne un niveau de goût optimal tout en incitant à en consommer toujours plus. Ceci permet de lutter contre l'effet de « satiété sensorielle spécifique » qui fait que si l'on mange certains aliments en grande quantité, notre cerveau se lasse et nous n'en voulons plus.

Il s'agit d'un point rapide qui permet de se rendre compte que certains produits sont fabriqués pour nous rendre addict à moins de briser le lien entretenu avec eux.

Ainsi, on se rend compte que l'industrie agroalimentaire et les producteurs de « malbouffe » n'en ont que faire de notre santé et de notre bien-être.

Il conviendra de se méfier de tout ce qui est transformé par l'industrie agroalimentaire (l'utilisation de l'application Yuka dont je parlerai plus loin nous aidera grandement dans cet objectif). Cette nourriture ne devrait pas être banalisée comme elle l'est actuellement. Il est probable que les publicités et autres moyens d'influence soient la cause de cette négligence involontaire vis-à-vis de ces produits. Il est même possible que cette industrie soit parvenue à modifier notre perception de la nourriture saine comme une alimentation qui n'a pas bon goût afin que nous consommions leurs produits.

Heureusement, lorsque l'on a mis en place des bonnes habitudes alimentaires et d'autres stratégies et barrières contre leurs influences, nous sommes protégés (je vous en parle plus en détail par la suite).

Se prémunir intégralement contre ces produits et additifs néfastes est pratiquement impossible, nous pouvons simplement essayer de limiter notre exposition au maximum (en supprimant par exemple les produits issus de l'industrie agroalimentaire comme les plats surgelés).

Aliments liquides

- Boire presque uniquement de l'eau plate ou gazeuse en bouteille car l'eau du robinet n'est pas parfaitement traitée (pas de quoi dramatiser si vous en consommez de temps en temps).

- Boire du thé de temps à autre et surtout le matin (pour avoir un peu de goût). Il permet de stimuler jusqu'à deux fois plus le brûlage des graisses (il s'avère particulièrement pertinent si vous décidez de pratiquer le jeûne intermittent, j'en parle dans un chapitre ultérieur, dédié aux techniques de perte de poids). Si vous voulez accroître encore plus votre métabolisme, vous pouvez ajouter un peu d'huile de coco (je ne le fais pas personnellement).

– Boire du lait demi-écrémé ou écrémé (mais pas entier) le matin est aussi une variante acceptable. Plus le lait est écrémé, moins il contient de matières grasses saturées. Un lait bio est préférable pour vous assurer de sa qualité. Je fais un point plus précis sur cet aliment par la suite. Il vous aidera à décider si vous souhaitez le maintenir dans votre alimentation ou pas.

– Ne plus consommer (ou très rarement) de jus de fruits avec des sucres ajoutés (c'est le cas de la majorité des jus de fruits). En plus de contenir du sucre, leur taux en vitamines est souvent très faible à cause du temps de conservation élevé. En effet, le phénomène de déperdition vitaminique est malheureusement très rapide d'où l'importance de consommer des « fruits frais » solides. D'ailleurs, cette dégradation du taux de vitamines est d'autant plus importante que la surface de contact de l'aliment avec l'air ambiant est élevée. Par exemple, des feuilles de salade vont perdre plus rapidement les vitamines qu'elles contiennent qu'une pomme. Soit dit en passant, la cuisson est également responsable d'une perte vitaminique c'est pourquoi il est préférable de consommer des légumes « crus ». Enfin, les jus de fruits que l'on trouve dans le commerce n'ont souvent presque aucune fibre.

Cette mesure peut paraître extrême mais vous remarquerez une baisse de votre envie d'en consommer. Elle sera presque inexistante puisque vous consommerez des fruits solides. En somme, le mal-être engendré par l'excès de sucre industriel contenu dans ces boissons vous rebutera. Cela dit, si vous avez un robot avec une fonction de mixeur, vous pouvez tout à fait vous préparer vos propres jus de fruits (ex : orange, banane, pomme).

- L'alcool sera réservé pour des occasions exceptionnelles (surtout lors d'une perte de poids). La raison en est que l'alcool est particulièrement calorique (1 g d'alcool = 7 kcal - un peu moins qu'1 g de lipide = 9 kcal). Ces calories que l'on pourrait qualifier de vides ne sont que peu d'utilité pour l'organisme. De plus, l'impact de l'alcool sur la santé est particulièrement mauvais (dégradation des neurones et cellules nerveuses, déséquilibre des neurotransmetteurs, perte de mémoire à court terme). Il est, au même titre que la cigarette, une drogue qu'il convient d'éviter.

Toutefois, comme il ne contient pas de substances psychotropes comme la nicotine, il est possible d'en consommer. Ceci dit plus on en consomme (et régulièrement), plus on augmente nos chances de devenir dépendant à cette substance. Il convient donc d'être particulièrement sur nos gardes. Heureusement, son goût désagréable agit comme un rappel que c'est un liquide mauvais pour notre organisme.

C'est un signal de la Nature qui nous informe qu'il convient d'éviter d'en prendre. Les sens, dont le goût, sont à écouter avec grande attention. Ceci n'est pas surprenant puisque l'alcool est un produit végétal qui a dépassé le stade de décomposition pour entrer dans celui de fermentation (imaginez-vous l'aspect visuel d'aliments en décomposition). Si le goût ne vous paraît plus répulsif, c'est que vous vous y êtes habitué à force d'en consommer. À l'origine, lors des premiers verres, tout le monde est surpris par son goût désagréable.

Le point le plus important concernant l'alcool est qu'il a un impact insidieux en favorisant ce que l'on cherche à éviter, à savoir la prise de poids. Étant toxique pour le corps, son traitement est prioritaire, il est métabolisé à 100 % (il n'est donc pas stocké). Cela peut sembler intéressant avant de savoir que les autres calories non traitées sont alors stockées sous forme de graisses. Ainsi, boire de l'alcool et manger en même temps force le corps à stocker l'excédent calorique qui ne manquera pas d'apparaître lorsque l'on combine les deux. La consommation de boisson alcoolisée induit une prise de poids indirecte.

De plus, il ne procure pas de sentiment de satiété. On a donc l'impression de n'avoir rien mangé quand bien même les calories contenues dans l'alcool ont été métabolisées par l'organisme. Ainsi, nous sommes plus enclins à manger de façon sur-calorique sans nous en rendre compte.

Par ailleurs, lorsqu'il est bu à jeun, il passe directement dans le sang et créer une montée importante de la glycémie. En réaction, le corps sécrète de l'insuline et induit une hypoglycémie. L'individu peut donc être incité à consommer à nouveau (cercle vicieux continu). Il induit aussi l'effet bien connu de déshydratation qui n'est pas souhaitable dans le cadre d'une perte de poids tant l'eau est essentielle dans ce processus et en tout temps (pour évacuer les déchets métaboliques issus de la combustion des graisses par exemple). Et puis, la désinhibition qu'il engendre fait que l'on est beaucoup plus enclin à tomber dans l'excès après le ou les premiers verres. Ainsi, on peut avoir de plus en plus soif et de moins en moins envie de contrôler nos ardeurs. En avoir conscience permet de ne pas tomber dans le piège. Cela dit, une façon de mettre fin à la déshydratation est de consommer une boisson désaltérante et saine comme de l'eau.

Comme ne jamais consommer d'alcool peut être assez illusoire, il convient de privilégier les alcools naturels de fermentation comme le vin, le champagne et d'éviter les alcools de distillation (produits raffinés) tel que le whisky ou la vodka.

Selon l'OMS, la consommation journalière d'alcool ne doit pas dépasser 2 verres par jour pour les femmes et 3 verres par jour pour les hommes (avec un jour dans la semaine sans consommation). Lors de moments occasionnels, il est recommandé de ne pas boire plus de 4 verres. Ces recommandations permettent de donner des repères mais n'assurent malheureusement pas l'absence de tout risque sur la santé. Je pense d'ailleurs qu'elles sont assez laxistes. Selon moi, une telle consommation peut être le terreau de l'alcoolisme.

Aliments bios

Pour toute votre alimentation, je vous suggère d'acheter le plus possible des aliments bios qui vous exposent bien moins à des problèmes sanitaires.
Il est vrai que les prix sont plus élevés mais ils se justifient par la raison suivante : comme ils n'utilisent aucun (ou très peu) de produits chimiques, les rendements et les chances d'avoir une récolte de qualité s'amenuisent (dans le cas des fruits et légumes). Le producteur est obligé de demander un prix plus important. Peut-être qu'à l'avenir le bio deviendra aussi peu cher que des aliments classiques. Ainsi, sa consommation augmentera fortement et se banalisera. En tout cas, à chaque fois que l'on consomme du bio, on contribue à un monde meilleur. Et puis, même si le prix est plus élevé, la santé n'a pas de prix. La corrélation prix/qualité des produits est aussi indéniable.

Il a été démontré que les problèmes de santé liés à une mauvaise alimentation n'apparaissent pas nécessairement à court terme mais plutôt à long terme. Préserver sa santé le plus tôt possible devient vital.

En consommant des aliments bios, vous réduisez considérablement vos chances d'être intoxiqué par des produits chimiques. De plus, comme les aliments bios sont moins traités, leur qualité est bien supérieure et ils contiennent davantage de vitamines et minéraux. Avoir une alimentation bio est donc un investissement sur soi-même qui ne peut qu'avoir des répercussions positives.

Si vous ne pouvez vraiment pas en acheter, je vous suggère de consommer uniquement certains aliments bios ou ceux les plus susceptibles d'avoir été en contact avec des produits chimiques comme les pesticides, herbicides et fongicides (céréales, pâtes, fruits et légumes). Les céréales bios ont également moins de chance de contenir du gluten.

Les œufs bios ne sont aussi pas beaucoup plus chers. D'ailleurs, le jaune des œufs de mauvaise qualité est en réalité de couleur blanche mais par un procédé de transplantation génétique, ils parviennent à ce qu'il est une couleur orange. Ce simple fait devrait vous éloigner de ces œufs bas de gamme à l'avenir. Enfin, les œufs bios sont plus riches en oméga 3 contrairement à ceux de mauvaise qualité qui contiennent majoritairement des oméga 6.

Tableau présentant les conditions d'élevage en fonction de la catégorie des œufs :

Catégorie d'œuf	Condition d'élevage	Note (*)
Œufs de poules bios élevées en plein air	Au moins 2.5 m² de terrain extérieur par poule et alimentation biologique	0
Œufs de poules élevées en plein air	Au moins 2.5 m² de terrain extérieur par poule	1
Œufs de poules élevées au sol	Élevage intensif (à l'intérieur) mais sans cage et avec au maximum 9 poules par m²	2
Œufs de poules élevées en cage	Élevage en cage avec 18 poules par m²	3

Source : La diététique de la musculation - Olivia Meeus et Frédéric Mompo

(*) La note est indiquée sur la coquille des œufs avant les deux lettres FR.

À partir de la catégorie 2, les conditions d'élevage deviennent quelque peu déplorables c'est pourquoi consommer des œufs appartenant aux catégories 0 et 1 est indispensable (les œufs bios ou label rouge rentrent dans ces catégories).

La viande est également un autre aliment qui peut avoir des effets néfastes sur la santé si elle n'est pas consommée bio. En effet, les animaux en élevage intensif (non biologique) reçoivent de nombreux antibiotiques au cours de leur croissance pour lutter contre les maladies qu'ils développent à cause de leur condition d'élevage (l'exemple des poules vu précédemment est représentatif de ce qui peut se pratiquer).

Le problème est que l'utilisation excessive d'antibiotiques crée des colonies de bactéries résistantes. Elles nous sont alors transmises lorsque nous consommons de la viande. En cas de prolifération trop importante, elles peuvent engendrer une infection difficilement curable due à l'absence d'antibiotique efficace pour tuer ses bactéries résistantes. C'est la raison pour laquelle on ne recommande pas de consommer des antibiotiques de manière excessive pour soigner des maladies non graves.

Heureusement, l'utilisation des antibiotiques a été théoriquement interdite par une loi de l'Union Européenne en 2006. À mon sens, il faut tout de même faire preuve de méfiance et la consommer bio. De plus, les normes sanitaires sont souvent moins strictes. En dehors de l'UE, les viandes non bios ont plus de chances d'avoir une origine incertaine. Par exemple, aux USA ou dans les pays émergents, il n'existe pas véritablement de réglementation. Vérifier la provenance de la viande que l'on consomme permettra donc d'éviter des désagréments ultérieurs.

Sinon, pour vous assurer de la qualité de votre viande, vous pouvez la prendre chez le boucher de temps à autre.

Enfin, j'aimerais terminer ce point sur les aliments bios en rappelant qu'à l'origine, nous consommions uniquement ceux-ci. C'est donc fondamentalement la meilleure source de nourriture avant que des considérations économiques entrent en jeu.

D'ailleurs, si vous avez une opinion défavorable à l'égard du bio, essayez d'identifier si celle-ci ne provient pas d'organismes ou d'individus qui ne souhaitent pas que le bio devienne la source alimentaire majoritaire (ex : les industries agroalimentaires). Le bio est parfois considéré comme une forme de mode alors qu'il n'en est rien, comme dit précédemment, c'est une forme d'alimentation originelle et naturelle.

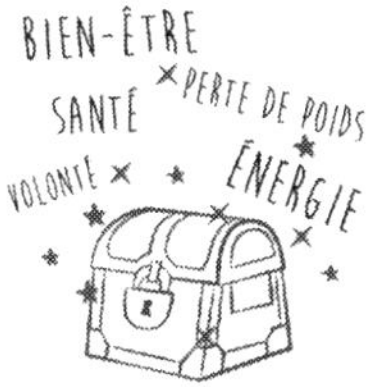

2. L'état d'esprit

Dans ce chapitre, j'aimerais aborder un ensemble de points cruciaux qui vous permettront d'avoir le « mindset » adéquat pour réussir dans votre quête de bonnes habitudes alimentaires et d'un corps qui vous convient. Il est fort possible que vous ayez des blocages mentaux qui vous empêchent de sortir de votre situation actuelle ou de parvenir à vos objectifs, que vous en soyez conscient ou non. J'ai intégré la majorité des points abordés dans ce chapitre et je vous assure que certains peuvent changer le cours de votre vie, pas uniquement en ce qui concerne l'alimentation. Toutefois, je tiens à vous prévenir que ce chapitre est assez long et que certaines idées développées seront probablement nouvelles et parfois difficiles à comprendre. Cela dit, c'est une étape nécessaire pour aborder au mieux la suite. Le chapitre suivant est beaucoup plus pragmatique.

La manière de voir son corps

Ce premier point peut sembler évident mais il me paraît important de le préciser. Si vous voulez pouvoir diminuer votre poids, il faut que vous ne tolériez pas ces kilos en trop. Il faut qu'ils vous répugnent à tel point que vous ferez le nécessaire pour changer. L'acceptation de votre corps vous maintiendra dans votre situation actuelle.

Par exemple, dans mon cas, je suis dans une situation de maintien de mon poids. Ainsi, lorsque je sens avoir pris du poids, j'enfile mes chaussures de sport et je me lance dans un footing. C'est un autre facteur autorégulateur avec la sensation de bien-être et de clarté d'esprit dont nous avons parlé dans le deuxième chapitre de ce livre. Ici, la volonté de manger sainement ou d'aller faire du sport provient de notre apparence extérieure qui ne nous convient pas. Elle peut être la conséquence d'une alimentation inadéquate par le passé. Dans l'autre cas, nous mangeons sainement pour ne pas faire l'expérience d'un mal-être intérieur, d'une perte d'efficacité, d'énergie, de volonté qui ne manqueraient pas d'apparaître si l'on mangeait de la mauvaise nourriture pour notre corps. La consommation de tels aliments nous contraint très rapidement à manger des aliments sains pour contrebalancer ses effets néfastes. Plus nous avons consommé d'aliments malsains par le passé, plus il sera nécessaire de consommer des aliments sains pour se sentir bien à nouveau.

Ainsi, notre corps agit comme une entité autorégulatrice qui nous indique le droit chemin à suivre pour notre propre bien tant extérieurement qu'intérieurement.

Lorsque vous regardez la zone où vous avez un excédent de matière corporelle (ventre la plupart du temps), cela vous donne-t-il envie de continuer à manger des aliments sucrés et à base de gras saturé ? Personnellement, lorsque je sens que mon ventre prend un peu trop de gras, je m'astreins à ne pas aggraver la situation et je ne m'autorise pas d'autres « plaisirs » avant d'avoir amélioré la situation.

Il devrait agir comme un rappel constant pour vous. De toute façon, il est possible de se faire plaisir avec de petites quantités sans exagérer.

Cette manière de voir les choses devrait au moins vous empêcher d'aggraver votre surpoids. Néanmoins, si vous avez déjà eu un poids « normal », et que le souvenir est encore assez vif en vous, il peut créer un sentiment de dégoût vis-à-vis de votre corps actuel qui permettra de mettre en place des changements drastiques.

En tout cas, je peux vous assurer que lorsque vous en aurez vraiment marre de votre situation, que vous aurez suffisamment souffert, vous enclencherez le processus de changement. En effet, les émotions tant positives que négatives sont puissantes et elles peuvent être constructives comme destructives. Si vous voulez changer, vous serez porté par des émotions comme le désir. Le jour où vous pourrez dire « j'en ai assez », où vous prendrez la résolution de devenir une nouvelle personne et de ne plus jamais revenir en arrière, ce sera probablement un des jours les plus importants de votre vie.

La conscience de soi

Ce point me touche particulièrement. Procurez-vous *Le pouvoir du moment présent* d'Eckhart Tolle, il enclenchera fort probablement ce processus d'éveil de conscience. Cette réalisation vous aidera pour votre vie en général. Je vais vous proposer un résumé des éléments importants. J'appliquerai aussi ses enseignements aux thèmes de la perte de poids et du changement des habitudes alimentaires.

L'auteur considère que l'être humain néglige le moment présent au profit du passé ou du futur. Dans le passé, sous la forme de regrets, de ruminations mentales et dans le futur, sous la forme d'attentes particulières. Malheureusement, pour le passé, nous n'avons plus de contrôles sur les évènements, rien ne sert de continuellement y penser (si ceux-ci sont négatifs). C'est une souffrance psychologique inutile. Lorsque l'on en prend conscience, en tant qu'observateur, cette tendance se dissout d'elle-même. En revanche, il n'y a rien de mal à penser aux évènements positifs du passé. De même, tirer des leçons est le plus souhaitable.

Pour en faire une application au thème de la perte de poids et du changement d'habitudes alimentaires, il est important de ne pas souffrir à cause de vos choix passés vis-à-vis de l'alimentation.
Vous pourriez ressentir des regrets, de la souffrance d'en être arrivé à votre situation de surpoids actuel. Elles créent de la douleur en vain (qui peut d'ailleurs entretenir vos anciennes et mauvaises habitudes alimentaires). Comme les regrets sont liés à des évènements passés, vous n'avez plus de contrôle sur eux, vous ne pouvez rien changer. Vous concentrer sur les actions à mettre en place maintenant est votre seule préoccupation. Elles vous permettront de changer les choses à l'avenir. Par exemple, l'application de ce livre vous permettra de bénéficier de grandes répercussions positives pour toute votre vie.

Concernant le futur, il nous promet beaucoup de choses supposées meilleures que le moment présent (accomplissement d'objectifs, bonheur). Le moment présent devient un moyen pour parvenir à cet état futur désiré. Il a alors un statut inférieur et se retrouve souvent oublié. Or, en réalité, il est la seule chose qui existe. Le passé et le futur n'existent pas, ce sont des constructions mentales. Si nous n'avions pas

de notions temporelles, nous serions dans l'instant présent (lorsque notre attention est pleinement dans le moment présent).
Je ne dis pas que le futur ne peut pas être meilleur que le présent mais plutôt qu'il est préférable de ne pas être obnubilé par lui au risque d'oublier de vivre dans le présent et d'être potentiellement déçu par la suite. Le processus qui a lieu dans le moment présent pour parvenir à cet état futur désiré se doit, lui aussi, d'être apprécié. Il est, par essence, tout aussi important que le moment présent qui aura lieu dans le futur. Bien que cette attitude soit souhaitable, je me rends compte qu'elle est difficile à appliquer. Si vous n'y parvenez pas vraiment non plus, faire de son mieux devient l'approche la plus souhaitable.

D'autre part, il considère que l'être humain a tendance à s'identifier aux pensées présentes dans son esprit. Son attention, sa conscience est accaparée à divers degrés, par ses pensées. Une personne inconsciente (selon la définition de l'auteur), n'a aucun recul vis-à-vis de ses pensées. C'est comme si elles avaient pris le contrôle de lui. C'est une situation qui est, semble-t-il, assez commune d'après l'auteur. Je l'ai moi-même, il me semble, expérimenté avant l'écriture de ce livre.

De l'autre côté, il y a les personnes qui arrivent à vivre dans un état de conscience, de présence, dans lequel les pensées accaparent moins souvent l'attention de l'individu. Les pensées ne sont alors qu'un élément généré par le corps au même titre que les émotions. Parfois, l'individu peut retourner dans une situation d'inconscience (identification complète aux pensées), ceci dit, il est capable de retourner dans un état d'absence de pensées, de calme, de paix intérieure s'il le souhaite. L'auteur nous aide à parvenir à cet état de conscience. C'est celui que nous devrions avoir en tant qu'êtres humains.

Pour parvenir à cet éveil de conscience, il est nécessaire de se rendre compte que les pensées (créées par notre cerveau) ou les émotions (qui se manifestent dans notre enveloppe corporelle) ne sont pas qui nous sommes fondamentalement. Pour lui, nous sommes la conscience qui observe ces pensées et émotions. Elle nous permet de ne pas tomber dans l'inconscience qui est un état où les pensées et émotions prennent le contrôle de nous-même. Par exemple, lorsqu'une personne est en colère pendant de nombreuses minutes, il y a de forte chance qu'elle soit dans un état inconscient. Elle ne se contrôle plus. La variante temporelle est importante. Bien que je pense appliquer les enseignements de l'auteur (sans être parfait non plus), il m'arrive d'être en colère pendant un très court instant avant de prendre immédiatement conscience de mon état interne et de décider de ne plus l'être. L'émotion était montée comme l'éruption d'un volcan.

Créer cet « espace entre vous et vos pensées » et se rendre compte, par la conscience, que c'est l'esprit qui en est à l'origine est la réalisation principale enseignée par l'auteur. Idéalement, Eckhart Tolle ne suggère pas de le voir comme un objectif mais plutôt comme un processus. Vous avez aussi un certain détachement à son égard.

Par exemple, vous rirez à certaines pensées qui traversent votre esprit (notamment celles basées sur l'égo). Comme le dit Eckhart Tolle, vous ne serez alors plus « identifié » à vos pensées. Cette dissociation entre votre « être » qui se dirait « being » en anglais pour le mot « human-being » (la conscience qui se manifeste dans une enveloppe corporelle à savoir le corps humain) et vos pensées sera effective. En fait, c'est cette conscience ou plus précisément cette conscience de nous-même qui nous définit en tant qu'être humain (nous sommes la seule espèce vivante à être consciente de nous-même).
Elle nous permet d'être conscient de nos pensées au même titre que d'une émotion telle que la douleur.
Nous verrons plus loin qu'être conscient de la douleur et parvenir à être son observateur, qui l'accepte et la supporte, est un des fondements du développement de la force mentale.
Cette conscience vous permet d'avoir un recul vis-à-vis de la douleur, vous aurez le choix d'y répondre ou pas. Avoir de la force mentale permet de choisir de ne pas céder, le plus possible, à la douleur si on le souhaite (ex : avoir faim mais ne pas manger, difficulté ressentie lors de la pratique d'un sport mais ne pas s'arrêter de le pratiquer). Lorsque l'on n'a pas cette force mentale, on est contraint d'avoir une attitude

réactive vis-à-vis de la douleur, de la difficulté, de l'inconfort. Ainsi, au moindre signe de souffrance, on y répond immédiatement même si ce l'on sait que l'on ne devrait pas.
La force mentale peut être développée chez tout un chacun. J'en veux pour exemple mon frère et moi qui avions beaucoup de mal à courir à l'époque, même sur de courtes distances. À force de persévérance et résistance à la douleur au fil des années, nous sommes désormais capables de la tenir sur de longues distances. Plus le mental est fort, plus on est potentiellement inarrêtable durant la pratique sportive ou durant tout autre activité qui nécessite des efforts.

Mon explication est très loin d'être aussi précise et détaillée que celle présentée dans le livre. Cela dit, si vous sentez qu'il y a du sens derrière ces mots, vous pourriez grandement en bénéficier, surtout dans les situations où vous perdez le contrôle vis-à-vis de votre alimentation. C'est un travail en profondeur sur sa personne, que l'on peut qualifier de spirituel[3] et qui vous sera utile pour toute votre vie.

En tout cas, si vous souhaitez le lire, il vous aidera grandement pour tout un tas de choses (mauvaises habitudes, addictions, attitudes autodestructrices comme la boulimie, comportements basés sur l'égo, conflit avec les autres, colère, angoisse et anxiété...). Cette nouvelle conscience éradiquera

3. Je fais référence à un travail sur l'esprit, sur l'essence profonde de ce que nous sommes. Ce mot ne renvoie pas à la religion.

une grande partie des méfaits précités (elle les diminuera au minimum).
Un bénéfice certain est que vous éviterez les comportements autodestructeurs (drogue, alcool). Vous prendrez conscience de l'inanité de la chose.

Plus particulièrement, je pense que cette réalisation vous aidera à prendre conscience de vos mauvaises habitudes alimentaires qui vous ont desservi jusqu'à présent.
En l'occurrence, vous aurez consciences des moments où vos envies sont excessives. Le but n'est pas de vous critiquer ou de vous juger mais bien de prendre conscience de vos agissements dans l'instant présent. Cela vous permettra d'être plus raisonnable.

En effet, cette tendance à manger excessivement et en plus des aliments mauvais pour votre santé peut être une attitude inconsciente. Vous ne parvenez pas à prendre conscience du côté néfaste de vos habitudes

Et puis, les enseignements de ce livre vous permettront de travailler sur une des causes principales qui incite à avoir de mauvaises habitudes alimentaires (et un surpoids par voie de conséquence) : la souffrance psychologique qui est à l'origine d'un mal-être intérieur.

* * *

Une fois les concepts intériorisés, l'entretien constant de pensées négatives ne pourra exister en vous. Vous en prendrez conscience. Au minimum, il diminuera.
Les évènements extérieurs auront un impact émotionnel négatif bien moins important. Vous ne pourrez jamais entrer dans une forme de déprime durable.
L'état émotionnel négatif qui pouvait être à l'origine de vos envies de gras et de sucre aura majoritairement disparu. J'utilise le mot majoritairement car bien que je ne sois pas dans un état négatif quand je suis seul avec moi-même, les situations sociales ont encore une emprise émotionnelle sur moi (source extérieure et non intérieure) et il m'arrive d'être dans un état émotionnel négatif non souhaité.

Autre aspect positif

Il vous apportera une forme de paix intérieure profonde qui n'a pas de prix. Ceci provient en partie de la libération par rapport au mental. C'est un espace de retrait intérieur, de recul et de sagesse. Peu importe ce qui se passe à l'extérieur, vous pouvez y retourner pour vous sentir bien, en paix (lorsque vous êtes seul)..

Accéder à cette dimension en soi permet aussi d'être connecté avec ce qui est important, elle agit comme un guide intérieur.

Vous réagirez de façon moins négative face aux évènements extérieurs difficiles. Vous aurez pris conscience que ce sont vos pensées qui génèrent votre souffrance psychologique. Par exemple, si un évènement dramatique arrive dans votre vie comme le décès d'un proche, vous encourrez moins le risque d'adopter un comportement autodestructeur (mauvaise alimentation, alcool, drogues). Vous serez touché par l'événement et ferez votre deuil mais vous serez surpris de remarquer d'avoir presque le choix d'être triste (surtout pendant une longue période).

Cette conscience approfondie réduira le stress dans votre vie (ce point rejoint le précédent). De la même façon, les pensées sont bien souvent à l'origine du stress. C'est un facteur supplémentaire qui vous empêchera de chercher refuge dans ces aliments mauvais pour vous lorsque vos émotions vous submergeront.
Je parle du stress dans des circonstances où vous êtes seul c'est-à-dire qu'il n'y a pas de circonstances ou de gens qui vous créer ce stress dans l'instant présent.
Normalement, lorsque l'on a atteint un niveau élevée de conscience (comme l'auteur), les évènements extérieurs n'ont plus d'emprises négatives sur nous.

Enfin, vous serez plus fort mentalement et craquerez moins face aux difficultés de la vie, vous serez endurci.

Aspect négatif

Bien que ce livre ne devrait apporter que des bienfaits, avec l'expérience, je me suis rendu compte qu'il y avait au moins un aspect « négatif ».

Cette conscience accrue vous rend d'autant plus conscient (comme observateur) de vos pensées et de vos émotions. Ces dernières ne vous submergent plus. De ce fait, vous êtes moins enclin à vaciller dans des extrêmes émotionnels (tant positifs que négatifs) mais plus dans une certaine neutralité. Vous êtes vraiment dans le contrôle de vos émotions et de vos pensées (il peut arriver de ne pas l'être de temps à autre). Toutefois, vous pouvez avoir le choix de vous laisser complètement aller à vos émotions positives et à entrer dans un état plus « inconscient » parfois (il y aura cependant toujours un arrière-fond de contrôle, de conscience de vous-même).

La méditation est d'ailleurs un exercice en concordance avec ces enseignements (fondée sur la prise de conscience de nos pensées). Sa pratique consiste simplement à s'asseoir dans un endroit calme et à ne rien faire si ce n'est regarder autour ou devant soi, à être conscient de notre respiration. L'objectif est aussi de parvenir à maintenir votre attention dans le moment présent sans laisser votre attention, conscience, être captée par vos pensées (qui sont souvent incessantes).

C'est une pratique qui est très agréable. L'absence de pensées est apaisante. Elle est donc particulièrement utile pour se recentrer lorsque l'on se sent confus ou dans un état mauvais état émotionnel. Vous pourriez aussi être remarquablement surpris par les idées qui vous viennent à l'esprit lorsque vous méditez. C'est une bonne pratique pour résoudre des problèmes (on est connecté à notre essence, source de créativité).

Il s'agit de mon retour d'expérience, vous pourriez très bien ne pas vivre la même chose grâce à ces enseignements (même si le fond des bienfaits sera à mon avis le même). J'ai tout de même souhaité vous donner un aspect négatif ressenti pour être le plus impartial possible.

Ainsi, cette conscience accrue vous sera d'une grande aide. Mes explications ne sont fort probablement pas suffisantes pour avoir un réel impact sur vous. La lecture du livre *Le pouvoir du moment* est à mon avis nécessaire.

Enfin, j'aimerais préciser que, selon mes souvenirs, le processus évolutif enclenché par ce livre peut prendre un certain temps. En tout cas, lorsque vous aurez vraiment intégré ces préceptes, cet état sera naturel chez vous et bien que vous puissiez parfois ne pas être parfait (je ne le suis pas non plus) c'est-à-dire avoir des attitudes basées sur l'ego, être submergé dans vos pensées, vous serez davantage tolérant avec vous-même.

Pour ceux que ça n'inspire pas, mon frère n'a pas lu ce livre et nous avons les mêmes habitudes alimentaires. Il est également très sain mentalement et très heureux (comme beaucoup d'autres personnes). Tout ça pour dire que ce n'est pas une condition *sine qua non.*

Développer sa sensibilité corporelle

Cette nouvelle conscience vous permettra aussi de développer une certaine acuité sensorielle. Vous pouvez tout de même l'avoir sans passer par ce processus. Néanmoins, je suis convaincu que ça aide véritablement. Ce point est quelque peu relié à l'exercice du premier chapitre mais je souhaitais y ajouter quelques précisions.

L'acuité sensorielle est cette capacité d'être à l'écoute de votre corps et des signaux qu'il vous envoie. Par exemple, lorsque je mange un plat trop gras ou trop sucré en quantité élevée, je ressens mon ventre réagir (comme s'il prenait du gras, qu'il grossissait). Un sentiment de hausse de température corporelle et une certaine lourdeur cérébrale apparaissent aussi. Les phénomènes physiologiques précités sont assez extrêmes et correspondent à un excès important de matière grasse saturée et de sucre. Et puis, comme ceux-ci proviennent de mon expérience personnelle (et de celle de mon frère), vous pourriez ne pas ressentir les mêmes effets.

Cela dit, une impression de baisse de volonté, d'énergie, de performance ne peuvent que survenir après avoir manger ce genre de repas. Ils entraînent une léthargie, uniquement propice à l'inactivité et à la sieste.

Tous ces indicateurs vous permettent de déterminer lorsqu'il est opportun d'arrêter de manger le plat gras que vous avez sous les yeux.

Votre corps sait ce qui est bon pour lui et quand « c'est trop pour lui », il vous le fera comprendre, vous avez juste à bien le ressentir.

Écouter son corps c'est à dire les sensations qu'il nous envoie est donc un des meilleurs moyens pour savoir ce qui est bon ou mauvais pour nous.

Parfois, on ne peut pas vraiment ressentir les méfaits de ce que l'on ingurgite donc il faut être encore plus précautionneux (cas des additifs de l'industrie agroalimentaire). Pour les additifs, nous utiliserons l'aide de l'application Yuka (elle permet de les identifier et nous indique leur niveau de nocivité). Je reviendrai dessus, plus en détails, dans le troisième chapitre.

Si vous êtes parvenu à mieux écouter votre corps, il faut ensuite que vous vous aimiez suffisamment pour ne pas manger trop de ces aliments que vous savez mauvais pour votre santé. Il est nécessaire ici d'avoir une attitude bienveillante envers soi-même.

Enfin, j'aimerais rappeler que cette acuité se développe par l'amélioration de vos habitudes alimentaires. De plus, j'ai remarqué qu'il était possible de la perdre lorsque je mange un peu trop gras ou sucré pendant une période assez courte. Votre corps peut être votre allié à condition de pouvoir être à l'écoute de vos sensations corporelles.

Le pouvoir des croyances sur soi

Ce concept a une importance capitale dans la réussite de votre changement d'habitudes alimentaires. Les croyances sont tout ce que l'on pense de nous-même ou du monde et qui font que l'on va agir d'une certaine façon. Elles s'appuient le plus souvent sur des preuves issues du passé. Elles peuvent venir de nous-mêmes ou nous avoir été transmises par d'autres personnes ou sources extérieures (ex : média, votre entourage) et nous les avons alors acceptées comme étant vraies.

Il est donc primordial de prendre garde à toutes sources qui pourraient vous influencer négativement.

Nous pouvons aussi définir les croyances comme des pensées conscientes ou non. Elles sont répétitives et on peut facilement les repérer quand quelqu'un parle. Par exemple, « je suis quelqu'un de stressé », « je n'ai jamais été bon à telle chose », « je n'arriverai jamais à perdre du poids ». À partir du moment où elles sont acceptées comme vraies et que l'on ne s'en rend pas compte, elles prennent racine en nous. La marge d'action pour changer les choses devient très faible voire nulle. Nous sommes alors en quelque sorte bloqués par nos propres pensées et nous ne chercherons plus à évoluer, à progresser. Elles sont donc particulièrement dangereuses pour votre vie et peuvent vous empêcher d'avoir le corps, la vie que vous souhaitez.

Pensez-vous être sujet à des croyances néfastes qui vous desservent ?

* * *

Dans la plupart des cas, ces croyances sont infondées et irréelles c'est pourquoi il est nécessaire d'en prendre conscience et d'y mettre un terme. Pour ce faire, vous avez simplement à être sur vos gardes lorsque l'une d'entre elles fait surface. Vous pouvez choisir de ne pas les considérer comme vraies (ou du moins de prendre un certain recul). Vous avez la possibilité de dire, par exemple, « actuellement je suis plutôt comme cela mais je sais pouvoir changer positivement ». De manière générale, il est préférable de ne pas se dire des choses sur soi-même que l'on ne souhaite pas être véridiques comme : « je suis un perdant », « je n'arriverai jamais à rien », « je suis nul », « je resterai toujours en surpoids », « je n'ai pas de mental », « je n'aime pas les légumes et les fruits »... Il n'y a probablement rien de plus préjudiciable au développement de son plein potentiel que l'entretien de telles pensées dans son esprit. Elles vous empêcheront grandement d'avoir la vie que vous souhaitez. À l'inverse, je vous suggère de temps à autre, sans en faire une obsession pour autant, de formuler des pensées constructives telles que : « je suis suffisamment intelligent pour avoir tout ce que je veux dans la vie », « je vais connaître la réussite », « je m'aime », « je vais réussir à perdre du poids et à changer mes habitudes alimentaires », « j'ai du mental, je suis fort ». Ces pensées constructives vous aideront à long terme (ne rien penser est aussi une possibilité intéressante). Ce sont des graines qui donneront de belles fleurs (grâce à votre inconscient) contrairement aux pensées autodestructrices qui ne sont que de mauvaises herbes.

Cela dit, il convient de préciser que nous avons tout de même des personnalités qui nous prédisposent à être telle ou telle personne, je ne peux le nier. Le développement de certaines croyances est donc facilité. L'important est de ne pas se placer dans une case mentale immuable dans laquelle nous ne souhaitons pas être, surtout si cette étiquette ne provient pas d'un regard objectif sur vous-même mais d'opinions extérieures sur qui vous êtes ou d'une situation temporaire (ex : famille, amis ou tout autre personne).

À mon sens, le mieux reste de croire qu'il n'y a aucune limite tant pour la personne que vous pouvez devenir que pour votre vie en général. Vous pouvez potentiellement être, avoir, faire tout ce que vous voulez si vous définissez des objectifs, faites des efforts et persévérez pendant le temps nécessaire. Bien que cette façon de penser ne soit pas nécessairement réaliste, elle ouvre les possibilités et augmente grandement vos chances d'y parvenir ou de ne pas vous autolimiter. En adoptant cet état d'esprit, vous avez la possibilité de n'avoir aucune croyance figée dans le marbre vis-à-vis de vous-même. Vous mettez toutes les chances de votre côté pour être une personne (et avoir une vie) qui vous convient.

Pour revenir aux croyances, plus particulièrement celles qui sont conscientes (vous pouvez vous surprendre à y penser ou à les dire de vive voix), il y a matière à agir. Comme dit plus haut, la meilleure façon pour qu'elles n'aient plus d'emprise sur vous est d'en avoir conscience. C'est assez difficile voire impossible d'être tout le temps aux aguets de ses pensées mais il faut faire de son mieux pour les repérer. Lorsque vous les exprimez à voix haute, il est plus facile de s'en rendre compte. Le point clé est de pas les accepter comme vraies et immuables en votre for intérieur. Vous avez toujours un certain recul vis-à-vis de ce que vous pouvez penser de vous-même. Par exemple, si vous avez mal agi, mal performé dans certaines situations, il peut être tentant de se dire « je suis nul ». Bien que ce ne soit pas souhaitable, il n'y a pas de réel problème tant que vous n'y croyez pas vraiment (recul conscient à l'égard de la pensée) ou que vous pensez pouvoir vous améliorer à l'avenir.

De ce fait, nous pouvons prendre conscience de schémas répétitifs de pensées qui se seraient installés dans notre esprit. Lorsque vous y parviendrez, vous ne serez plus identifié à ces pensées. C'est une réalisation très libératrice pour votre avenir.

Par exemple, si vous avez entretenu des pensées comme : « je ne peux pas changer, je resterai en surpoids toute ma vie », « je n'y arriverai pas », « je ne peux pas me passer de la mauvaise alimentation », vous imaginez bien que ce genre de phrases constitue une limite considérable dans la réalisation de ce que vous voulez. Si vous n'en avez pas conscience, ces pensées auront indubitablement un effet d'autosabotage sur vous.

D'autre part, en plus des croyances conscientes, il y a les croyances inconscientes. Contrairement aux précédentes, il est plus difficile d'agir puisqu'elles sont véritablement ancrées en nous. Il peut arriver que la parole orale les fasse ressortir mais cela est plus une exception qu'autre chose. À mon sens, la meilleure façon de les modifier est d'opérer un grand changement de votre personne ou de votre vie. Plus vous évoluerez, plus ces croyances profondes changeront. La section sur la conscience de soi approfondie permet aussi de se libérer des concepts que nous avons de nous-même. Elle peut aider.

Cela dit, je ne pense pas qu'il y ait matière à se préoccuper de potentielles croyances inconscientes qui vous empêcheraient d'atteindre vos objectifs. Je vous en parle majoritairement à titre informatif. Évitez simplement qu'elles deviennent une excuse qui justifierait votre situation actuelle. C'est tout ce que vous souhaitez éviter puisque cela vous incitera à l'inaction. Cela m'amène à vous parler d'un concept important : agir dans son cercle d'influence. Toutes les choses sur lesquelles vous avez peu ou pas de contrôle ne doivent pas accaparer votre attention et votre énergie. II vaut mieux ignorer ces choses et se concentrer sur celles où il y a matière à agir, ici les croyances conscientes. Cette idée s'applique parfaitement à toute votre vie.

Jusqu'alors, je vous ai parlé des croyances limitantes, celles qui vous empêchent de parvenir à votre objectif.
D'un autre côté, pour contrebalancer, vous devez croire que vous pouvez changer d'une façon ou d'une autre. Plus

le changement est ardu et difficile, plus il peut prendre du temps. Toutefois, tant que vous croyez intérieurement en votre changement et à la réussite de vos objectifs, il y a de l'espoir. Couplé à la persévérance (qui est une conséquence de cette croyance), la réussite est presque assurée. Au pire, vous aurez progressez dans la bonne direction.

Le meilleur moyen de développer cette croyance est de voir d'autres personnes qui ont accompli ce que vous désirez. Il faut que la pensée « cette personne y est parvenue, je peux aussi réussir » mûrisse dans votre esprit.

Par exemple, c'est une vidéo de transformation physique sur YouTube qui m'a donné envie de me lancer dans la musculation.

Je vous conseille donc de transposer cela à votre situation et d'observer des personnes qui ont perdu beaucoup de poids grâce à une alimentation saine.

Si vous avez l'occasion de vous entourer de telles personnes dans votre vie de tous les jours, c'est encore mieux. Ils pourront vous donner de précieux conseils, fondés sur l'expérience, afin que vous réalisiez votre objectif. Ils vous influenceront positivement.

Dans mon cas, le fait que mon frère ait arrêté de manger des aliments gras et sucrés a permis de déclencher un changement pour toute la famille. Cet effet ricochet ne cesse jamais car même actuellement, certains de nos amis commencent à se préoccuper davantage de leurs habitudes alimentaires.

Un autre moyen très efficace de croire profondément en soi, d'avoir foi en ses capacités est d'avoir les connaissances nécessaires pour changer. Plus vous comprendrez précisément le problème que vous rencontrez et recevrez des conseils efficaces, plus vous aurez l'assurance de réussir. Vous savez comment vous y prendre dans le moment présent et si cette approche ne fonctionne pas, vous essayerez autre chose sans vous décourager jusqu'à l'atteinte de votre objectif. **J'insiste sur le mot « jusqu'à », il est absolument essentiel.** L'abandon ne peut être une option (seulement à court terme, pendant une courte période).

Enfin, ces conseils ne peuvent fonctionner qu'à condition d'être convaincu que la personne que vous êtes et votre passé ne prédisent en rien votre avenir. Ce n'est pas parce que vous êtes dans cette situation que vous le serez pour toujours. Vous avez le choix d'accepter que votre passé vous définisse ou non. Tout ce qui importe est la direction vers laquelle vous vous dirigez.

Un état d'esprit positif

Un autre point crucial est d'avoir un état esprit positif c'est-à-dire de se sentir bien dans sa tête. Nous verrons, à la fin de ce livre, que la fixation d'objectifs, tant pour la perte de poids que pour d'autres domaines de votre vie, vous aidera à être globalement plus positif vis-à-vis de vous-même.

L'objectif sera d'éviter, le plus possible, d'être submergé par un état négatif pendant lequel il peut être tentant de se tourner vers des aliments « qui vous font vous sentir bien ». Je mets ces derniers mots entre guillemets car comme vous l'avez constaté précédemment, cette sensation est trompeuse et elle a plus de désavantages qu'autre chose. C'est seulement le goût qui est agréable. Vous pouvez vous sentir bien sur le moment mais cette sensation se dissipe au profit d'autres sensations moins agréables, surtout lorsque vous avez adopté des bonnes habitudes alimentaires.

Concrètement, pour maintenir un état d'esprit le plus positif possible, il est important de faire attention à vos pensées (cela rejoint le point précédent sur le moment présent). Il convient aussi d'être conscient de vos ressentis intérieurs. Diriger votre attention sur votre état émotionnel. Cette habitude permet d'être conscient de tout état négatif et d'être conscient de vos pensées. Elles se situent à l'arrière-plan. De ce fait, vous êtes immunisé contre d'éventuelles pensées négatives ou autocritiques. Vous en êtes conscient et vous ne souhaitez pas les entretenir davantage.

Je vous dis cela car vous êtes probablement confronté à ce genre de personnes qui vous fait du mal, qui tente de vous culpabiliser. Pour contrer ces attaques ou du moins vous en désintéresser éperdument, en plus du conseil précédent, je pense que les compétences précédentes (surtout « la conscience de soi approfondie ») vous aideront grandement et vous serez moins enclin à entrer dans des états négatifs favorisant l'entretien de vos anciennes habitudes. De plus, plus vous vous développerez personnellement et deviendrez fort mentalement, moins les autres sentiront qu'ils peuvent vous attaquer.

Enfin, n'acceptez pas de blâmer les autres, de les critiquer, ou de vous moquer d'eux, vous pourriez être beaucoup plus sujet à ces mêmes blâmes, critiques et rires par la suite. Aussi étrange que cela puisse paraître (même si ça ne l'est pas vraiment), on ne peut recevoir des autres, ce que l'on ne donne pas nous-même (l'équilibre est plus ou moins maintenu). Si vous êtes quelqu'un de bienveillant, avec une volonté profonde de respecter les autres, vous serez bien moins victime d'attitudes agressives et blessantes à votre égard. Montrer également que vous ne vous laisserez pas écraser si vos limites sont franchies malgré votre attitude exemplaire permettra de maintenir une certaine forme de contrepoids qui empêche autrui d'abuser de vous.

Le principe de responsabilité

Je me dois de vous faire part du principe de responsabilité car il est le fondement de tout changement. Peut-être que jusqu'alors vous avez eu tendance à remettre la faute sur les autres ou sur des causes extrinsèques pour les circonstances de votre vie. Malheureusement, cette manière de voir les choses bloque tout progrès puisqu'en remettant la faute sur autrui, vous perdez le contrôle et donc vous n'agissez plus. Pour ne pas être bloqué par des excuses, il convient d'accepter d'être 100 % responsable de vos circonstances de vie même si ce n'est pas forcément vrai. En acceptant la responsabilité de ce surpoids ou de vos habitudes alimentaires, vous êtes en mesure d'apporter les changements requis. Si vous ne le faites pas, vous resterez la même personne jusqu'à ce que cela soit le cas.

Il faut donc que vous acceptiez la responsabilité de votre poids actuel. Accepter une complète responsabilité fait que vous devenez acteur du changement, vous avez les cartes en main.
De même, vous êtes d'accord avec moi sur le fait que si vous continuez à faire les mêmes choses, vous aurez les mêmes résultats.

Bien que l'on ne soit pas tout le temps parfaitement responsable de tout (encore une fois, il est mieux pour soi-même de

le penser afin de nous donner la liberté de changer), agir sur votre cercle d'influence est possible et nécessaire. Il s'agit de votre marge de manœuvre, elle est constituée de toutes les choses sur lesquelles vous avez du pouvoir, sur lesquelles vous pouvez agir. Nous sommes orienté sur l'action et non sur la passivité.
Par exemple, vous n'avez pas d'influence sur une hérédité génétique qui vous aurait prédisposé à être en surpoids mais vous avez un contrôle absolu sur ce que vous choisissez de manger (je tente, du moins, de vous le redonner à travers ce livre). Vous avez également le contrôle sur les courses que vous faites en amont au supermarché (un chapitre y est dédié dans la suite de ce livre). En général, votre périmètre d'action est souvent assez important et suffisant.

Tout ce qui n'est pas dans votre cercle d'influence se doit d'être accepté comme quelque chose que ne pouvez pas changer. Ces choses ne doivent pas accaparer votre attention et votre énergie puisqu'elles seraient utilisées en vain.

Bien que le cerveau soit naturellement enclin à nous maintenir dans notre manière d'agir actuelle, nous avons le pouvoir et le libre arbitre de faire des choix différents.

En tout cas, si vous parvenez à changer vos agissements actuels pour d'autres plus souhaitables, qui vous apportent davantage de satisfaction, ils se maintiendront d'eux-mêmes sans efforts de votre part. C'est l'objectif de ce livre, vous faire réaliser à quel point les bénéfices des bonnes habitudes alimentaires surpassent largement ceux des mauvaises. Une fois cette conviction acceptée, vous pourrez utiliser des techniques de perte de poids pour améliorer vos résultats.

En dehors du contexte de la perte de poids, dans votre vie en général, accepter une complète responsabilité vous aidera à mieux réussir. Ceci implique de ne plus justifier sa situation par des éléments extérieurs sur lesquelles vous n'avez pas d'influence ou très peu (ex : politique, conjoncture économique...). Le mieux est de vous concentrer sur l'amélioration de votre personne (ex: compétences, personnalité, état d'esprit) et de ce que vous faites pour devenir meilleur et surmonter ces difficultés. En vérité, les causes externes sont bien minimes comparées aux causes internes, c'est-à-dire qui nous sommes.

Identifier le « pourquoi » de vos agissements

Il convient désormais de clarifier les raisons qui vous poussent à avoir de mauvaises habitudes alimentaires.

Pensez-vous à quelque chose de particulier lorsque vous y réfléchissez ou est-ce inconscient ?

Parvenir à prendre conscience de la ou les raisons qui vous poussent à manger de la nourriture malsaine peut être intéressant pour vous aider à modifier vos habitudes. Je pense que vous avez déjà quelques idées sur la chose. Les avoir clairement identifiées peut être utile si, par exemple, vous les comparez aux bénéfices énoncés au début de ce livre. Si ces derniers sont supérieurs à ceux obtenus par la consommation d'une mauvaise nourriture, le changement de vos habitudes en sera d'autant plus facilité.

Le déclic

Tout le processus pour parvenir à votre objectif peut prendre du temps à fonctionner. La clé est de persévérer. Le déclic peut venir plus tard. Cela dit, il est possible que vous l'ayez eu grâce au test du premier chapitre et à tout ce que je vous ai dit jusqu'à maintenant.

Lorsque l'on continue à lutter pour trouver des solutions, un jour ou l'autre, nous progressons ou du moins nous voyons les choses différemment. Au bout d'un certain temps, nous parvenons à trouver une solution. Lorsque cela arrive, notre vie change de direction.

En lisant ce livre, vous avez déjà enclenché un processus positif vers la réussite de votre objectif. Lire un livre, d'après mon expérience, permet au minimum de se souvenir d'une idée majeure et d'améliorer, de changer sa vision des choses sur un sujet. L'idée principale de ce livre est que l'alimentation saine permet, entre autres, d'avoir un esprit plus clair et de se sentir mieux tant physiquement que mentalement. C'est ce qui incite fortement, pour ne pas dire oblige, à continuer dans la voie de cette alimentation pour maintenir cet état. Fort heureusement, cette nécessité est parfaite pour nous. En plus de manger sainement la majorité du temps, l'attirance pour les anciens aliments devient très faible voire inexistante. De plus, quand vous aurez le désir d'en manger, vous le ferez (la majorité du temps) mais votre envie sera ponctuelle, rare et en petite quantité. Plus vous valoriserez votre bien-être intérieur et votre efficacité mentale, moins vous souhaiterez consommer ces aliments. Ceci vous assurera de ne jamais retourner à vos anciennes habitudes alimentaires.

La persévérance / l'autodiscipline

Ces deux qualités sont pour moi les plus importantes (avec la force mentale que je vais développer plus loin) dans la réalisation de votre objectif de perte de poids et de changement d'habitudes alimentaires. Elles le seront aussi pour vos autres objectifs futurs.

Comment les développer ?

La persévérance vient naturellement lorsque vous avez la certitude que peu importe ce qui arrivera plus tard, vous agirez toujours pour la réalisation de ce que vous désirez. Vous ne voyez pas l'échec comme un frein mais comme un évènement comme les autres. Vous ferez en sorte de faire mieux à l'avenir pour réussir ce que vous souhaitez ou du moins vous en rapprocher. Le souhait, la volonté d'accomplir votre objectif est si fort, que vous n'arrêterez pas tant que vous ne l'aurez pas accompli, peu importe le nombre d'années que cela prendra. Pour maintenir cet état d'esprit, cette propension à ne pas abandonner, il faut qu'au fond, vous croyiez en vous-même. Bien que vous n'ayez pas actuellement ce que vous souhaitez, vous sentez pouvoir l'atteindre en fournissant les efforts sur un temps prolongé. Vous avez aussi confiance en l'avenir, aux nouvelles réalisations qui apparaîtront avec le temps. Vous n'êtes pas certain de parvenir à votre objectif mais vous faites le maximum maintenant pour créer ce que vous souhaitez pour votre avenir.

Vous aurez beau rencontrer de nombreuses difficultés et échecs, ils ne vous décourageront pas (au maximum pour une période courte). Vous êtes alors littéralement inarrêtable.

L'autre versant de la médaille est l'autodiscipline, tout aussi primordiale. Elle peut se définir comme la capacité à agir pour ce que l'on sait nécessaire et important malgré l'envie de ne rien faire ou de faire autre chose. C'est aussi la capacité de faire ce qui est juste dans l'instant présent pour améliorer nos conditions de vie à long terme. Cette qualité nécessite de la pratique pour être appropriée. Pour ce faire, il faut utiliser sa force mentale afin d'agir malgré l'inconfort, l'absence d'envie (nous verrons comment la développer dans un prochain chapitre). Cela dit, bien que l'autodiscipline soit souvent une qualité primordiale pour parvenir à votre objectif, la dimension plaisir/envie n'est pas à négliger (je développerai ce point dans la section dédiée à la frustration). Dans les autres domaines de vie aussi, l'envie et le plaisir ont une place prépondérante. Simplement, on ne peut pas s'appuyer tout le temps sur eux pour agir.

En tout cas, à force d'agir quand on n'en a pas forcément le désir, on augmente notre autodiscipline. Une forme de résilience se crée en nous. Faire des choses qui nécessitent un effort devient alors de moins en moins éprouvant. À terme, nous pouvons agir plus facilement en toute circonstances, même si l'envie n'est pas présente.
Cela dit, pour agir malgré l'absence d'envie, il faut tout de même que la chose en question soit importante et bénéfique pour nous.

Dans le cadre de ce livre et de la perte de poids, il faudra mettre en place des mesures pour atteindre votre objectif. Par exemple, vous devrez avoir l'autodiscipline d'appliquer une technique de perte de poids (comme le jeûne intermittent).

Cette qualité, couplée à la précédente, vous soutiendront dans la réalisation de n'importe quel objectif. Elles sont à mon sens les plus importantes.

Enfin, vous pourrez plus facilement faire preuve de ces deux qualités lorsque vous aurez de bonnes habitudes alimentaires, un bon sommeil et faites du sport. Plus vous serez en forme et énergique, en capacité d'utiliser votre force mentale, plus vous pourrez être persévérant et autodiscipliné.

L'autodiscipline est particulièrement sensible aux facteurs précités (habitudes alimentaires, sommeil, sport). C'est pourquoi, deux chapitres sont consacrés au sujet du sport et du sommeil.

Et puis, nous ne sommes pas parfaits et même lorsque toutes les conditions sont réunies, nous pouvons ne pas faire preuve de ses qualités, je suis le premier à en témoigner. C'est dire la difficulté qu'elles peuvent représenter.
Ainsi, je conçois que l'autodiscipline puisse actuellement être difficile à appliquer pour vous, surtout si vos habitudes alimentaires ne sont pas bonnes du tout. Vous verrez qu'elle se développera progressivement à mesure que vous les modifierez et que vous développerez votre force mentale.

L'indifférence à l'égard des aliments malsains

Pour conclure ce chapitre, j'aimerais finir sur ce qui consitue un bon indicateur de l'atteinte de votre objectif. Il s'agit de l'indifférence que vous ressentirez à l'égard des aliments qui vous faisaient envie auparavant. Ils ne vous feront ni chaud ni froid la majorité du temps. Cette absence d'envie particulière, de pulsion incontrôlée sera un soutien d'une grande valeur pour entretenir vos bonnes habitudes notamment lorsque comme vous ferez vos courses ou vous alimenterez à l'extérieur. Vous finirez même par ressentir une préférence pour des fruits, par exemple, à la place d'une part de tarte au chocolat.

Cette attirance supérieure pour les bons aliments pourra même se généraliser au point de chercher quotidiennement à maximiser le côté sain de votre alimentation. Vous développerez en quelque sorte un détecteur à aliments. Il sera un soutient pour entretenir vos habitudes de tous les jours. Enfin, il vous arrivera même de souhaiter ne rien manger ou ne rien boire de malsain afin de pouvoir manger sainement plus tard (malgré votre faim ou votre soif). Vous verrez d'ailleurs que ces derniers ne sont que deux ressentis corporels qui peuvent parfaitement être contrôlés avec de la force mentale.

Le chapitre suivant vise à vous donner toutes les connaissances nutritionnelles nécessaires pour ancrer de bonnes habitudes alimentaires dans votre vie et profiter de tous ses bienfaits.

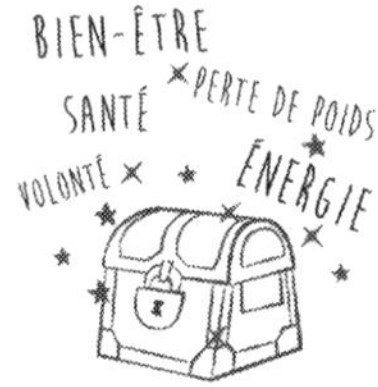

3. Les principes de base de la nutrition

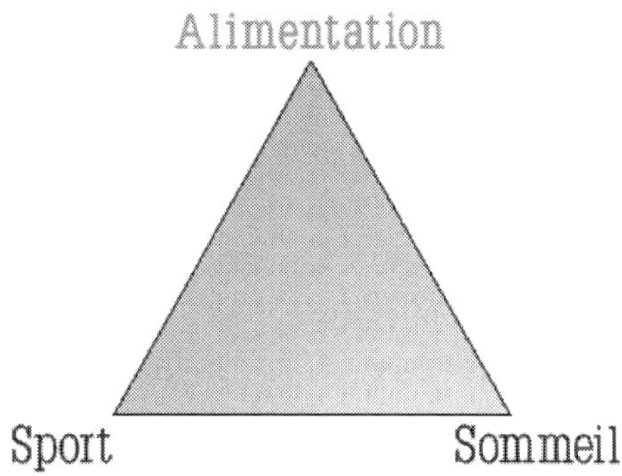

Le triangle ci-dessus symbolise les trois piliers d'une meilleure performance dans tous les domaines de vie. En réalité, nous pouvons le prendre sous trois angles différents, ce qui montre l'interconnexion que ces piliers ont entre eux. Par exemple, une bonne alimentation et du sport permettent d'avoir un meilleur sommeil. Dans le sens présenté ci-dessus, un bon sommeil et du sport permettent de se tourner vers des aliments bons pour notre santé. En effet, nous verrons que le sommeil a un fort impact sur le maintien de bonnes habitudes alimentaires et que le sport, par ses nombreux effets positifs sur l'humeur et le bien-être général, incite aussi à se tourner vers des aliments sains.

Maîtriser ces piliers permet de s'assurer une vie de meilleure qualité. Une fois intégrés et mis en place dans notre vie, ils nous assurent d'avoir une hygiène de vie qui se rapproche de la perfection : n'est-ce pas satisfaisant ? Il suffit que vous ne fumiez pas, consommiez quelques verres d'alcools occasionnellement (voire aucun si possible car c'est un poison), résolviez votre surpoids et contrôliez votre stress (le livre précité sur le moment présent permet d'y parvenir) et vous voilà dans l'optimisation personnelle de votre hygiène de vie.

Avant de rentrer dans le vif du sujet et de vous transmettre ces principes qui m'aident au quotidien pour m'alimenter correctement, j'aimerais vous faire part d'une métaphore.

Considérez votre corps comme un temple précieux, sa porte est votre bouche et vous avez le contrôle sur ce qui y rentre.

Tout ce que vous mangez a le pouvoir de vous servir ou de vous desservir. Prendre soin de son temple intérieur est vital puisque nous n'en avons qu'un. Tout ce que vous mangez de sain entretien ce temple pour qu'il soit beau tant intérieurement qu'extérieurement. À l'inverse, tout ce qui est mauvais vient le pourrir, le dépraver. Pour éviter ceci, il est important de s'aimer afin de vouloir prendre soin de son « temple ». La consommation d'aliments provenant de la nature et comestibles sera fondamentalement bonne pour celui-ci. Encore une fois, nous n'en avons qu'un, et nous ne pourrons vivre qu'avec ce corps toute notre vie, se le rappeler permet d'en prendre soin.

Soit dit en passant, contrôler ce qui rentre par nos yeux et nos oreilles est également extrêmement important. Tous les éléments qui nourrissent notre esprit conditionnent véritablement notre vie. La qualité de ce qui rentre détermine en grande partie celle de ce qui sort. Il y a une phrase que j'aime me répéter pour me rappeler l'importance de cela : « Stand guard at the door of your mind » ce qui se traduit en français de la façon suivante : « Sois le gardien des portes de ton esprit. » Je vous avoue préférer la version anglaise. C'est une citation d'un grand homme nommé Jim Rohn (il l'a appris de son mentor pour être exact). Cette phrase est d'une importance capitale dans la vie. Toutes les sources extérieures à vous (images, sons) ont une grande influence sur qui vous êtes. Donner les meilleures ressources à notre cerveau est primordial. Ne pas laisser autrui vous remplir l'esprit de choses néfastes, non pertinentes et qui vous nuisent est primordial. Bien que ce livre soit dédié à l'appropriation d'habitudes alimentaires saines et à la perte de poids, ce conseil est un des plus précieux que je puisse donner. C'est d'une importance si vous souhaitez réussir.

Les éléments de base

Avoir les bonnes connaissances en nutrition est essentiel pour faire les bons choix alimentaires. Néanmoins, rien ne sert de tomber dans le superflu, il suffit de connaître les grands principes.

La majorité des aliments que nous mangeons sont constitués de protéines (éléments constitutifs de beaucoup d'éléments du corps comme les muscles, les hormones, les anticorps), de glucides et de lipides. Ce sont des macronutriments. Vous pourrez vous en rendre compte par vous-même en regardant l'arrière des boîtes que vous achetez. Ils permettent de fournir de l'énergie, mesurée par les bien connues calories.

Pour ces deux derniers macronutriments (glucides et lipides), deux règles simples sont à retenir. Elles vont dicter vos choix d'aliments.

- Les glucides ne doivent contenir que peu ou pas de sucre dans leur valeur nutritionnelle. D'ailleurs, un amalgame est souvent fait entre glucides et sucres et il peut porter à confusion en nous faisant penser que le sucre est partout. Par exemple, on dit que les fruits contiennent du sucre mais ce n'est pas le cas. Ce raccourci porte à confusion. Les fruits contiennent des glucides et non du sucre. Quand j'emploie le mot sucre, je fais référence au sucre raffiné, chimique, qui est celui à éviter. Il est indiqué sur les étiquettes des produits en sous-rubrique de celle des glucides (je prendrai un exemple plus loin pour illustrer cela).

– Les matières grasses de vos aliments ne doivent contenir que très peu de matières grasses saturées. Consommés excessivement, elles peuvent, par exemple, entraîner une diminution du phénomène de lipolyse c'est-à-dire l'utilisation des graisses pour fournir de l'énergie (c'est tout ce que vous souhaitez éviter lorsque vous voulez perdre du poids) et un accroissement du mauvais cholestérol (une section lui est dédiée plus loin dans le livre) dont l'impact néfaste sur le système cardiovasculaire n'est plus à prouver.

Vous trouverez donc ces informations au dos des boîtes en sous-catégorie de « matières grasses » et « glucides ». Ils doivent être des signaux d'alerte pour vous. N'achetez pas de produits qui en contiennent trop. L'accroissement de vos connaissances nutritionelles vous aidera dans l'identification des aliments trop sucrés ou avec trop de matières grasses saturées. Ces étiquettes nutritionnelles vous permettront aussi de déterminer les quantités réelles de macronutriments présents dans les aliments. La référence est pour 100 g ou 100 ml. Un rapide calcul vous donnera la véritable quantité.

Pour illustrer le cas du sucre, je vais prendre l'exemple du classique Ketchup :

Informations nutritionnelles Ketchup
Valeur pour 100 grammes
Calories 112
Lipides 0,2 g
Acides gras saturés 0,1 g
Acides gras poly-insaturés 0,1 g
Acides gras mono-insaturés 0,1 g
Cholestérol 0 mg
Sodium 907 mg
Potassium 315 mg
Glucides 26 g
Fibres alimentaires 0,3 g
Sucres 22 g
Protéines 1,3 g

Ici, on peut voir qu'il contient 22 g de sucre parmi les 26 g de glucides. Autrement dit, presque un quart de la masse totale pour 100 g est constitué de bon vieux sucre blanc. Ce n'est vraiment pas bon pour notre santé. Et puis, je vous assure que vous serez fier de vous quand vous arrêterez de consommer du Ketchup, vous ressentirez un progrès et c'est toujours un plaisir. Il peut toutefois avoir sa place lors d'un repas occasionnel dans un fast-food. Je vous donnerai d'ailleurs ma façon d'aborder la restauration rapide dans une section ultérieure.

De manière générale, la majorité des sauces industrielles sont très mauvaises d'un point de vue nutritionnel c'est pourquoi je vous recommande d'en prendre uniquement si le plat n'a pas bon goût du tout. Pensez à essayer d'ajouter du goût sainement dans un premier temps (ex : condiments, huile d'olive, citron, oignons cuits dans un fond d'huile d'olive). Sinon, vous pouvez tout à fait préparer vos propres sauces saines (ex : mélange d'une bonne sauce tomate bio avec des oignons et poivrons).

Pour les lipides (que l'on peut aussi appeler matières grasses), je vais prendre l'exemple de l'huile d'olive :

Informations nutritionnelles Huile d'olive
Valeur pour 100 grammes
Calories 884
Lipides 100 g
Acides gras saturés 14 g
Acides gras poly-insaturés 11 g
Acides gras mono-insaturés 73 g
Cholestérol 0 mg
Sodium 2 mg
Potassium 1 mg

Glucides 0 g	
	Fibres alimentaires 0 g
	Sucres 0 g
Protéines 0 g	

NB : Le nom que l'on attribue aux différents acides gras provient de leur saturation en atomes d'hydrogènes autour des atomes de carbones. Par exemple, les acides gras mono-insaturés ne contiennent qu'un atome de carbone insaturé (qui explique le préfixe mono). Il est entouré de 2 atomes d'hydrogènes et il est relié au reste de la chaîne moléculaire par une double liaison (tout atome de carbone a quatre liaisons).
Les acides gras poly-insaturés ont de nombreuses fois cette configuration.
Enfin, les acides gras saturés ne présentent pas cette configuration.

Cette information peut se voir comme un moyen mnémotechnique de retenir les différents acides gras. Cependant, si vous n'avez jamais étudié la chimie, ce point peut ne pas vous paraître très compréhensible.

On observe donc ici que l'huile d'olive est majoritairement constituée de bons lipides pour l'organisme sous la forme d'acides gras mono et poly-insaturés (84 %). Ils ont des effets très positifs sur les défenses immunitaires, l'efficacité cérébrale et ils augmentent le bon cholestérol tout en diminuant le mauvais. Il y a tout de même des acides gras saturés mais n'étant pas majoritaire, ce n'est pas réellement un problème. Si l'huile d'olive est une de vos seules sources d'acides gras saturés, il n'y a véritablement aucun souci.

On retrouve sur cette fiche nutritionnelle, les calories pour 100 g (plus exactement pour 100 ml) qui sont égaux à environ 900. La règle d'1 g de lipides égal à 9 calories est vérifiée. Soit dit en passant, 1 g de protéines et de glucides correspondent à 4 calories.

En résumé, l'huile d'olive est très saine et vous pourrez par exemple l'utiliser pour vos assaisonnements. Personnellement, je l'utilise tout le temps et je vous recommande aussi sa consommation quotidienne. Cela dit, comme vous avez pu le remarquer, c'est un aliment calorique. Il conviendra donc d'en consommer sans tomber dans l'excès.

Un autre exemple qui illustre, cette fois-ci, la présence excessive de graisses saturées : le beurre.

Informations nutritionnelles Beurre
Valeur pour 100 grammes
Calories 717
Lipides 81 g
Acides gras saturés 51 g
Acides gras poly-insaturés 3 g
Acides gras mono-insaturés 21 g

Acides gras trans 3,3 g
Cholestérol 215 mg
Sodium 11 mg
Potassium 24 mg
Glucides 0,1 g
Fibres alimentaires 0 g
Sucres 0,1 g
Protéines 0,9 g

Comme vous pouvez le constater, il contient 51 g de graisses saturées pour 81 g de lipides. C'est une quantité extrêmement élevée que l'on retrouve dans peu d'autres aliments. Le remplacer par de l'huile d'olive est préférable.

Si vous l'avez utilisé pour faire le test au début de ce livre, vous avez utilisé l'archétype de la mauvaise alimentation qui produit des ressentis physiologiques très désagréables.

* * *

Pour l'instant, vous ne connaissez probablement pas ce que contiennent les aliments. Ce n'est pas un problème, les connaissances viendront et se retiendront petit à petit.

Par exemple, vous constaterez que les œufs ont majoritairement des protéines (13 g/100 grammes d'œuf) et des lipides

(11 g/100 grammes d'œuf). Pour ces derniers et comme pour les autres aliments, il conviendra de faire une recherche sur Internet sous la forme « valeur nutritionnelle [aliment en question] » ou de regarder à l'arrière des boîtes.

Pour l'œuf, vous pourrez aussi constater que les acides gras saturés, présents dans le jaune d'œuf, ne comptent pour environ qu'un tiers du total lipidique. Les graisses du jaune d'œuf sont majoritairement monos et polyinsaturées et donc bénéfiques à l'organisme tout comme l'huile d'olive.

En tout cas, ces deux principes (sucre et matière grasse saturée) vous prémuniront contre la majorité des « erreurs » nutritionnelles que vous pourrez faire. En effet, la connaissance de ces règles permet de savoir, à première vue, si tel ou tel aliment est bon pour vous (tant au niveau de la santé que de la prise de poids).
En les respectant, vous êtes aussi protégé des produits les plus néfastes car, en plus d'avoir des teneurs en sucres et matières grasses saturées élevées, ce sont souvent ceux qui contiennent les listes d'ingrédients additionnelles les plus longues et mauvaises pour la santé (ex : additifs nocifs).

Pour vous aider dans vos choix alimentaires, vous pouvez utiliser l'application Yuka (disponible sur iPhone et Android). Elle indique de manière claire la qualité d'un produit en fonction de sa composition. Pour ce faire, vous aurez juste à scanner le produit. L'application vous retourne une note de 0 à 100 et vous indique clairement sa qualité (de nocif à excellent).

Son utilité majeure réside dans l'identification d'additifs nocifs présents dans les produits. Elle les sépare en fonction du risque qu'ils peuvent avoir pour la santé. Il y a quatre catégories : sans risque, risque mineur, risque modéré, risque élevé. Je vous recommande d'éviter les aliments qui contiennent la dernière catégorie et de consommer de temps en temps la catégorie modéré. Pour les deux autres, il y a pas de soucis à avoir selon moi.

Bien que ce soit une bonne application, il est tout de même préférable d'avoir votre propre regard sur les aliments. Par exemple, des gâteaux bios pourront apparaître comme excellent car ils ont la majorité des critères dans le vert mais ils contiennent du sucre (non souhaitable dans le cadre d'une perte de poids et pour se sentir efficace au quotidien). Il est souhaitable de les consommer rarement, pour combler une monotonie alimentaire, une petite envie (sans oublier de consommer un fruit en même temps ou après - je parlerai en détail de cette technique un peu plus loin dans le livre). Il conviendra d'éviter de justifier la consommation de certains aliments car l'application les qualifie « d'excellent » ou de « bon ».

Ainsi, elle vous permettra de faire des achats éclairés lors de vos prochaines courses. Si, par mégarde, vous avez acheté un produit qui contient des additifs nocifs (risque modéré et élevé), je vous suggère de vous en débarasser pour ne pas vous donner la possibilité de le consommer. À mon sens, il vaut mieux perdre de l'argent que de prendre le risque de détériorer sa santé. Si vous souhaitez assouvir votre envie, consommez une portion mais promettez-vous de limiter votre consommation ou de vous débarasser du produit ensuite (c'est la meilleure chose à faire). De manière général, mettez hors de vue ou jeter tous les aliments mauvais dont vous ne parvenez pas à gérer la consommation.

Dans les paragraphes suivants, je vais approfondir et expliquer les raisons de mes recommandations les plus importantes, à savoir ne pas consommer de sucres et de graisses saturées. À celles-ci, je vais ajouter la nécessité de limiter sa consommation de sel.

Pourquoi faut-il éviter de consommer du sucre ?

Il y a plusieurs raisons qui incitent à limiter sa consommation de sucre. La première, et la plus importante, est qu'il a l'index glycémique le plus élevé. Il va donc être très facilement stocké en graisses par l'organisme (je vais détailler ce phénomène dans les lignes suivantes). De plus, le sucre raffiné rentre dans la catégorie des calories vides c'est-à-dire qu'il n'apporte aucuns micronutriments (vitamines, minéraux) à l'organisme. Sans oublier qu'il a été synthétisé par des produits chimiques nocifs pour la santé.

Le corps a besoin de glucides pour fonctionner mais il cherche à maintenir un taux de glucose sanguin constant. Le glucose est le nom donné aux glucides lorsqu'ils entrent dans l'organisme et sont métabolisés, transformés pour être utilisables par celui-ci.
On dit aussi que l'organisme cherche à maintenir sa glycémie constante (elle se situe aux alentours de 1 g/l de sang).
Comme le sucre est un composé avec un index glycémique très élevé, il va induire une augmentation très forte de cette glycémie. Le corps, en réaction, va alors sécréter de l'insuline (par le pancréas) pour faire en sorte que cette glycémie retrouve un niveau normal.

Seulement, plus cette sécrétion d'insuline est importante, plus le corps va stocker cet excès de glucose qui circule dans le sang. Il a alors deux possibilités : soit il le stocke sous forme de glycogène (nom donné au glucose stocké), soit sous forme de graisses. Comme le premier espace de stockage est assez limité, le corps va très vite stocker cet excès de glucose en graisses (par une réaction chimique appelée la lipogenèse). Nous verrons que dans le cadre d'une perte de poids, vous chercherez constamment à réaliser la réaction inverse, à savoir la lipolyse (transformation de la graisse en glucose).

Lors d'une consommation de sucre, la glycémie augmente si rapidement que le corps n'a d'autre choix que de stocker cet excès sous forme de graisses (c'est comme s'il était en état d'alerte, de panique).

La glycémie va donc fortement baisser, suite à la sécrétion d'insuline, et le corps va se retrouver à nouveau en besoin de glucides. Cette phase se traduit par des ressentis corporels comme de la fatigue, ou plus communément, par le fameux « coup de barre ». L'envie de consommer du sucre pour obtenir un gain d'énergie à court terme refait surface. Il s'ensuit un cycle indéfini d'hyperglycémie (excès de glucose) et d'hypoglycémie (manque de glucose).

On peut donc en déduire que les aliments à fort index glycémique entraînent un déficit de ce qu'ils sont censés apporter.

Le fait de provoquer des pics d'insuline à répétition n'est pas sans effet sur l'organisme. Des dérèglements peuvent alors survenir comme l'hyperinsulinisme. Cette pathologie se caractérise par une sécrétion d'insuline disproportionnée par rapport aux besoins de régulation. Ce sont les montagnes russes de la glycémie ! Ainsi, le stockage de l'excès de glucose et l'hypoglycémie sera d'autant plus important.

Par conséquent, il est préférable voire indispensable de consommer des aliments dont l'index glycémique est faible. Ils permettent un apport régulier et progressif de glucides dans le sang. L'apport en énergie est plus durable et on se sent bien tout le temps. Vous remarquerez que vous n'aurez plus jamais de « coup de barre » dans vos journées. De plus, le corps n'aura donc pas besoin de sécréter de l'insuline (ou très peu) afin de réguler la glycémie.

Vous trouverez dans cette catégorie tous les aliments complets et semi-complets (féculents, pains). Leur index glycémique est bas car, d'une part, ils contiennent des fibres qui ralentissent la digestion (donc l'absorption des glucides dans le sang), d'autre part, leur structure moléculaire complexe est constituée d'une grande chaîne de molécules qui demande du temps et de l'énergie pour être scindées en plus petites molécules, absorbables par l'organisme. Plus précisément, le corps doit casser les liaisons qui lient les molécules. La digestion est donc plus longue.

Par ailleurs, plus les aliments que vous consommez sont complets ou semi-complets, plus ils contiendront de vitamines et de minéraux dont nous avons vu les rôles essentiels. Des tableaux complémentaires viendront compléter ces informations dans la suite du chapitre. Nous les utiliserons comme prise de conscience plus qu'autre chose.

D'un point de vue visuel, ces aliments tendent vers une couleur brune. Plus ils se rapprochent de cette couleur, mieux ce sera pour vous et votre santé.

À l'inverse, les aliments qui ont une teinte blanche sont à éviter car ils traduisent un index glycémique élevé. Ils n'ont pas de fibres et peu voire pas de vitamines et minéraux (calories vides).

Par exemple, un aliment qui contient de la farine complète aura un index glycémique de 45 tandis que s'il est complètement blanc, l'index glycémique sera de 90 (assez proche du sucre dont la valeur est de 100). L'index glycémique sera donc, en moyenne, deux fois inférieur.

Si vous en avez l'occasion, consommer des aliments intégraux est encore mieux que complet.

***

Votre cuisson impacte aussi l'index glycémique de vos aliments, plus vous les laisserez cuire, plus leur index glycémique s'en trouvera augmenté. En effet, le corps digère plus facilement des féculents ramollis que durs. Le glucose passe plus rapidement dans le sang, ce qui entraîne une forte sécrétion d'insuline.

La cuisson recommandée pour les féculents est al dente. Pour l'obtenir, il convient de les laisser cuire environ 10 minutes dans une casserole d'eau bouillante (se référer aux sachets de féculents pour avoir le temps exact).

Enfin, les aliments à faible index glycémique permettent une meilleure répartition de la masse grasse dans le corps et limitent sa concentration au niveau du ventre.

Les meilleurs modes de cuisson

À l'instant, nous venons de voir qu'une cuisson trop longue pouvait accroître l'index glycémique des aliments.

Dans les lignes qui vont suivre, je vais faire un rapide point sur les meilleurs modes de cuissons et sur ceux qu'il convient d'éviter.
Pour profiter au maximum des éléments nutritifs présents dans les aliments, la cuisson à la vapeur est la plus adaptée. Vous pourrez l'utiliser pour cuire tous vos aliments. Cela dit, je trouve qu'elle convient mieux pour la cuisson des légumes. Un autre avantage est que vous pourrez cuire tous vos aliments en même temps à condition de respecter leur temps de cuisson respectif.

Personnellement, je l'utilise principalement pour les brocolis. Pour être exact, c'est une cuisson à vapeur sous pression, moins bonne que la vapeur douche à laquelle je fais référence ici. Une des principales différences est la température de cuisson, supérieure à 100 °C dans le cas de la vapeur sous pression et inférieure à 100 °C pour la vapeur douce.

Pour réaliser cette cuisine à la vapeur, vous devrez vous procurer un cuit-vapeur. L'offre proposée est large. Pour un appareil de qualité, je vous suggère l'achat du Vitaliseur ou du Vapok. Leur prix est assez cher, aux alentours de 200 euros mais ils vous assurent d'avoir un produit de qualité qui durera longtemps. Les produits moins chers, bien souvent en plastique, peuvent produire des matières plastiques néfastes pour la santé (au contact de la vapeur chaude, le plastique peut légèrement se désagréger). Enfin, c'est un produit que vous utiliserez quotidiennement, autant acheter un produit de qualité qui sera vite « amorti ».

Toutefois, si ne souhaitez pas encore adopter cette cuisson, vous pouvez toujours utiliser une cuisson classique à l'eau. Son seul inconvénient est que les micronutriments ont tendance à migrer dans l'eau de cuisson (mais consommer des légumes, peu importe la cuisson, reste parfait pour vous). Ne pas utiliser d'eau est aussi une possibilité. pour les légumes. Il faut juste faire attention de bien les remuer.

Les autres modes de cuissons classiques (four, poêle antiadhésive) seront utilisés pour les sources de protéines. Il conviendra de garder à l'esprit les deux principes suivants :

- Plus les températures sont élevées, moins les aliments conservent leurs micronutriments (ils sont détruits).

- De même, plus le temps de cuisson est long, moins les aliments garderont leurs micronutriments.

L'utilisation de la cuisson vapeur n'est pas une priorité, le plus important est de changer vos habitudes alimentaires et de vraiment les ancrer dans votre quotidien. Tout comme la consommation de fruits et légumes de saison (que nous verrons à la fin de ce chapitre), c'est une habitude à prendre dans un deuxième temps. Je n'ai moi-même pas adopté ce mode de cuisson au moment où j'écris ces lignes. J'ai souhaité vous en parler au cas où vous souhaiteriez prendre les meilleures habitudes dès le départ.

Par ailleurs, la moins bonne cuisson est le barbecue au charbon. Selon l'OMS, lorsque les aliments sont grillés ou en contact direct avec les flammes, certains composés cancérigènes se forment. De même, lorsque les graisses s'écoulent des aliments (ex : merguez) et rentrent en contact avec le charbon, elles créent une fumée toxique particulièrement néfaste. Celle-ci se colle ensuite sur les aliments une fois rentrée en contact avec eux. Garder ces quelques faits à l'esprit permet de ne pas abuser de ce mode de cuisson. Toutefois, je reste tout de même adepte de quelques barbecues l'été si l'on prend quelques précautions :

- placer la grille suffisamment en hauteur pour ne pas être en contact avec les flammes (si flammes il y a, envoyez de l'eau avec une bouteille au bouchon percée),
- utiliser un barbecue vertical. Les graisses ne tombent plus dans le charbon et les aliments ne sont plus en contact avec les flammes. On peut profiter d'une cuisson au barbecue sans ses effets néfastes,
- privilégier les viandes maigres (ex : brochettes de poulet),
- retirer les parties noircies des aliments.

De même, l'utilisation d'un micro-ondes est à éviter. J'ai toujours été méfiant des champs électromagnétiques produits par ces appareils. Bien qu'ils soient conçus pour notre sécurité, nous ne sommes pas à l'abri d'un dysfonctionnement qui peut avoir de graves conséquences sur notre santé. Et puis, je vis au quotidien sans cet appareil sans ressentir de manque particulier. On peut réchauffer les aliments à la casserole sans problème. À mon sens, ils ne sont pas nécessaires et constituent un risque dont on peut se passer.

Enfin, j'aimerais rappeler que la meilleure façon de consommer les aliments reste de les manger crus, bios et frais (plus particulièrement les légumes et fruits). Vous maximiserez les bienfaits apportés par ces aliments. En effet, quel que soit le mode de cuisson que l'on adopte (même à la vapeur), il altère toujours en partie les micronutriments.

Index glycémique de certains aliments et graphiques

Je vous propose ci-dessous un tableau qui présente quelques aliments et leur index glycémique. Contrairement aux macronutriments (protéines, glucides, lipides), l'index glycémique n'est pas indiqué sur les étiquettes nutritionnelles des produits. Néanmoins, les quelques préceptes que je vous ai donnés précédemment doivent suffire à évaluer rapidement l'index glycémique de vos aliments.

Pour rappel, un élément à fort index glycémique aura souvent une apparence et une texture blanche (sucre, pain blanc). Plus le produit est raffiné (produit industriel), plus son index glycémique sera élevé.

D'un autre côté, le facteur principal qui permet de diminuer l'index glycémique des aliments ou de votre bol alimentaire au global (ensemble des aliments consommés lors d'un repas, présent dans l'estomac) est les fibres (que l'on retrouve dans les fruits, les légumes, les féculents complets et semi-complets).

Ainsi, si vous mangez un repas qui n'est pas optimal d'un point de vue nutritionnel en ce sens qu'il peut entraîner un fort stockage (ex : pizza, frites, chips...), il sera très souhaitable de consommer des légumes avec votre plat et/ou des fruits en dessert pour diminuer le stockage au global et profiter de tous les autres bienfaits. Vous diminuerez l'impact néfaste que cette alimentation aurait pu avoir sur votre prise de poids et sur votre santé.

Pour accroître vos connaissances des index glycémiques, je vous suggère de faire une rapide recherche sur Internet tel que je vous l'avais proposé pour les macronutriments. Vous aurez juste à indiquer « index glycémique [aliment recherché] ». Toutefois, ci-dessous, je vous présente un tableau avec la majorité des index glycémiques à connaître. Avoir une vague idée est parfaitement suffisante au quotidien. Vous n'avez pas besoin de connaître les nombres exacts.

Aliments	Index glycémique
Baguette du boulanger (pain blanc)	95
Pain complet	50
Féculents blancs	70-75
Féculents intégraux / complets	40-50
Pomme de terre - Frites - Chips	Entre 80 et 90
Fruits	Autour de 30-40 en moyenne
Légumes	Autour de 15-20 en moyenne

Ci-dessous, je vous donne l'exemple de l'évolution de la glycémie et de la réponse insulinique suite à la consommation de pain blanc et de pain complet. Vous remarquerez les forts pics de glycémie et d'insuline pour le pain blanc.

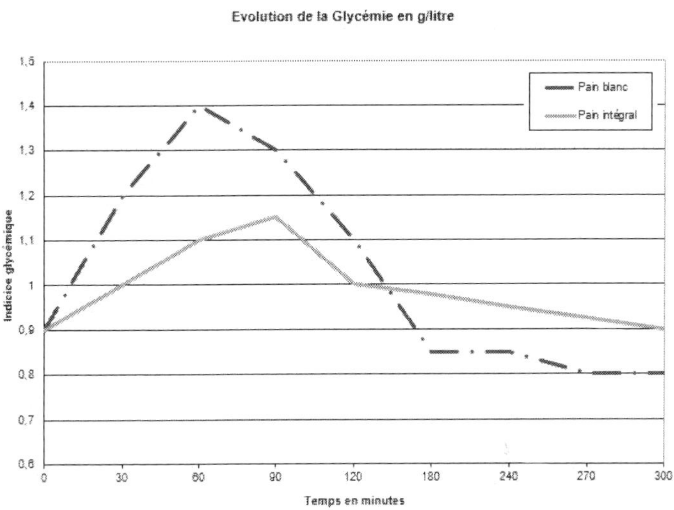

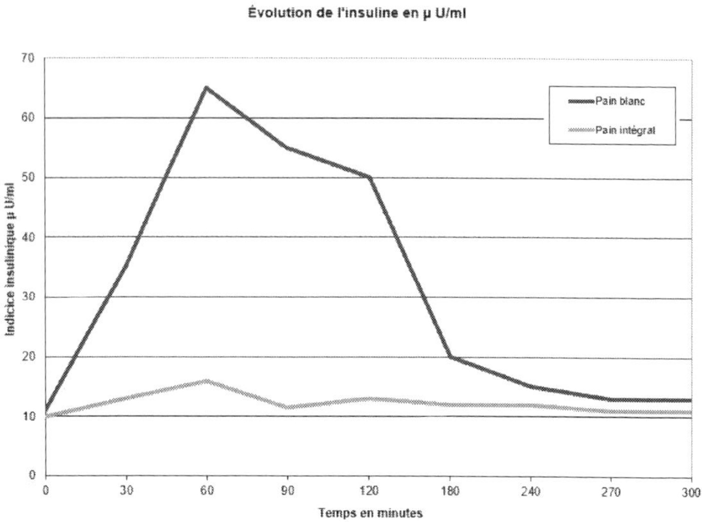

Source : La diététique du manager. Alimentation et performance.
Michel Montignac

La notion d'index glycémique serait toutefois incomplète si l'on ne prenait pas en compte celle de la charge glycémique. Elle ajoute une variable supplémentaire, la quantité de glucides. Plus cette quantité sera élevée, plus l'aliment aura potentiellement un fort impact à la hausse sur la glycémie. J'utilise le mot « potentiellement » car si l'index glycémique est faible, la hausse de la glycémie sera très amoindrie.

Elle se calcule grâce à la formule suivante :

Charge glycémique =
[Index glycémique × quantité de glucides dans 100 g de l'aliment (en g)] /100

Pour illustrer ce concept, prenons les exemples suivant :

Index glycémique des frites : 85
Quantité de glucides pour 100 g : 41 g
Frites : [85 × 41] /100 = 35

C'est une charge glycémique très élevée, cet aliment combine un IG élevé et une quantité de glucides modérée.

Index glycémique de la pomme : 38
Quantité de glucides pour 100 g : 14 g
Pomme : [38 × 14] /100 = 5

Cette charge glycémique est très faible et n'aura donc que très peu d'impact sur la sécrétion d'insuline (tout en satisfaisant nos besoins).

Plus généralement, on distinguera trois catégories de charges glycémiques : basse (de 0 à 10), modérée (de 11 à 19) et haute (plus de 20).

Un élément pour limiter le mécanisme de stockage.

Lorsque l'on consomme des repas avec un excès calorique par rapport à nos besoins, le corps n'a pas la possibilité de métaboliser toutes les calories reçues et sera donc obligé de les stocker.

De plus, il est toujours programmé de manière primitive sur cet aspect et il a encore une grande facilité à faire des réserves. Elles lui assurent de survivre à long terme en cas de manque de nourriture futur.

Dans l'idéal, il faut donc manger à sa faim sans se sentir enrobé à la fin du repas. Si vous mangez à 80 % de votre faim environ, vous êtes protégé contre un stockage excessif (cela implique donc d'avoir une légère sensation de faim à laquelle on peut facilement résister). Ce critère de 80 % ne peut s'appliquer qu'à condition de ne pas avoir de problème de satiété et que vous preniez au moins 15 minutes à manger (pour laisser le temps à l'estomac de communiquer avec le cerveau).

De plus, lorsque vous mangez lentement, vous laissez le temps à toutes les sensations provenant du goût, aux mastications buccales et autres processus d'être analysés par l'hypothalamus. Il interprète ces signaux et peut vous aider à moins manger sur le moment et à avoir faim plus tard. En effet, cette partie cérébrale est responsable, entre autres, de la faim et de la satiété.

Cette attention particulière à la vitesse de consommation de vos repas sera un facteur de plus pour augmenter vos chances de perdre du poids. Cela dit, il est à mon sens difficile de tout le temps y prendre garde (je n'y porte pas particulièrement attention moi-même). Disons que plus vous obtiendrez de résultats, plus vous pourrez négliger cet aspect.
De même, se tendre la panse est aussi agréable de temps à autre (ex : buffets illimités).

Le gras saturé dans l'alimentation et ses effets néfastes

Limiter sa consommation de gras saturé se justifie par son impact négatif sur la circulation sanguine. Il contribue à la formation d'un mauvais cholestérol.

Bien qu'il soit nécessaire de ne pas trop en prendre, cette catégorie de gras intervient dans certaines fonctions de l'organisme comme la fabrication des membranes cellulaires et la formation de certaines hormones.

Toutefois, une alimentation saine suffit largement à couvrir les besoins en acides gras saturés. Par exemple, l'huile d'olive, dont nous avons vu la fiche nutritionnelle précédemment, apporte une quantité suffisante de graisses saturées.

Aliments avec des teneurs élevées en graisses saturées : charcuteries, fromages, beurre, fritures, plats industriels.

Pourquoi les graisses saturées sont-elles mauvaises ?

Un de leurs rôles est d'alimenter les cellules des parois artérielles. Lorsque leur quantité est raisonnable, tout fonctionne bien. Seulement, un problème survient lorsqu'elles sont présentes en excès car se forment alors des dépôts graisseux au sein des artères qui peuvent causer une obstruction du flux sanguin qui passe dans ces artères[4]. On parle alors de « mauvais cholestérol ».

Les bonnes graisses vont, quant à elles, être transportées directement dans le foie pour être éliminées (acides gras mono et poly-insaturés). Elles n'entraînent aucun dépôt graisseux et vont même jusqu'à contribuer au nettoyage des artères. Elles rentrent dans la famille du « bon cholestérol ».

4. Les artères transportent un sang riche en dioxygène vers les organes et muscles. Les veines transportent un sang chargé de dioxyde de carbone gaz des organes / muscles vers les poumons pour être rechargé en dioxygène. Ce sang est envoyé au coeur. C'est la boucle de la circulation sanguine.

Le sel dans l'alimentation

Comme pour le sucre et les matières grasses saturées, la quantité de sel doit faire l'objet d'une rapide vérification à partir des étiquettes nutritionnelles des produits. Des produits qui contiennent 5 g de sel pour 100 g seront considérés comme très salés. En effet, 5 g à 6 g est la dose journalière recommandée par l'OMS.

On trouve de grandes quantités de sel dans des aliments comme la charcuterie, les fromages (ces deux aliments ont d'ailleurs rarement de véritables étiquettes nutritionnelles ce qui rend difficile l'identification d'un apport élevé en sel). D'autres sources comme les plats industriels, les biscuits apéritifs en contiennent aussi beaucoup (pour ces derniers, il est même souvent visible puisqu'il recouvre carrément les aliments). Pour remplacer ces biscuits, des tomates cerises ou tout autre légume cru peuvent être une bonne solution (les olives ont parfois une quantité de sel élevée).

En tout cas, la consommation de sel doit être la plus limitée possible. Une alimentation saine, même sans s'en préoccuper, nous en apporte suffisamment. Toutes sources extérieures supplémentaires ne viendrait que déséquilibrer notre organisme (influence néfaste sur la pression artérielle, maladies cardiovasculaires, ostéoporose...).

Personnellement, j'en consommais à chaque repas pour améliorer le goût des plats. Sans lui, ils me semblaient fades. Néanmoins, lorsque j'ai appris qu'il était néfaste d'en consommer en plus, je me suis astreint à ne plus en mettre. Très rapidement, je n'avais aucun déplaisir à l'idée de manger sans sel. Je préfère même apprécier les aliments avec leur goût originel, naturel. Parfois, il m'arrive d'en ajouter une petite pincée lorsque le plat n'est vraiment pas à mon goût.
D'ailleurs, c'est le genre de plat à ne pas manger, avec ou sans sel. Le goût des produits de la nature nous satisfait forcément. Ils sont l'essence de la vie et nourrissent toutes les espèces vivantes.
Si vous avez besoin de rajouter du sel, le plat ne vous convient tout simplement pas. Il ne pourra être maintenu dans le cadre de votre alimentation saine à long terme (ou très rarement).

De manière générale, pour limiter la consommation de sel, je vous recommande d'adopter une petite habitude qui consiste à en verser d'abord dans le creux de votre main puis à prendre seulement quelques pincées pour ensuite jeter l'excédent. Vous êtes sûr de contrôler la quantité contrairement à l'utilisation du contenant qui favorise l'excès.

Pour ce qui est de la qualité du sel, il est préférable que vous achetiez un sel marin ou au minimum iodé. Le sel marin demeure le meilleur puisqu'il n'est pas raffiné (il garde ses micronutriments et ne contient pas d'additifs chimiques).

L'iode contenu dans le sel est un oligo-élément c'est-à-dire un minéral dont le corps a besoin mais en faible quantité (oligo est un préfixe grec qui signifie peu nombreux). Dans cette catégorie, on trouve également le fer, le cuivre et le zinc. Comme je l'avais précisé lors du point sur les micro-nutriments, ces minéraux peuvent sembler mauvais pour nous et c'est le cas lorsqu'ils sont consommés en grande quantité. Néanmoins, ils sont essentiels et indispensables en petite quantité.

D'autre part, il y a les macro-éléments qui sont utiles en plus grande quantité. On trouve dans cette famille les éléments suivants : calcium, phosphore, potassium, sodium (à limiter, comme nous avons vu dans cette section), magnésium...

La catégorie des minéraux peut donc se subdiviser en deux sous-catégories : les oligo-éléments et les macro-éléments.

Suite à la lecture de ces trois sections, il est souhaitable que vous puissiez formuler la ou les raisons qui poussent à limiter la consommation de sucre, graisses saturées et sel. Si vous ne pouvez pas le faire, il y a des chances que vous continuiez à les consommer. Les avoir intégrées et comprises limitera au minimum votre consommation.

L'assiette idéale

Lors de tous vos repas principaux, il y a une assiette idéale à consommer matin, midi et soir. Celle-ci se compose de 3 éléments : une source de protéines, une source de glucides et des légumes / légumineuses (je vous donnerai des exemples dans la suite de cette section). Ces derniers seront uniquement consommés lors des repas du midi et du soir. De temps à autre, vous pouvez aussi ne pas manger de source de glucides (notamment le soir). Maintenir la source de protéines reste un minimum (avec des fruits).

Vous pouvez également ajouter une source de bons lipides tel que de l'huile d'olive ainsi que du jus de citron sur votre plat (surtout le midi et le soir).

En guise d'entrée ou après votre plat, la consommation de salade (avec des tomates) est parfaite. Pour améliorer le goût, vous pouvez, encore une fois utiliser un assaisonnement à base d'huile d'olive (ou huile de colza, noix) et de vinaigre. Si vous achetez la salade directement en sachet, vous n'aurez pas besoin de l'essorer. Le seul bémol de ces salades est qu'elles ont des teneurs vitaminiques plus faibles liées à leur temps de conservation plus important. De plus, elles ont plus de chances de contenir des produits chimiques.
Si vous achetez de la salade en étalage, vous devrez utiliser un appareil pour enlever l'humidité (essoreuse à salade) après l'avoir lavée.

Pour l'entrée, un avocat avec le même assaisonnement que la salade est aussi une bonne alternative tant gustativement que pour la santé.

Pour le dessert, je vous recommande un fruit juteux (ex : pêche, pomme, fraise) la majorité du temps, il donne vraiment la sensation de bien finir le repas. Vous pouvez aussi consommer un « petit plaisir » de temps à autre (comme nous verrons plus loin, éviter la frustration est important).

Cela dit, les desserts ont aussi été supprimés presque totalement de notre alimentation, au même titre que les sodas, et sans regret particulier (il m'arrive d'en consommer contrairement à mon frère). La consommation d'un dessert lors de certaines occasions comme les restaurants vous suffira amplement (j'en parle plus en détail dans la partie dédiée à la frustration).

Pour l'hydratation, l'eau plate ou gazeuse est tout ce qu'il vous faut.

Si vous gardez ce schéma de plat en tête, vous aurez une bonne alimentation lors de tous vos repas.

C'est une structure de repas qui vous apportera tout ce dont vous avez besoin pour que votre esprit et votre corps fonctionne au mieux.

Bien que respecter les caractéristiques d'un repas idéal soit optimal, vous pouvez de temps à autre faire quelques exceptions pour changer votre routine. Par exemple, vous pouvez vous préparer une omelette à base de pomme de terre, oignons (cuit dans de l'huile d'olive au préalable) jambon (cru) ou tout autre ingrédient. L'achat d'une paella dans laquelle vous ajouterez du poisson, le plus frais possible, est une autre idée qui pourrait vous convenir.

Qu'en est-il des produits laitiers ?

Vous avez sans doute remarqué que je n'inclus pas les produits laitiers dans la composition d'un repas idéal. Comme nous le verrons, ils ont des points positifs et négatifs qui ne les rendent pas indispensables. Le choix d'en consommer sera donc subjectif.

Ils sont souvent mis en avant pour leurs apports élevés en calcium et en vitamine D. On ne peut le nier. cela dit, il existe beaucoup d'autres sources alimentaires qui apportent ce minéral et cette vitamine.

Pour le calcium, on en trouve dans de nombreux aliments solides (légumes / légumineuses, fruits oléagineux, poissons) et dans l'eau minérale (certaines eaux ont même des teneurs particulièrement élevées telles que Hépar avec 550 mg/L). Je ne bois pas cette eau au quotdien, il s'agit simplement d'un exemple. Autant dire que vous n'avez pas besoin de vous préoccuper de votre apport en calcium puisqu'il sera satisfait sans attention particulière de votre part. L'OMS recommande un apport de 400 à 500 mg par jour. Il est apporté par une alimentation saine sans avoir besoin d'ajouter des produits laitiers.

Pour l'apport en vitamine D, permettant d'ailleurs l'assimilation du calcium, l'OMS recommande une exposition de 30 min à la lumière du soleil tous les jours (visage, bras au minimum) pour satisfaire nos besoins. Une séance sportive à l'extérieur (la course à pied et la marche sont donc suffisantes).

Par ailleurs, j'aimerais vous donner deux raisons supplémentaires qui font pencher le lait du côté néfaste pour la santé.

Bien que le peuple asiatique consomme très peu de lait, ils ont une bonne santé. Le peuple okinawaïen a même la proportion de personnes centaires la plus élevée du monde (un chapitre du livre est dédié à leur alimentation). Selon des études, ils souffriraient moins d'ostéoporose (maladie des os). On attribue pourtant au lait des vertus protectrices de « la consolidation des os ».

De plus, il est important de se rappeler que le lait provient de la vache, il est à l'origine destiné à être consommé par le veau. La corpulence humaine n'étant pas la même, le lait est par essence inadapté à une consommation pour l'homme. À titre de comparaison, le veau va peser aux alentours de 400 kg au bout d'un an tandis qu'un bébé pèsera environ 9 kg.

Pour remplacer le lait de vache, les laits de chèvres et de brebis sont des bons substituts si le goût vous convient et que vous les tolérez (ex : je suis quelque peu alergique à ces aliments, ils me provoquent des douleurs au plexus solaire).

Enfin, consommés en excès et en cas de déficit de l'hormone lactase qui permet de digérer les produits laitiers, ils peuvent entraîner, entre autres, une déminéralisation de l'organisme, des problèmes articulaires, la détérioration des intestins…

Il conviendra d'être à l'écoute de votre corps pour ressentir les messages qu'il vous envoie suite à la consommation de produits laitiers.

Si vous souhaitez tout de même en prendre, il est préférable de favoriser le lait bio. Les vaches non issues de l'agriculture biologique ont plus de chances d'avoir subi un traitement qui n'est pas exemplaire. Je consomme moi-même des produits laitiers tout en les limitant (notamment le fromage assez fréquemment, des yaourts nature bios, du fromage blanc à 0 % de matières grasses quand je suis une diète de musculation, et du lait très rarement).

Ils présentent en effet des bienfaits comme une teneur élevée en probiotiques. Les probiotiques permettent de renforcer la santé par une amélioration de l'efficacité des systèmes digestifs et immunitaires.

Ainsi, les produits laitiers demeurent donc assez ambivalents, ils sont bénéfiques et néfastes à la fois. Encore une fois, en consommer relèvera donc d'une préférence subjective tout en se rappelant de limiter les quantités consommées de préférence.

Si après ces quelques éléments, vous souhaitez arrêter de consommer des laitages animaux, les laitages végétaux se trouvent être une bonne alternative (lait d'amande, de soja, de coco, d'avoine, de riz, de noisettes...). Ils sont préférablement consommés bios.
Les yaourts au soja ont toutefois un goût assez farineux c'est pourquoi il est intéressant d'y ajouter d'autres éléments sains (miel, fruits en morceaux).
De manière générale, prendre l'habitude de trouver des solutions les plus saines possible afin d'améliorer le goût est souhaitable. Cette habitude permet d'éviter de rejeter catégoriquement certains aliments dont le goût ne nous plaît pas parfaitement.

Des exemples de repas à réaliser

Dans cette section, je vais vous donner des exemples de plats qui respectent les principes nutritionnels énoncés jusqu'à maitenant pour tous les moments de la journée. Vous verrez qu'ils demeurent très simples. Je ne pense pas que la connaissance de super recettes est nécessaire pour mieux manger. En tout cas, à mon sens, il ne faut pas associer manger sainement à la réalisation de recettes « healthy » qui prennent trop de temps à préparer au quotidien et peuvent nous décourager dans notre volonté de mieux manger. Et puis, s'alimenter sainement peut déjà prendre un certain temps (largement rentable grâce à tous les avantages procurés).

De plus, les recommandations ci-dessous sont idéales c'est-à-dire que vous n'avez pas à les suivre à la lettre. Par exemple, pour le petit-déjeuner, je mange souvent des fruits avec un yaourt bio nature ou goût vanille et ne prend pas d'oléagineux. Il m'arrive aussi de manger des oeufs.

De même, les connaissances acquises grâce aux chapitres précédents vous permettent désormais de faire vos propres bons choix alimentaires, en fonction de vos envies et de vos goûts.

Petit-déjeuner

Le petit-déjeuner idéal se compose d'un thé (ou d'un grand verre d'eau), de 1 à 2 œufs bios entiers, d'une portion d'oléagineux, de fruits et une portion de pain complet. Vous pouvez y ajouter un verre de jus de citron bio dilué dans de l'eau. De plus, dans un souci d'optimiser l'augmentation de votre métabolisme, et de profiter de nombreux bienfaits sur la santé (renforcement du système digestif, diminution du mauvais cholestérol...), boire du vinaigre de cidre le matin est tout à fait approprié. Il devra être de la meilleure qualité possible (bio, non pasteurisé, avec la rubrique with the mother - appellation qui assure sa qualité). Vous pourrez préparer votre concoction en utilisant une bouteille d'eau avec de l'eau jusqu'en haut des aspérités, stries et en ajoutant du vinaigre de cidre dans la partie conique supérieure. Un petit verre le matin avec vos autres boissons sera optimal (jus de citron, thé...). Néanmoins, je vous avoue que ce n'est pas à mon goût. Pour améliorer le goût, il est important de rajouter davantage d'eau. Boire rapidement permet aussi de limiter son côté désagréable. Si vous ne souhaitez pas en prendre, je vous comprends parfaitement.

Si l'on reprend les préceptes de l'assiette idéale et qu'on les applique au petit-déjeuner énoncé précédemment, nous voyons qu'il contient les éléments nécessaires. Par exemple, les œufs bios contiennent des protéines et lipides, les fruits ont des glucides. Les oléagineux et le pain complet contiennent eux aussi ces macronutriments. De plus, ces aliments apportent certains micronutriments (vitamines et minéraux) qui rendent ce petit-déjeuner d'autant plus profitable pour l'organisme.

Pour les fruits, il conviendra de les consommer en premier et d'attendre 15 min pour les digérer complètement avant de manger le reste du petit-déjeuner. En effet, ce sont des aliments qui peuvent se digérer très facilement et fournir vite de l'énergie (ils passent rapidement dans l'intestin grêle). Cela dit, manger des fruits est déjà excellent et je vous avoue ne pas respecter souvent cette règle. Si vous ne mangez que des fruits, ce principe s'appliquera de lui-même.
La consommation unique de fruits peut faire naître une sensation de faim une à deux heures après leur consommation. Si vous respectez le schéma de petit-déjeuner, vous serez assuré de ne pas avoir faim.

Si vous souhaitez consommer des céréales, il sera préférable de vous tourner vers des céréales sans sucres ajoutés et bios (ex : épeautre). Elles se marient bien avec le lait demi-écrémé ou écrémé. Les mueslis, toujours sans sucres ajoutés peuvent également être un bon choix. Dans tous les cas, un scan à l'aide de l'application Yuka est souhaitable pour vérifier l'absence d'additifs nocifs.

Autres exemples d'aliments qu'il est pertinent de consommer le matin : fromage blanc à 0 % de matières grasses, gâteaux sucrés de la meilleure qualité possible (bio), le plus rarement possible en réponse à une monotonie alimentaire (volonté de manger quelque chose de différent).

Déjeuner

– Escalope de poulet (protéines), féculents [pâtes ou riz] (glucides), haricots verts (légume), huile d'olive (lipides), fruits.

Avant ou après le repas principal : Salade (avec des tomates éventuellement) assaisonnée à l'huile d'olive et au vinaigre balsamique ou de vin rouge (de qualité).

Vous pouvez décliner cet exemple avec d'autres aliments. Par exemple, l'escalope de poulet, en tant que source de protéine, pourra être remplacée par de la viande de bœuf (à 5 % de matières grasses) ou du jambon, tous deux de qualité.

Dîner

Poisson* (protéines), féculents [pâtes ou riz] (glucides), brocolis (légume), fruits.

*Pour les poissons, éviter de consommer trop régulièrement ceux situés à la fin de la chaîne alimentaire. Ils ont des teneurs plus élevées en métaux lourds (ex : thon, saumon). Néanmoins, je ne pense pas qu'il y ait lieu de dramatiser ce fait, n'en consommez simplement pas tous les jours non plus. Théoriquement, il est prescrit de ne manger du thon qu'une fois toutes les 2 semaines et du saumon 1 fois par semaine. Ces recommandations peuvent être assez sévères. Se demander : « est-ce que j'en ai mangé récemment ? » ou « est-ce que j'en mange trop souvent ? » sont des questions plus simples qui permettront de réguler notre consommation.

Il est vrai que les exemples précédents sont très simples mais je suis convaincu que cela permet de maintenir des bonnes habitudes alimentaires. Avoir la possibilité de manger ce qui est optimal pour soi sans que cela soit compliqué est un atout majeur. Le goût peut très facilement être amélioré (huile d'olive, condiments, jus de citron, sauces bios...). À terme, manger de la sorte ne vous dérangera pas le moins du monde car le plus important pour vous sera de bien manger pour profiter des nombreux bienfaits de cette alimentation. Sortir occasionnellement de ces habitudes sera possible (je suis moi-même gourmand et j'aime manger des choses différentes de temps en temps) mais ces moments seront limités et ponctuels. Plus vous souhaiterez vous sentir bien tout le temps, moins vous consommerez les aliments qui vous procurent uniquement un plaisir gustatif. Par exemple, bien que j'apprécie le goût du chocolat, ses effets sur ma physiologie sont peu appréciables dès que j'en consomme en léger excès. Je n'en consomme que très peu. Je sais ce que je vais ressentir avant même d'en manger et même des fruits ne suffisent pas vraiment à me sentir bien à nouveau. Je suis devenu très sensible au gras saturé et au sucre tout comme vous le serez vous aussi.

Et puis, les repas à l'extérieur comme les restaurants seront l'occasion de goûter de nouveaux plats. Ils vous permettront de vous faire plaisir avec de nouvelles saveurs.

Cela dit, votre alimentation saine quotidienne vous apportera déjà beaucoup de plaisirs (et pourrait presque se suffire à elle-même indéfiniment). Cependant, je conviens qu'il est aussi agréable de découvrir de nouvelles choses ou de manger ce qui n'est pas toujours optimal d'un point de vue nutritionnel.

La fréquence des repas

Théoriquement, il est recommandé de respecter le schéma de 3 repas par jour (rajouter deux légères collations, une en milieu de matinée et une dans le courant de l'après-midi est envisageable).
Par ailleurs, je trouve tolérable de grignoter à condition que ce que ce soit sain (ex : fruits, oléagineux).

Par ailleurs, il est souvent préconisé de ne pas sauter de repas. Ceci s'explique par la tendance du corps à vouloir constituer des réserves (synonyme de prise de poids) après une période de jeûne prolongée et ponctuelle. Le corps interprète cette abstinence comme une légère menace (réaction rapide à une possible période de disette).

Enfin, selon certaines études, il est préférable de manger le plus tôt possible et à heure fixe. Ces deux paramètres stimulent la production de leptine, hormone de la satiété, qui permet de manger moins (si le repas n'est pas expéditif c'est à dire au moins 10-15 min).

Les quantités à consommer

Je vais vous donner quelques repères pour savoir quelles sont les quantités raisonnables à viser pour vos prochains repas. Les femmes pourront adapter les portions à la baisse d'environ 20 % (en multipliant les poids en gramme par 0.8) car leurs besoins quotidiens sont plus bas que ceux des hommes.

Être approximatif dans la quantification de vos portions n'est pas problématique si vous n'adoptez pas une alimentation précise pour perdre du poids (une des techniques proposées dans la suite de ce livre et que vous n'êtes pas obligé de suivre à la lettre).

Source de protéines : Portion de 150, 200 g (pour les repas du midi et du soir).

Source de glucides : 100, 150 voire 200 g de féculents crus. Essayez les différentes quantités. Vous pouvez les peser avec une balance de cuisine. Par la suite, grâce à votre expérience et lorsque vous aurez des résultats de perte de poids, vous pourrez verser à vue d'œil dans la casserole. D'ailleurs, vous pouvez cuire de grosses quantités et consommer le surplus lors de vos prochains repas. Pour passer du poids cru au poids cuit, il faut multiplier par 3 (diviser par 3 pour passer du cuit au cru). Ce calcul sera nécessaire si vous cuisez des féculents pour plusieurs repas.

Portion de légumes : Vous pouvez les quantifier à vue d'œil et en prendre une bonne portion. Ce sont les aliments que l'on peut manger en quantité illimitée. D'ailleurs, vous pouvez également manger la source de protéines en quantité plus importante qu'indiqué. Nous verrons pourquoi lorsque je vous présenterai l'approche du régime Dukan dans un chapitre ultérieur. Vous verrez que je ne vous recommande pas de le suivre à la lettre non plus mais il apporte des éclairages intéressants pour parvenir à votre objectif de perte de poids.

Évaluer son assiette

Il est probable que vos repas soient actuellement déséquilibrés en ce sens qu'ils ont des excès en acides gras saturés et en sucres. À terme, vous devriez pouvoir déterminer si ce que vous avez sous les yeux est équilibré. Faire l'ajustement adapté deviendra donc nécessaire. Par exemple, si vous prenez un hamburger et des frites lors d'un repas extérieur, il est intéressant de prendre une source de légumes comme des haricots verts à côté. En dessert, un fruit permettra également de compenser (celui-ci pourra être pris une fois rentré chez vous). Néanmoins, n'accordez pas une importance démesurée à la possibilité de compenser une assiette malsaine. Manger constamment une alimentation non souhaitable d'un point de vue nutritionnelle sous prétexte qu'elle peut être compensée par des aliments sains est à éviter.

En tout cas, cherchez à être fier de votre assiette, fier de son côté sain. Si vous culpabilisez, c'est qu'elle n'est pas bonne pour votre santé. Transformez cette culpabilité en volonté d'ajouter des aliments sains à votre plat.

L'aspect visuel est donc un véritable indicateur pour vous. Tous les repas à base de beaucoup de sauces, de frites et de sodas doivent être évités. Cela constitue un excès des plus flagrants. Un bon réflexe lors de tels repas est d'au moins remplacer le soda par de l'eau et de ne pas consommer entièrement la sauce.

En respectant ces règles simples et en mangeant des légumes et des fruits à tous les repas, vous obtiendrez tous les minéraux et vitamines nécessaires pour votre organisme. Ces derniers permettent la bonne réalisation de nombreuses fonctions vitales, jouent le rôle de catalyseur (ils accélèrent les réactions chimiques à l'intérieur de l'organisme comme je vous l'ai déjà précisé au début de ce livre). Si vous recherchez à être performant et efficace, ils deviendront un besoin, une nécessité pour vous.

En somme, ces micronutriments permettent d'accroître le métabolisme (et donc de brûler davantage de calories). Les envies et « plaisirs » à base de graisses saturées et de sucres sont plus facilement compensés par la consommation de fruits ou de légumes (nous verrons plus loin une technique pour s'autoriser des petits plaisirs ponctuels). En effet, comme les calories peuvent être métabolisées plus rapidement, le corps va moins stocker l'excédent.

L'autre bénéfice des légumes et fruits réside dans leur faible teneur en calories. Malgré cela, ils permettent tout de même de combler la faim (pouvoir de satiété). Ils sont donc une bonne solution pour se caler lors d'un repas sans augmenter son apport calorique (rapport entre calories ingérées / diminution de la faim intéressant).

Focus sur les vitamines et minéraux

Exemple d'une carence en vitamine B1

La vitamine B1 contribue à nourrir et à protéger les cellules nerveuses, notamment du cerveau (neurones) en formant une gaine protectrice autour d'elles.

En cas de carence, il est possible d'observer des pertes de mémoire et des troubles du système nerveux. Un léger manque de cette vitamine entraîne aussi des problèmes de concentration.

Afin d'éviter de faire l'expérience de ces symptômes, la consommation de céréales complètes et semi-complètes (pain, riz, pâtes), oléagineux, légumineuses est nécessaire. En ce qui concerne les céréales complètes, nous verrons que leur index glycémique bas en fait des mets de choix pour éviter de stocker l'excédent de glucose par l'action de l'insuline.

Cet exemple démontre les conséquences néfastes qui peuvent survenir lorsque l'on a de mauvaises habitudes alimentaires. Des carences en autres vitamines ne manqueront pas de causer d'autres conséquences négatives.

C'est ce que montrent les tableaux exhaustifs des prochaines pages. Ils présentent le rôle de chacune d'entre elles au sein de l'organisme, les aliments dans lesquels on peut les trouver ainsi que les conséquences provoquées par une carence. Sans forcément les lire en détail et les retenir, cela permet de prendre conscience de l'importance des vitamines pour le corps afin de ne pas les négliger. Si vous avez une alimentation saine, comme celle préconisée dans ce livre, vous n'aurez aucun souci à vous faire quant à vos apports en vitamines.

Enfin, si vous n'avez jamais fait l'expérience des signes de carences évoquées, cela ne signifie pas nécessairement que vos apports sont suffisants et que vous n'avez pas lieu de vous en préoccuper. Elles ont des influences positives et négatives sur l'infiniment petit, sans que l'on ne s'en rende compte.

Vit.	*Rôles*	*Sources*	*Éléments pouvant augmenter le risque de carences*	*Signes de carences*
A	- Bonne vision - Santé de la peau et des cheveux - Croissance des os - Protection contre les infections	Œufs, viande, poisson, fromage, carottes, abricots	- Tabagisme - Alcoolisme	- Sécheresse de la peau - Trouble de la vision nocturne)
Provitamine A	- Protection contre les maladies cardiovasculaires, le vieillissement, certains cancers	Carottes, brocolis, mangue, melon, abricots, pêches		
D	- Contribue à la bonne minéralisation de l'organisme - Fixation du calcium et santé des os - Prévention des maladies auto-immunes (lorsque le système immunitaire s'attaque à ses propres cellules et constituants) - Pouvoir anti-cancer et anti-inflammatoire	Thon, sardines, saumon, maquereau, jaune d'œuf, champignons, produits laitiers, exposition au soleil (elle est synthétisée par contact avec la peau, 30 min d'exposition du visage et des bras permet de couvrir les besoins)	- Manque d'exposition au soleil	- Déminéralisation osseuse

Vit.	*Rôles*	*Sources*	*Éléments pouvant augmenter le risque de carences*	*Signes de carences*
E	- Action antioxydante contre les radicaux libres (éléments chimiques qui détériorent l'organisme et provoquent son vieillissement progressif) - Protection cardiovasculaire et prévention de certains cancers	Avocat, huile d'olive, noisettes, amandes, céréales complètes (pain, pâtes…)		- Plus grande fatigue musculaire - Augmentation des risques d'accidents cardio-vasculaires - Vieillissement cutané
K	- Coagulation sanguine - Croissance des cellules	Œufs, laitue, brocolis, chou-fleur		- Difficulté de cicatrisation
B1	- Bon fonctionnement du système nerveux - Aide à la mémoire - Métabolisme des glucides	Germes de blé (intérêt de consommer du blé complet), oléagineux, légumineuses, viande, poisson		- Fatigue - Irritabilité - Trouble de la mémoire - Trouble musculaire
B2	- Métabolisme de tous les macronutriments (protéines, lipides, glucides…) – Production d'énergie	Fromage, lait, œufs, poisson, amandes		

Vit.	*Rôles*	*Sources*	*Éléments pouvant augmenter le risque de carences*	*Signes de carences*
B3	- Fabrication des hormones - Production des globules rouges - Production d'énergie	Poisson, viande, œufs		
B5	- Intervient dans de nombreux métabolismes énergétiques. - Maintien de la peau, des muqueuses, des cheveux	Œufs, viande, champignons, céréales, légumineuses	- Alcoolisme - Abus de conserve et de surgelés	- Fatigue - Maux de tête - Nausées - Chute de cheveux
B6	- Synthèse des protéines. -Rôle dans le système enzymatique - Transmission nerveuse - Lutte contre les produits toxiques	Viande, poisson, soja, avocat, légumes secs, pain complet, bananes		- Fatigue - État dépressif
B8	- Production d'énergie (synthèse des glucides et des lipides)	Production par la flore intestinale, poulet, viande, œufs, noix, soja, champignons, légumineuses, pain complet		- Fatigue générale et musculaire - Trouble neurologique

Vit.	*Rôles*	*Sources*	*Éléments pouvant augmenter le risque de carences*	*Signes de carences*
B9	- Transmissions nerveuses - Métabolisme des protéines - Fabrication cellulaire - Prévention des cancers	Asperges, brocolis, maïs, pois chiches, noix, noisettes		- Fatigue - Trouble de la mémoire - Trouble neurologique - État dépressif
B12	- Renouvellement des cellules - Synthèse des globules rouges - Bon fonctionnement des neurones	Huître, poisson, viande, œufs, fromage	- Régime végétarien	- Fatigue - Pâleur - Irritabilité - Troubles neuro-musculaire - Troubles de la mémoire - Dépression
C	- Absorption du fer et élimination des métaux toxiques - Renforcement de la peau, des tissus et des os. - Fonction antioxydante	Cassis, fraises, kiwis, légumes verts, radis, agrumes	- Tabagisme - Stress	- Fatigue - Somnolence - Douleurs musculaires - Faible résistance aux infections - Essoufflement rapide à l'effort

Source : La diététique du manager, de Michel Montignac (tableaux synthétisés et modifiés)

Pour compléter cette analyse des micronutriments, je vous propose ci-dessous un tableau présentant quelques minéraux. Comme pour les vitamines, l'intérêt de cette présentation est de vous montrer leurs rôles et donc la nécessité d'en consommer. Il n'est pas forcément nécessaire de connaître ces rôles ou les aliments qui contiennent ces minéraux de manière précise et exhaustive. Les recommandations précédentes vous assurent, encore une fois, d'avoir des apports suffisants. Outre les fonctions présentées ici, ils permettent plus généralement une métabolisation efficace des macronutriments principaux (glucides, lipides, protéines).
Enfin, vous pourriez être surpris par le nom des minéraux présentés ci-dessous, sont-ils vraiment bons pour nous ? En grande quantité, ils sont néfastes mais en petite quantité, ils sont essentiels à l'organisme. Celui-ci s'est adapté à leur ingestion au cours de son évolution.

	Quel est son rôle ?	*Où le trouver ?*
Fer	- Transport de l'oxygène - Formation des globules rouges	Viande, jaune d'œuf, lentilles, pois chiches, amandes
Zinc	- Croissance et le développement de l'organisme - Renforcement des défenses immunitaires	Fruits de mer, viande, fromage, noix de cajou, noix de pécan, pain de seigle
Magnésium	- Bon fonctionnement du système immunitaire, réduction du stress - Contrôle de la glycémie et de la pression artérielle	Oléagineux, fruits de mer, céréales (avoine, seigle)
Potassium	- Meilleur fonctionnement du coeur et des reins - Transmission de l'impulsion nerveuse	Légumineuses (haricots blancs, fèves, pois chiches), légumes (avocat, champignons), oléagineux, bananes
Sélénium	- Bon fonctionnement du système immunitaire et de la glande thyroïde (responsable de la sécrétion d'hormones indispensables à l'organisme)	Fruits de mer, poisson, viande, œufs, noix du brésil

L'importance de consommer des légumes et fruits de saison

Consommer des légumes et fruits sans se préoccuper qu'ils soient de saison ou non est déjà très bien.

Une fois que vous aurez incorporé cette nouvelle habitude alimentaire, s'intéresser à leur saisonnalité vous permettra d'avoir des aliments plus riches en micronutriments, en goût et qui ont moins de chances d'avoir subi des traitements chimiques (ex : pesticides).

En effet, le végétal de saison est arrivé à maturité grâce à une croissance naturelle (soleil, eau), sans intervention de l'homme (ex : utilisation de serres chauffées artificiellement).

La consommation de végétaux de saison permet aussi de limiter l'empreinte écologique sur la planète puisque ces serres nécessitent une consommation d'énergie. Par exemple, une tomate consommée en hiver induit une consommation énergétique de 10 à 20 fois supérieure à celle d'une tomate de saison (été).

L'impact écologique lié aux transports de légumes et fruits, importés depuis l'étranger, augmente aussi l'empreinte écologique (consommation de pétrole, émissions de gaz à effet de serre).

Respecter la saisonnalité des légumes et fruits permet donc de se faire du bien à soi-même tout en prenant soin de l'environnement.

Je vais vous proposer ci-dessous un tableau récapitulatif des végétaux qu'il serait préférable de consommer durant certains mois de l'année.

Janvier	*Février*	*Mars*	*Avril*
- Citron - Clémentine corse **- Kiwi (pleine saison)** - Orange - Pamplemousse - Mâche - Topinambour - Navet - Céleri - Chou - Endive - Poireau - Salsifi	**- Citron (pleine saison)** - Chou - Céleri - Endive - Fenouil - Poireau - Salsifi - Kiwi - Clémentine corse - Orange - Pamplemousse	- Orange - Pamplemousse - Citron - Endive - Navet - Topinambour - Salsifi - Mâche - Cresson - Céleri - Chou - Épinard - Poireau - Persil	**- Asperge (pleine saison)** - Petits pois - Radis - Fève - Carotte - Endive - Chou - Laitue - Épinard - Poireau - Gariguette

Mai	*Juin*	*Juillet*	*Août*
- Fraise (pleine saison) - Ail - Cresson - Fève - Persil - Petits pois - Radis - Roquette - Asperge - Concombre - Épinard - Laitue - Rhubarbe	- Herbes de Provence - Rhubarbe - Ail - Artichaut - Brocolis - Carotte - Fève - Haricot vert - Oignon - Petit pois - Radis - Tomate - Poivron **- Cerise (pleine saison)**	- Herbes de Provence **- Poivron (pleine saison)** - Tomate - Pomme de terre - Laitue - Maïs - Courgette - Concombre - Aubergine - Haricot vert - Abricot - Cerise - Fraise - Framboise - Groseille - Myrtille - Pêche - Prune	- Herbes de Provence - Ail - Artichaut - Brocoli - Carotte - Fève - Concombre - Courgette - Laitue - Maïs - Fenouil - Aubergine - Betterave - Poivron - Oignon - Figue - Fraise - Framboise - Groseille **- Mirabelle (pleine saison)** - Mûre - Myrtille

Septembre	*Octobre*	*Novembre*	*Décembre*
- Herbes de Provence - Ail - Artichaut - Brocolis - Carotte - Cèpe - Poivron - Aubergine - Betterave - Maïs - Fenouil - Concombre - Tomate **- Raisin (pleine saison)** - Pomme - Poire - Prune - Mirabelle - Mûre - Myrtille	- Grenade - Figue - Coing - Pomme - Poire - Raisin - Aubergine - Poivron - Oignon **- Courge (pleine saison)** - Courgette - Laitue - Brocoli - Carotte - Noisette - Noix - Châtaigne	- Pomme - Grenade **- Kaki (pleine saison)** - Coing - Noix - Carotte - Ciboulette - Châtaigne - Girolle - Laurier - Romarin - Navet - Topinambour - Betterave - Céleri - Chou - Courge - Endive - Épinard - Poireau - Salsifi	- Citron - Clémentine corse - Orange - Pamplemousse - Kiwi - Cresson - Chou - Betterave - Mâche - Céleri - Endive - Poireau - Salsifi

Vous pourrez donc utiliser ces tableaux lors de vos courses. Cela dit, si les légumes et fruits que vous aimez ne figurent pas sur cette liste, n'hésitez pas à les acheter tout de même. Le plus important est d'avoir des habitudes alimentaires saines puis de prendre en compte la saisonnalité.

Par ailleurs, il y a deux légumes qui peuvent être consommés tous les mois de l'année. Ce sont les carottes et les poireaux (ils ne sont pas présents pour tous les mois car j'ai parfois choisi de prioriser certains légumes et fruits propres au mois en question). La majorité des autres végétaux sont dépendants du climat et donc des saisons ou zone géographique.

Pour les fruits, c'est la pomme qui peut être consommée toute l'année (j'espère que la pomme fera aussi parti de vos fruits préférés). La France en est d'ailleurs l'un des principaux exportateurs au niveau mondial.

D'autre part, il y a certains légumes qui ne nécessitent pas l'utilisation de produits chimiques lors de leur culture car ils sont plus résistants (lié à leur enveloppe protectrice). C'est le cas des oignons et des avocats. Les favoriser quotidiennement est bénéfique. Cela dit, si vous consommez bios tous vos légumes et fruits, les risques d'être contaminé par des substances chimiques sont drastiquement réduits.

Enfin, si vous ne souhaitez pas prendre en compte l'ensemble des légumes et fruits de saisons, je vous propose de retenir simplement les pleines saisons de certains d'entre eux.

Janvier	*Février*	*Mars*	*Avril*
Kiwi	Citron	Aucun	Asperges

Mai	*Juin*	*Juillet*	*Août*
Fraises	Cerises	Poivron	Mirabelle

Septembre	*Octobre*	*Novembre*	*Décembre*
Raisins	Courge	Kaki	Aucun

La présence d'un juge intérieur

Une fois que vous aurez bien intégré les principes d'une bonne et d'une mauvaise alimentation, dont je vous ai proposé un tour d'horizon suffisamment complet pour faire les bons choix jusqu'à maintenant, vous remarquerez qu'un « juge intérieur » fera alors surface. Par exemple, lorsque vous serez face à un stand vendant toutes sortes d'aliments excessivement sucrés et gras, vous pourriez être tenté d'en manger. Or, maintenant que vous connaissez tous ces principes, et que vous savez ce qui est bon ou mauvais pour vous, l'attirance pour ces aliments devra être bien inférieure. En effet, vous en saurez trop pour agir de façon complètement inappropriée. Si vous décidez de les consommer la majorité du temps, c'est que votre « juge intérieur » n'est pas encore assez fort. Dans ce cas, relire les principes nutritionnels de ce livre (ou d'une autre source d'informations) est souhaitable. Il se peut aussi que vous ayez besoin de plus de temps pour assimiler les principes. Les relire plus tard vous aidera à mieux les retenir ou les comprendre.

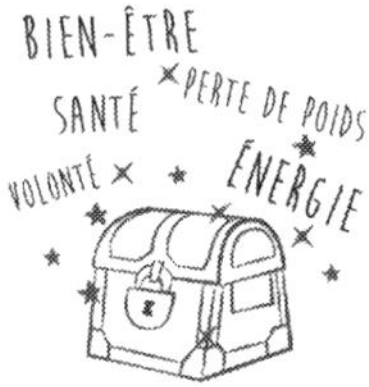

4. Manger sainement commence lorsque l'on fait ses courses

C'est un point crucial pour bien manger au quotidien. Ce que vous choisissez de prendre dans votre chariot déterminera ce que vous pourrez manger chez vous. Si vous ne prenez pas de mauvais aliments à la source, lorsque vous aurez faim, vos choix seront réduits à ce que vous avez pris (fruits par exemple). De plus, si vous avez une envie particulière sur le moment, il se peut qu'elle se dissipe à l'idée de devoir vous déplacer pour l'acheter (surtout si vous êtes loin des commerces). C'est une auto-aide par anticipation qui peut s'avérer cruciale dans votre changement d'habitudes alimentaires.

Vous ne serez pas tenté de choisir les mêmes aliments qu'avant si vous savez vers quelles alternatives vous tourner (je vous suggérerai plus loin une liste de courses à adapter selon vos préférences). Nous avons aussi vu dans les chapitres précédents l'ensemble des éléments à prendre en compte pour faire les bons choix.

Vous allez donc avoir besoin de changer votre ancienne habitude[5] pour une autre plus bénéfique. Comme une habitude se forme par la répétition, il va falloir que vous preniez des aliments sains à chaque fois. Au début, cela nécessitera peut-être un effort. Puis, progressivement, vous aurez intégré cette nouvelle manière de procéder et vous ne vous poserez plus la question à l'avenir. Il faut le faire un certain nombre de fois et même lorsque vous ressentez que c'est acquis, persévérer pour vraiment ancrer l'habitude que vous cherchez à développer.

Théoriquement, si vous avez vraiment envie de bien manger, vous prendrez uniquement des aliments sains sans vous poser de questions et il n'y aura pas besoin de créer une quelconque habitude. Elle se sera créée d'elle-même dès le début. L'effort à mobiliser sera minime.

Les nombreux bénéfices procurés par une alimentation saine seront si importants pour vous qu'aucune autre possibilité ne sera valable la majorité du temps.

5. Je développerai le concept d'habitude de manière approfondie dans le chapitre sur les obstacles aux changements des habitudes alimentaires et à la perte de poids.

L'intérêt du choix en amont

Pour vous montrer à quel point nous pouvons céder à la consommation d'aliments achetés par vous ou d'autres personnes de votre entourage, j'aimerais prendre l'exemple d'un membre de ma famille qui a tendance à acheter du fromage. En soi, je n'en ai pas particulièrement envie (si je faisais les courses de mon côté, j'en achèterai rarement) mais le fait d'en voir dans le réfrigérateur me donne le désir d'en manger. Vous savez tout aussi bien que moi que quand la pensée, le désir naît dans notre esprit, il est difficile d'y résister sous peine de ressentir de la frustration (nous verrons que cela peut être un obstacle à votre réussite à moins de bien la gérer). Néanmoins, si l'envie est faible, il est tout à fait possible de ne pas y céder. Cet exemple démontre que, peu importe que l'on sache qu'un aliment n'est pas bon d'un point de vue nutritionnel (le fromage est riche en graisses saturées), s'il a bon goût, la probabilité pour qu'on en mange est élevée (surtout quand on est gourmand comme vous et moi).
Il convient alors d'être rusé envers soi-même et de ne pas se donner l'opportunité d'avoir le choix.

À l'avenir, faites donc en sorte d'éliminer cette éventualité en ne prenant plus ces aliments qui vous donnent envie ou du moins en les achetant moins fréquemment et en quantité inférieure (on les apprécie parfois davantage dans ce cas de figure d'ailleurs). Si vous le pouvez, envisagez d'acheter vos aliments en portions (ex : des carrés de chocolat et non une tablette entière). Cette option n'est pas toujours possible et dépend de votre supermarché mais elle demeure efficace. Ainsi, vous n'aurez plus aucun ou très peu de stimuli qui vous inciteront à manger ces aliments. Vous n'y serez plus confronté et n'y penserez donc plus.

Le fromage de l'exemple précédent est assez extrême. Cet aliment est intermédiaire, il n'est pas malsain mais pas parfaitement sain non plus. En manger n'est pas mauvais si vous avez de bonnes habitudes alimentaires.

De plus, il est plus facile de résister à l'achat quand on est au supermarché que chez soi (on ne veut pas avoir le sentiment de perdre de l'argent), d'où la nécessité d'agir en amont. Si vous n'êtes pas seul à faire les courses, faites-en sorte que les autres membres de votre famille ou celles et ceux qui partagent votre vie fassent attention lors de leurs achats pour ne pas avoir une mauvaise influence sur vous. Bien que cette mesure soit optimale, elle peut être difficile à mettre en place s'ils ne souhaitent pas changer leurs habitudes alimentaires. La nécessité de mettre en place cette mesure dépendra des aliments de substitution que vous avez à disposition. S'il n'y a que des mauvais aliments, c'est une situation problématique qui mériterait des changements conséquents.

Enfin, bien que prendre uniquement des aliments sains soit idéal, je vous recommande tout de même de prendre quelques aliments qui vous font plaisir même s'ils ne sont pas très bons d'un point de vue nutritionnel, surtout au début de votre changement alimentaire. Dans la mesure du possible, essayez de prendre la version la plus saine de cet aliment (ex : pour le chocolat, prendre des teneurs à cacao élevées qui assurent une meilleure qualité et la présence de moins de sucre).

Dans le même ordre d'idée, pour éviter la frustration, il est intéressant de prendre des aliments nouveaux (qui respectent les principes de base de la nutrition énoncés précédemment) pour éviter une certaine monotonie qui pourrait s'installer dans le cas d'une consommation des mêmes aliments au quotidien.

Les quantités que vous prenez

Lorsque vous faites vos courses, le nombre de produits achetés a aussi son importance. Si vous achetez moins de nourriture, vous serez quelque peu contraint chez vous lorsque vous aurez faim et mangerez moins naturellement. Par exemple, bien qu'il y ait suffisamment de nourriture chez moi, il arrive parfois que ce ne soit pas l'abondance. J'ai donc constaté que, dans ces moments, je perdais du poids assez naturellement. C'est aussi un bon exercice pour votre mental car vous résistez à la faim. Cette restriction indirecte pourra donc aussi s'avérer efficace pour vous.

Le choix des aliments

Prendre des aliments qui ne nécessitent pas de temps de préparation est souhaitable comme nous n'avons pas toujours envie de cuisiner. Ne pas avoir envie de cuisiner est assez fréquent. Par exemple, prendre du thon en boîte permettra de vous préparer un encas rapide (avec un avocat et un assaisonnement). S'il vous reste un peu de riz cuit de vos préparations précédentes, vous pourrez l'ajouter. Il vous suffira d'un fruit juteux en dessert et votre repas sera parfait d'un point de vue nutritionnel. Le goût sera aussi satisfaisant.

Ces petits repas vous permettront d'éviter de manger des aliments malsains sous prétexte que vous n'avez pas envie ou le temps de cuisiner.

Résumé

Désormais, nous pouvons constituer une liste de courses qui respecte tous les principes nutritionnels énoncés jusqu'alors. Comme vous le constaterez, elle est très simplifiée et reprend les grandes catégories d'aliments qui permettent de former des repas idéaux. Elle contiendra donc des sources de protéines (filet de poulet, viande, œuf), des féculents (préférablement complets et semi-complets), des légumes, des fruits...

Elle se veut tout de même assez exhaustive afin que vous vous rendiez compte de la diversité des aliments sains. Il y en a forcément qui vous plaisent au niveau du goût parmi ce large choix.

Voyez cette liste comme un ensemble d'aliments qui se substitueront à ce que vous avez l'habitude de prendre. En effet, un des principes clé du changement de toute habitude est la substitution d'une chose par une autre afin de se séparer progressivement de nos réflexes alimentaires.

En somme, cette liste n'est pas figée dans le marbre et peut faire l'objet de modifications selon vos préférences (ajout d'aliments qui vous font plaisir, suppression d'aliments que vous n'aimez pas du tout). C'est une base sur laquelle vous pourrez ajouter d'autres aliments, les plus sains possible, et dont le goût vous convient. Évitez tout de même un maximum les produits transformés et/ou surgelés issus de l'industrie agroalimentaire. Préférez aussi les légumes et fruits frais présents sur les étalages à ceux en bocaux ou en conserve.

Pour mettre en place cette liste de course, je vous suggère de créer une note sur votre téléphone afin de l'avoir sous les yeux lors de vos achats. Vous pourrez aussi la modifier au besoin lorsque vous serez dans les rayons.

Si vous ne souhaitez pas avoir de liste, je peux vous suggérer de procéder de la façon suivante : faites le tour du supermarché (si sa taille est petite) et au fur et à mesure de votre parcours, prenez les aliments sains nécessaires et ce dont vous avez envie.
Toutefois, cette façon de procéder est moins pratique si vos connaissances nutritionnelles ne sont pas encore bien acquises. Se reposer sur le soutien d'une liste de courses au début de votre changement est préférable afin de ne pas être perdu.

Et puis, lors de vos premières courses avec la volonté d'avoir une alimentation saine, je vous suggère de commencer à regarder les étiquettes nutritionnelles des produits (si elles sont disponibles) et à scanner les produits industriels pour repérer d'éventuels additifs néfastes (à l'aide de l'application Yuka). Sinon, pour ceux dont vous n'avez aucune information, une rapide recherche sur Internet vous permettra souvent de connaître la composition de l'aliment. Ainsi, vous développerez de solides connaissances nutritionnelles qui vous supporteront pour toutes vos prochaines courses alimentaires.

Enfin, je vous recommande de commencer vos courses par le rayon des légumes et fruits. Il est souvent à l'entrée du magasin.

Liste de courses

- Pommes, bananes, oranges, abricots, fraises, poires, pêches, brugnons, prunes, mirabelles, raisins, clémentines, fruits rouges, ananas, mangues, figues, cerises, pamplemousses, melons, pastèques, citrons.

- Haricots[6] (verts, blancs, rouges, noirs), petits pois, lentilles, pois chiches, brocolis.

- Avocats, tomates, salades, endives, concombres, carottes, betteraves, oignons, poivrons, ail, échalotes, olives, cornichons.

- Pâtes / riz complets ou semi-complets bios.

- Pain complet / intégral. Le pain intégral est préférable au pain complet car il est constitué à partir de toute la céréale de blé (son, germe de blé). Son index glycémique est donc plus bas que le pain complet et il contient davantage de micronutriments bons pour la santé (vitamines, minéraux). Ces pains sont à choisir bios car les parties qui entourent le grain de blé absorbent les pesticides et autres produits chimiques.

6. Priorisez les bocaux en verre aux conserves pour les légumes (le mieux reste les légumes des étalages). Les fruits en bocaux sont à éviter. Ils contiennent un sirop sucré. Il vaut mieux aussi les acheter frais sur les étalages.

Cependant, ne vous cantonnez pas à une seule sorte de pain, il en existe de nombreuses variétés à très bon goût et bons pour la santé. De toute façon, vous parviendrez à remarquer la qualité nutritionnelle d'un pain à vue d'œil si vous avez déjà consommé des pains complets (pain aux olives, pain à l'épeautre). La consommation d'une baguette non complète de temps à autre est acceptable si vous y tenez particulièrement.

- Quinoa bio, semoule.

- Thon[7] (avec des saveurs éventuellement), saumon, colin, cabillaud, maquereau, sardine.

- Filet de poulet, steak haché à 5 % de matières grasses, jambon, jambon cru.

- Noix de cajou, amandes, noisettes, noix (les oléagineux seront préférablement pris bios).

- Fruits secs : raisins, abricots.

7. L'achat de boîtes de conserve permettra la réalisation d'encas rapides comme dit précédemment. Il faut garder à l'esprit de ne pas prendre du poisson dans de l'huile (si vous le jetez). Les micronutriments migrent dans celui-ci. À défaut d'aller chez le poissonnier, achetez des poissons surgelés comme le cabillaud ou le colin. Si vous l'achetez frais, il sera consommé dans la journée ou sera mis au congélateur. Une fois décongelé, il faudra aussi le consommer dans la journée. Il conviendra de ne pas le recongeler (idem pour tous les aliments).

- Œufs bios.

- Fromage blanc à 0 % de matières grasses, yaourt nature bio ou un goût particulier. Vous pourrez ajouter du miel ou des fruits frais dedans pour remplacer le sucre. Par la suite, les manger nature vous dérangera de moins en moins.

- Lait écrémé ou demi-écrémé. Si vous avez décidé d'arrêter de consommer du lait de vache, vous pouvez prendre du lait animal type brebis / chèvre ou du lait végétal (soja, coco, amande).

- Flocons d'avoine complets bios / Flakes d'épeautre sans sucres ajoutés bios / muesli.

- Chocolat noir à concentration élevée en cacao entre 80 et 100 % (plus la teneur est élevée, mieux cela est pour votre santé).

- Huile d'olive, vinaigre (les deux de bonnes qualités), huile de colza / noix (pour varier).

- Eau minérale naturelle.

- Sachet de thé, infusion.

- Vinaigre de cidre.

- Sauces (bien vérifier la composition). Par exemple, coulis de tomate bio.

- Épices, herbes.

- Poivre.

Le budget dédié à votre alimentation

Je n'ai pas beaucoup développé jusqu'ici sur l'aspect économique d'une alimentation saine. Ceci s'explique par le fait que je ne la considère pas plus chère (à l'exception des aliments bios). Si vous avez un budget limité actuellement, il est préférable de prendre au minimum vos fruits et légumes bios ainsi que les œufs.

Peu importe vos revenus actuels, il est toujours utile de suivre ses dépenses afin d'évaluer quelle somme il est convenable de dépenser.
Jusqu'à l'emménagement dans mon premier appartement, j'avais assez peu de notions du coût hebdomadaire d'une semaine d'alimentation.
En définitive, j'en suis arrivé à la conclusion qu'il faut entre 50 et 80 euros si l'on s'alimente en respectant parfaitement le schéma d'alimentation présenté dans les pages précédentes. Celui-ci s'appuie sur une source de protéines, une

source de glucides, de légumes et un fruit en dessert. J'ai respecté cette alimentation pendant plusieurs mois (durant la semaine uniquement car le week-end je rentrais au domicile familial où je mangeais plus varié, et heureusement car je ne peux nier que la monotonie alimentaire devient assez vite pesante). Comme je vous l'ai suggéré, vous pouvez préparer des recettes qui vous plaisent si votre budget le permet (ex : fajitas). D'ailleurs, je ne scanne pas le produit qui contient les éléments pour faire des fajitas. J'accepte d'être dans l'inconnu pour celui-ci. Autorisez-vous aussi de prendre des produits qui peuvent contenir des additifs s'il vous plaisent vraiment (à condition que cela reste très rare).

J'aimerais vous faire part de mon retour d'expérience afin qu'il vous soit bénéfique.

Tout d'abord, je ne recommande pas véritablement de manger tout le temps la même chose comme je l'ai fait. Si vous avez un revenu confortable, ajoutez de la fantaisie dans votre alimentation tout en respectant les principes de bases nutritionnels le plus possible (ex : burritos).
Pour vous donner mon exemple personnel, je mangeais tous les midis des escalopes de poulet (avec quelques épices : poivre, herbes de Provence et ail en poudre) avec du riz ou des pâtes complètes ainsi qu'une source de légumes (bien souvent petit pois ou haricots verts). Le fruit était bien souvent une pomme, une poire ou une nectarine (tout fruit juteux fait

l'affaire). Je réitérais ce même schéma le soir avec la source de protéines qui devenait alors du poisson ou du jambon. Il est préférable de ne pas consommer du poisson au-delà de 2 à 3 fois par semaine, surtout ceux situés en haut de la chaîne alimentaire marine tel que le thon ou le saumon. Ils ont des teneurs élevées en métaux lourds (c'est un rappel utile). Enfin, le matin, je me préparais 3 œufs mollets, un bol de flocon d'avoine complet avec du lait de coco et d'amande (arôme chocolat pour le goût bien que non idéal d'un point de vue nutritionnel) et un fruit pour compléter (clémentine, pomme, banane).

Comme vous pouvez le voir, je suis assez stricte avec mon alimentation mais cela me convient puisque je suis assuré de me sentir efficace mentalement et physiquement, avec tous les nutriments nécessaires (tant macro que micro) au bon fonctionnement de l'organisme. Lorsqu'il m'arrivait d'avoir envie d'autres aliments et de les consommer (du chocolat par exemple c'est-à-dire sucré et avec des matières grasses saturées), j'avais des ressentis désagréables qui me forçaient à manger quelques fruits voire à devoir aller courir pour pouvoir me sentir bien à nouveau. Ils me permettent de pouvoir travailler au niveau d'efficacité *ex ante*. Ce point peut vous paraître extrême mais il ne le sera plus, ou moins, lorsque vous aurez de bonnes habitudes alimentaires. J'aimerais toutefois préciser que cette consommation de fruits pour se sentir bien de plus belle ne fonctionne pas pour mon frère (bien que le footing soit efficace). Il se peut que cette technique de compensation ne soit pas efficace pour vous non plus.

De plus, la standardisation de mes repas me permettait de ne pas perdre de temps (assez précieux quand on est en fin d'études supérieures).

Voici l'illustration d'un cas assez extrême vers lequel il serait bien que vous tendiez. Cette alimentation vous assurera de perdre du poids tout en vous permettant d'être plus performant. Cela dit, la variété alimentaire et la consommation d'aliments qui vous plaisent en parallèle est bien sûr le choix idéal sur le long terme (les plus sains possibles).

Comment organiser ses courses lors du passage au supermarché ?

Afin d'optimiser le temps passé à faire vos courses et dans le cas où vous auriez décidé d'avoir une alimentation standardisée au maximum pour optimiser vos résultats, je vous propose de ne les faire qu'une fois par semaine et de prendre les aliments en quantité suffisante. Par exemple, si vous souhaitez également consommer des filets de poulet le midi (dans l'hypothèse où vous mangeriez chez vous), vous pouvez décider de prendre 5 boîtes de 150 g / 200 g. Pour les féculents, un sachet de pâtes et un de riz complets sont suffisants. Pour les légumes, une ou deux boîtes de haricots et de petits pois font l'affaire. Vous pourrez acheter un sachet de bananes, de pommes, de nectarines et d'oranges aussi. En agissant de la sorte, vous êtes assuré de perdre du poids tout en optimisant votre budget dédié à l'alimentation (il y aura alors très peu de gaspillages voire aucun).

Cette manière d'agir vous permettra d'éviter tout déconvenu lié à des dates de péremptions qui forçent à jeter les aliments. Vous aurez dans l'ensemble tout consommé à la fin de la semaine sans surprise.
Les fruits sont les aliments les plus fragiles et je vous suggère de ne pas trop en acheter sous peine de devoir tout jeter. Si vous constatez que certains pourrissent vite, au moins une solution s'offre à vous : les mettre dans le bac du bas de votre réfrigérateur. Sinon vous pouvez suivre les dates de péremption et consommer ceux qui pourissent le plus vite en priorité (ex : les bananes doivent être consommées dans un délai de 1 à 2 jours). La majorité des fruits doivent être consommés en moins d'une semaine (ex : pommes, nectarines, abricots). Les oranges peuvent se conserver plus longtemps (7 à 20 jours). Je vous suggère de faire des recherches pour vos fruits favoris. D'ailleurs, de manière générale, faire vos propres recherches complémentaires est une excellente idée. Bien que j'ai fais l'effort de rendre ce livre le plus complet possible, il y a de grandes chances que quelques éléments m'aient échappé.

Idées de repas rapides lorsque vous n'êtes pas chez vous

Si vous trouvez un supermarché, la meilleure solution, que j'ai moi-même adoptée, est de prendre une salade qui reprend les éléments d'un repas idéal (protéines, glucides, lipides, légumes). Elles sont assez équilibrées et présentent une large variété de choix. Je vous recommande les salades Sodebo® (ou d'autres similaires). Le mieux reste de les consommer le plus exceptionnellement possible car elles contiennent des additifs indésirables (notamment dans le cookie offert dans la boîte).
Vous pourrez prendre un ou plusieurs fruits ainsi qu'une bouteille d'eau pour compléter votre encas rapide. N'oubliez pas de laver vos fruits rapidement avec de l'eau même s'ils sont bios.

Lorsque vous faites vos courses rapidement de la sorte, assurez-vous tout de même de scanner vos produits à l'aide de l'application « Yuka » pour déceler d'éventuels additifs mauvais pour votre santé. D'ailleurs, j'ai découvert les additifs présents dans le cookie grâce à cette application. Il faut être le plus possible sur nos gardes lorsque l'on achète des produits alimentaires industriels.

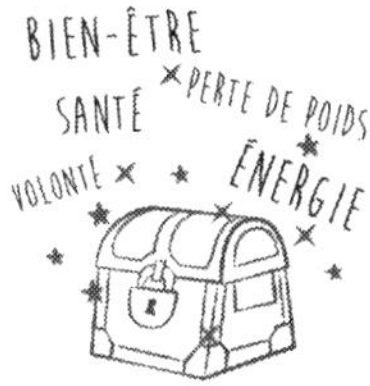

5. Les obstacles

La frustration

Un obstacle majeur qui peut survenir dans votre volonté de manger sainement est la frustration de pas pouvoir manger ce qui vous plaît. J'y suis moi-même confronté, fort heureusement, assez peu fréquemment. Si vous adoptez les habitudes alimentaires décrites au début de ce livre, ces moments de frustration deviendront de plus en plus rares (vous reconnaîtrez l'ensemble des bienfaits précités).

La frustration est cette forte envie qui peut vraiment dégoûter de ces bonnes habitudes alimentaires si elle n'est pas satisfaite. Il ne faut pas la réprimer, au contraire, laissez-la s'exprimer, mangez cette chose qui vous fait envie.

En effet, aucun aliment n'est fondamentalement interdit. Il faut que l'absence d'envie, la restriction provienne de

vous-même et non d'interdits extrinsèques. Vous ne souhaitez plus manger tel ou tel aliment car vous souhaitez faire du bien à votre santé et ne pas être contaminé par de mauvais produits. De plus, et c'est ce qui m'incite à ne pas en manger, ils peuvent vous faire perdre votre énergie, volonté, clarté d'esprit et efficacité mentale. Enfin, lorsqu'ils sont consommés régulièrement et en quantité importante, ils provoquent ce dont vous souhaitez sûrement vous débarrasser : un excès de poids.

Si vous tenez plus aux éléments précités qu'au goût de l'aliment, vous ne le mangerez pas (ou très rarement). Personnellement, je vais manger cet aliment malsain uniquement lorsque il y a des aliments sains à proximité pour me sentir bien à nouveau (pommes ou oranges par exemple). Ainsi, pour résister sans souffrance et de la façon la plus efficace possible à l'aliment qui vous fait envie sur le moment, vous devez avoir de bonnes raisons intrinsèques.

Dans le cas où vous souhaiteriez tout de même consommer cet aliment qui vous fait envie, il convient de rester raisonnable c'est-à-dire qu'il faut toujours se limiter un peu, avoir un léger jugement sur ce que l'on mange. Ceci demande un peu d'efforts et de discipline. Par exemple, il m'arrive de voir une boîte de chocolats dans un tiroir de notre maison et de prendre un ou deux morceaux si j'en ai vraiment envie et qu'il y a des fruits. Tant que la quantité est faible, ce n'est pas un problème. Il m'arrive d'en reprendre si j'estime ne pas en avoir assez pris mais cela ne va pas plus loin (mes ressentis corporels sont aussi une aide dans cette autorestriction). Si vous ne parvenez pas à vous restreindre sur le moment, écoutez également vos propres ressentis. Ils devraient vous faire comprendre que votre corps en a assez.

En effet, l'acuité sensorielle est la dernière barrière pour éviter de tomber dans l'excès. Celle-ci se développera de plus en plus à mesure que vous mangerez sainement. Enfin, si vous pouvez résister à l'envie (dans le cas où elle serait faible), c'est idéal.

Les repas à l'extérieur comme moyen de limiter la frustration sur le long terme

Pour limiter ces moments de frustration, je vous suggère de chercher à vous faire plus plaisir gustativement lors d'occasions ponctuelles comme les restaurants ou les fast-foods. Lorsque vous y êtes, n'hésitez pas à prendre ce qui fait vous fait envie, c'est le moment de moins prendre en compte les principes nutritionnels. Bien évidemment, pour que cela soit intéressant, il faut tout de même limiter les moments où vous y aller. Une fois par semaine me paraît trop par exemple (pour les fast-foods). Évaluez personnellement ce qui vous paraît raisonnable, vous vous poserez naturellement la question sans vous en rendre compte : « Est-ce raisonnable d'y aller ? », « À quand remonte le dernier fast-food ? », « En ai-je vraiment envie ? ». Si vous changez vos habitudes alimentaires, il sera dans tous les cas difficile d'y aller trop fréquemment (pour les fast-foods) car vous n'en aurez plus envie pendant un laps de temps assez conséquent. Vous sentirez que votre corps tolère de moins en moins ce genre d'aliments.

Lors de vos repas à l'extérieur, je vous suggère de prendre des aliments sains, le plus possible, en accompagnement de ce qui vous fait plus envie sur le moment. Bien que ce ne soit pas possible dans les fast-foods, les restaurants classiques vous en donnent la possibilité. Par exemple, si souhaitez manger un hamburger / frite, il convient de demander des légumes en plus pour accompagner votre plat tout de même (haricots verts par exemple). Ils ne gâchent en rien le plat et apportent une dose de naturel et de fraîcheur. Si vous ne souhaitez pas du tout le faire, ne vous forcez pas non plus. S'il s'agit d'un buffet, prendre des légumes et des fruits devient alors une très bonne idée (ex : restaurant chinois à volonté).

Si vous choisissez de vous faire plaisir lors de vos repas extérieurs sans prendre d'aliments sains, il convient d'aller faire un footing de 30 min après votre repas (se laisser 3 à 4 heures de digestion est préférable). Cette solution n'est possible qu'après un repas du midi. Dans le cas d'un repas du soir, vous n'aurez qu'à reporter ce footing au lendemain.

D'ailleurs, se promettre d'aller courir après un repas trop gras et trop sucré est un autre excellent moyen pour vous inciter à diminuer votre consommation de ces aliments. Le footing sera aussi une solution pour vous sentir bien à nouveau au même titre que les fruits (ce n'est toutefois pas toujours le cas pour ces derniers).

Sinon, une dernière solution consiste à moins manger en vous faisant des repas avec une source de protéines, des légumes, une salade assaisonnée et un fruit.

Bien que nous ayons la possibilité d'aller dans des fast-foods, la qualité de la nourriture est peut-être une des pires que nous puissions manger. C'est pourquoi, si ne plus vous y rendre n'est pas insurmontable, il s'agit d'une bonne résolution. Personnellement, je commence de plus en plus à ne plus pouvoir supporter cette alimentation à tel point que je me sens dans l'obligation d'aller courir pour évacuer, me « purifier » de ce que j'ai mangé. En effet, je me sens dans l'impossibilité de réaliser quoi que ce soit de bien après un repas comme cela. Je tiens à préciser que ces ressentis n'étaient pas présents avant mon changement alimentaire. Ils peuvent vous paraître exagérés mais vous verrez qu'ils ne le seront plus à l'avenir.

Au bout d'un certain temps et après avoir changé vos habitudes alimentaires, vous aurez les mêmes ressentis. Vous préférerez même parfois ne rien manger que mal manger (de même pour l'hydratation).

D'ailleurs, vous rappelez-vous le tableau montrant la qualité des œufs ? Les moins bien notés viennent de poules agglutinées dans une surface affreusement petite (18 poules au mètre carré dans des cages). Les conditions d'élevage des poulets de certains fast-foods sont assurément aussi mauvaises voire pires (les poulets sont allongés toute leur vie sans avoir fait un pas, ni vu le jour). De même, l'élevage des bovins est probablement similaire à celui des poulets.

Je ne souhaite pas m'y intéresser ou vous faire part de plus d'informations à ce sujet car je trouve cela répulsif. Si l'on était au fait des conditions d'élevage de ces animaux et de la qualité des autres aliments, je suis convaincue que ces établissements auraient moins de succès.
Cela dit, le plus important demeure que vous limitiez votre consommation. Si vous n'y parvenez pas, se renseigner sur la qualité de la nourriture peut être utile pour freiner vos envies.

Le goût est le principal élément qui continuera de vous donner envie d'aller y manger malgré la mauvaise qualité. Je ne peux nier que l'alimentation proposée dans la majorité des fast-foods ait «bon goût » et que s'y rendre de temps en temps n'est pas dramatique. Toutefois, je pense qu'il est important d'avoir conscience de cette subtile dépendance au goût. Je suis persuadé que, dans ce cas de figure, elle nous trompe et qu'inconscient, nous associons goût agréable à aliments bons pour nous. C'est ce qui peut expliquer que les fast-foods aient tant de succès malgré la connaissance assez répandue, bien que superficielle et souvent oubliée, de la mauvaise qualité de ses aliments. À mon sens, il s'agit probablement d'un piège dont il faut avoir conscience. Le bon goût, point indéniablement positif, nous fait oublier la mauvaise qualité des aliments.

En plus, de l'autre côté, les aliments sains ont un goût agréable et sont bons pour nous (on y gagne sur tous les tableaux).

L'objectif n'est pas de vous dégoûter d'aller dans des fast-foods, je m'y rends moi aussi parfois même si la fréquence diminue de plus en plus. Garder ces faits à l'esprit permet de limiter notre nombre de repas dans ces fast-foods.

La technique efficace pour succomber à son envie et limiter ses effets néfastes

Lorsque l'envie vous prend de manger quelque chose qui n'est pas exemplaire pour votre santé, votre réflexe doit être de l'associer avec quelque chose de sain pour « compenser ». C'est un concept que j'ai répété de nombreuses fois au cours de ce livre car il est essentiel. Mangez cette part de tarte au chocolat qui vous fait envie mais prenez une orange avec par exemple. C'est une technique que j'applique presque tout le temps et qui permet de diminuer en grande partie l'effet néfaste pour l'efficacité mentale, le poids et la santé qu'engendre ce petit plaisir.

Il m'arrive parfois d'avoir besoin de consommer plusieurs fruits / légumes pour me sentir bien à nouveau. Si cette technique fonctionne aussi pour vous, je vous suggère d'être à l'écoute de votre corps. Parvenez-vous à réfléchir efficacement ? Si ce n'est pas le cas, essayez de manger plus de fruits ou légumes pour améliorer la situation.

Cette petite habitude a une explication physiologique. Comme les fruits contiennent des fibres et des micronutriments, ils permettent de limiter l'index glycémique du bol alimentaire et d'augmenter le métabolisme. Ces deux phénomènes contribuent à diminuer le stockage global.

Plus généralement, manger sainement permet donc d'avoir un métabolisme plus performant. Les potentiels écarts auront moins de conséquences néfastes sur votre apparence physique.

Souvent, un petit plaisir sucré sera compensé par une source de glucide saine (type fruit) et un plaisir de type salé par des légumes (tomate, salade). Pour ce dernier, vous pouvez aussi boire un peu d'eau et prendre un fruit (passer directement au sucré d'un fruit n'est pas toujours très agréable). Par exemple, si vous mangez du fromage, il est plus plaisant de manger des tomates ensuite qu'une pomme.

Cette technique permettra de limiter les ressentis physiologiques désagréables mais aussi de ne pas culpabiliser tout en vous faisant plaisir d'un point de vue gustatif. Vous ne déséquilibrerez jamais la balance malsain / sain. L'objectif étant bien sûr que le sain soit largement majoritaire à terme.

Comme vous avez pu le constater, je ne fais pas référence aux boissons sucrées. Je considère que presque aucune exception n'est possible pour elles. L'eau est parfaitement satisfaisante en elle-même. Ne plus consommer de soda est un changement radical assez simple à mon sens (des boissons comme l'Ice Tea s'y substituent parfaitement).

Autre technique lorsqu'une envie survient

Une autre parade, bien que moins efficace, est de manger quelque chose de sain quand la sensation de faim et l'envie de manger cette chose malsaine sont présentes. C'est assez rare mais il m'arrive de le faire. Cette technique est efficace lorsque vous avez une petite envie. Manger quelque chose de sain (ex : une pomme), même si le goût n'est pas celui que vous désirez, peut faire disparaître presque totalement cette légère envie. L'objectif est ici de transformer un désir important en un moindre auquel vous pourrez plus facilement résister ou de faire disparaître votre faible envie.

Une dernière solution est de ne pas répondre à votre faim. Cette technique demande un peu de mental et d'autodiscipline. Vous pourrez y faire appel dans un deuxième temps, lorsque vous aurez d'avantage développé votre force mentale (une prochaine section y est dédiée).
Votre envie disparaîtra d'elle-même quelque temps plus tard (des études ont essayé de la quantifier et elle durerait environ 15 min).
Cette attitude pourra être pratiquée lorsque vous ressentez avoir mangé trop d'aliments malsains ces derniers temps et que vous trouvez que cette envie n'est plus raisonnable.

C'est la plus radicale et la plus désagréable de celles présentées jusqu'ici. Néanmoins, une fois maîtrisée, vous êtes véritablement maître de votre esprit et de vos envies. Le chemin de la perte de poids et l'ancrage de vos nouvelles habitudes alimentaires est bien engagé.

Le laisser-aller

À l'opposé de la frustration, il y a la nonchalance, le complet laisser-aller. Il est tout aussi néfaste. À moins que vous ayez des problèmes de santé qui expliquent votre prise de poids, il a probablement dû faire partie de votre vie pendant un certain temps. Pour moi, ce dernier est une mauvaise habitude que l'on peut annihiler. Pour y parvenir, il faut que vous changiez votre état d'esprit à l'égard de la mauvaise alimentation, ne minimisez par l'impact qu'elle a sur votre santé et votre efficacité mentale. Vous ne pouvez faire l'expérience de cette dernière à moins de changer vos habitudes.

Il faut véritablement avoir une vision presque disproportionnée des méfaits de cette alimentation. Dites-vous bien qu'elle est extrêmement mauvaise pour vous, diabolisez la nourriture qui n'est pas bonne pour vous (en dehors de circonstances exceptionnelles comme les fast-foods, restaurants et autres « plaisirs » ponctuels). Savoir consciemment que la nourriture est mauvaise devrait, au minimum, en réduire la consommation.

Tant que vous ne serez pas convaincu ou persuadé que l'alimentation malsaine est mauvaise pour vous et que vous n'avez pas de bonnes raisons d'arrêter, vous continuerez de manger ce que vous avez toujours mangé. En tout cas, je m'efforce de vous donner des éléments dans ce livre afin d'y parvenir et je suis persuadé que cela a dû déjà ou va fonctionner.

La culpabilité

L'habitude présentée précédemment peut alors se transformer en un sentiment de culpabilité si, malgré vos connaissances, vous continuez à manger de la même manière. C'est une émotion qui ne devrait pas vous gêner, au contraire, elle doit vous inciter à agir différemment. Vous avez conscience que vos agissements ne sont pas bons, c'est une première étape vers la modification de ceux-ci.

Normalement, avec les connaissances acquises jusqu'à maintenant, vous devriez naturellement limiter les quantités de nourriture que vous savez mauvaises pour vous (sans toutefois arrêter de les consommer complètement). En étant davantage au contrôle de votre alimentation, vous ressentirez moins de culpabilité car vous agirez par choix, en toute connaissance de cause. Et puis, même si vous mangez des aliments non optimaux d'un point de vue nutritionnel, il n'y a aucune culpabilité à avoir. Ressentir de la culpabilité à chaque fois que vous ne mangez pas sainement peut vous faire abandonner vos bonnes habitudes alimentaires.

Cela dit, à mesure que vous changerez vos habitudes alimentaires, cette émotion sera de toute façon de moins en moins présente. Comme vous mangerez sainement la majorité du temps, une alimentation malsaine de temps à autre ne vous dérangera pas le moins du monde. Vous saurez que les prochains repas seront parfaitement sains (et vous vous en réjouirez).

L'obsession de la perte de poids

Bien que toute la démarche de ce livre soit de parvenir, entre autres, à vous faire perdre du poids, je ne pense pas qu'en faire une obsession vous aidera dans l'accomplissement de cet objectif. En agissant de la sorte, vous pourriez ressentir une forme de mal-être à force d'y penser tout le temps. Ce faisant, vous êtes davantage sujet à abandonner.
Au contraire, lorsque vous prenez un certain recul, que vous faites de votre mieux pour y parvenir sans y penser, vous êtes moins en train de vous mettre la pression pour obtenir des résultats rapides. Votre patience est accrue et c'est une vertu qui vous sera d'une grande aide dans l'atteinte de votre objectif.

Par exemple, en cas d'obsession vis-à-vis de votre poids, vous pourriez y penser constamment pendant que vous faites du sport. Vous seriez plus à même d'être impatient et de penser que c'est inefficace car vous ne voyez pas véritablement de résultats après plusieurs sessions. Vous pourriez donc être sujet à un fort découragement.

D'ailleurs, nous verrons qu'il est préférable de ne pas considérer le sport comme un moyen de brûler des calories et de perdre du poids (c'est un moyen secondaire).

Si vous n'êtes pas obnubilé par la perte de poids, vous penserez plutôt aux autres bienfaits de la course (santé, sentiment de bien-être, développement de votre force mentale).

Il est donc important que vous parveniez à un équilibre entre la volonté d'atteindre votre objectif et la pression que vous vous mettez pour réussir. Vous pouvez réaliser cette distanciation grâce au développement de la conscience approfondie (deuxième section du second chapitre).
Une autre solution est de vous accorder un laps de temps conséquent pour changer votre situation (une année entière). Vous pourriez penser que c'est trop long mais en réalité, il vaut mieux se donner un temps suffisant pour accomplir quelque chose d'important comme la perte de poids et le changement de votre alimentation.

En plus, vous pourriez très bien avoir besoin de moins de temps. Si vous n'avez pas obtenu les résultats escomptés au bout d'un an, il sera de toute façon plus facile de persévérer ensuite. Vous aurez vraiment ancré cette démarche en vous. Le temps sera la seule variable qui vous permettra d'atteindre votre objectif.

Et puis, développer votre vision à long terme sera bénéfique pour l'accomplissement de tout autre objectif de vie. Les grandes choses sont accomplies après des efforts prolongés sur de longues périodes.

Enfin, il est important de ne pas oublier que la perte de poids n'est pas nécessairement linéaire et toujours décroissante. Il peut arriver que vous preniez un peu de poids ou que votre poids stagne de temps en temps bien que la tendance doit demeurer baissière. Si vous remarquez ne pas avoir perdu de poids d'une semaine sur l'autre malgré la mise en place des techniques de perte de poids et de bonnes habitudes alimentaires, vous pourrez accroître l'intensité de votre activité physique (j'en parle dans un prochain chapitre). Par exemple, si vous faisiez un footing de 30 min, il conviendrait d'essayer de courir 45 min ou 1 h (assurez-vous de vous être correctement hydraté avant de partir et d'avoir pris un fruit). Cette augmentation de l'intensité devra être faite durant au moins quatre sessions. Si vous courez un jour sur deux (fréquence idéale), cela correspond donc à une période de 8 jours.
Sinon, vous pourrez aussi diminuer consciemment les quantités mangées lors des repas (en limitant voire en enlevant les glucides).
Néanmoins, ces périodes de stagnation seront très rares et elles apparaîtront bien souvent après une perte de poids importante.

L'importance de varier ses sources de plaisir

Pour ne pas être uniquement préoccupé par votre perte de poids et le changement de vos habitudes alimentaires, je vous suggère d'avoir d'autres sources d'intéressements et de plaisir. Ces dernières vous aideront grandement à accomplir votre objectif.
Il est d'ailleurs possible que l'alimentation ait été votre principal vecteur de plaisir jusqu'à maintenant. Ainsi, lorsque vous ressentiez le besoin de vous remonter le moral, vous consommiez des aliments sucrés et gras. À l'époque, il m'est également arrivé de croire qu'une humeur négative pouvait être corrigée par la consommation de sucre, je mangeais donc une barre chocolatée / sucrée. Le goût était agréable et j'avais l'impression de me sentir mieux.
Néanmoins, ce genre d'habitude n'avait pas d'avenir et n'était qu'une solution de court terme qui ne règle pas le problème de fond. De plus, comme mes habitudes alimentaires n'étaient pas bonnes, je ressentais moins le côté néfaste de cet aliment. J'étais donc amené à penser que c'était la meilleure façon de procéder.

En vérité, j'avais besoin de d'autres sources de plaisir en dehors de l'alimentation pour me sentir mieux. De même, vous pouvez trouver des activités plaisantes qui se substitueront à une envie de manger de mauvais aliments pour vous. Je suis conscient que l'alimentation doit demeurer une part importante de plaisir dans la vie mais je suis convaincu qu'elle ne doit pas être utilisée pour se sentir mieux ou du moins très rarement. D'ailleurs, j'ai récemment fait l'expérience de consommer une quantité inhabituelle d'aliments sucrés pour corriger un état interne négatif et j'ai remarqué que ce n'était pas très efficace. Il faut vraiment en manger beaucoup et je ne trouvais pas que les résultats étaient probants. Cela me porte donc à dire qu'elle n'est pas la source la plus efficiente pour se sentir bien à nouveau. De plus, il a été démontré que la consommation de sucre et de graisse saturée pendant une période prolongée, en plus de provoquer un surpoids, pouvait être à l'origine d'un état dépressif (en plus de tous les autres méfaits énoncés dans ce livre).

Selon moi, la meilleure façon de corriger un état interne négatif est le footing. Il permet de sécréter des endorphines qui font disparaître les émotions négatives. Je suis convaincu que le sport est la meilleure réaction à adopter lorsque vous faites face à des difficultés de vie. Cela dit, toute activité qui fonctionne pour modifier votre état interne sera un bon substitut. Elle peut être plaisante comme une sortie au cinéma avec vos amis, une balade en milieu naturel, séries TV / film, jouer d'un instrument de musique (guitare, piano), écouter de la musique, lire…

Ne serait-ce qu'écouter de la musique permet d'accroître son niveau de bonheur, c'est un moyen simple et peu coûteux, voire gratuit.

Enfin, si vous parvenez à trouver des activités qui donnent du sens à votre quotidien et qui vous amènent vers la réalisation de votre idéal de vie, vous serez globalement bien plus heureux.

Vous souhaiterez alors être dans la meilleure forme possible pour atteindre votre objectif le plus rapidement. L'alimentation malsaine ne pourra alors plus faire partie de votre vie et sera *de facto* remplacée par une alimentation saine.

Plus vous serez heureux, bien dans votre esprit, avec une variété de solutions pour vous sentir bien, moins vous vous tournerez vers l'alimentation pour vous apporter cet état intérieur.

L'ennui

Cet état est propice à toute sorte de comportements non souhaités. Il provient de l'absence d'activités importantes et utiles pour nous vers lesquelles se tourner en cas de besoin. C'est un sentiment négatif qui peut grandement faciliter la consommation d'aliments malsains. Comme le dit l'expression : « L'oisiveté est mère de tous les vices. » Le terme de vice est un peu fort mais il n'en est pas moins véridique.

Pour empêcher que l'ennui apparaisse dans votre vie, il est nécessaire que vous ayez quelques objectifs et activités auxquelles dédier votre temps quotidiennement. Je vous transmettrai ma méthode pour vous fixer des objectifs dans le dernier chapitre de ce livre. Elle est au moins utile pour parvenir à se lancer dans leur réalisation.

En plus d'occuper votre temps, ces objectifs feront naître en vous de nombreuses émotions positives qui seront salvatrices contre des émotions négatives propices à la consommation d'aliments néfastes. Vous aurez un sentiment de contrôle de votre vie car vous avancerez vers la réalisation d'activités importantes pour vous et qui contribueront à rendre votre existence meilleure.

Si les objectifs que vous avez n'occupent pas assez votre temps, vous pouvez toujours en ajouter de telle sorte que vous puissiez être potentiellement tout le temps occupé. J'utilise le mot potentiellement car il est à mon sens parfois bénéfique de s'accorder des moments où l'on ne fait rien, où l'on prend le temps de se poser (absence de pensées dans le moment présent, à ne rien faire, sans courir d'une chose à l'autre). Cependant, ces moments seront choisis et non subis ce qui fait que l'ennui ne pourra naître en vous.

Les objectifs vous aideront donc à éviter de créer cette émotion négative lorsque vous êtes chez vous car vous saurez toujours à quoi consacrer votre temps.

À l'extérieur, l'ennui peut aussi apparaître c'est pouquoi je vous suggère de toujours avoir quelque chose pour vous occuper (ex : livre papier ou audio - pour les seconds, j'utilise l'application Audible).

Enfin, l'ennui est parfois la conséquence d'une impossibilité d'agir car on manque d'énergie, de volonté et d'envie. Cette situation ne fera plus partie de votre vie quand vous aurez changé vos habitudes alimentaires et que vous aurez développé votre mental régulièrement en parallèle.

La monotonie de l'alimentation

Lorsque l'on mange les mêmes aliments tout le temps, même lorsqu'ils sont sains, on peut ressentir une certaine envie de faire l'expérience de nouveaux goûts. Cette émotion peut provoquer les deux conséquences décrites au début de ce chapitre (la frustration et le laisser-aller).

Ce sentiment peut être amplifié lorsque l'on est gourmand. Comment l'appréhender au mieux ?

Comme nous l'avons vu, lorsqu'une forte envie de manger un aliment survient, il ne faut pas la réprimer. Répondez-y tout en évaluant vos propres limites lorsque vous consommez cet aliment. Arrêtez-vous de manger lorsque vous avez consom-

mé quelques gâteaux ou après l'ensemble du paquet ? Pour limiter les effets néfastes de cette envie, vos limites doivent être les plus basses possible tout en vous satisfaisant.
Diminuer sa limite, son seuil de tolérance à ces aliments provient de la consommation majoritaire d'aliments sains comme définie au début de ce livre.
Lorsque j'ai envie de manger un aliment qui n'est pas sain, je ne mange pas plus de quelques portions avant de ressentir un léger mal-être intérieur. Il m'indique que c'est suffisant, que j'en ai eu assez.
Ces émotions évitent de tomber dans des extrêmes lorsque vos bonnes habitudes se fissurent légèrement.

Le seul petit réflexe immuable à avoir est de manger un fruit après avoir consommé vos quelques gâteaux ou autres aliments plaisants pour le palais buccal. En ce qui me concerne, il s'agit très souvent d'une pomme ou d'une banane (un fruit juteux est souvent beaucoup plus efficace bien qu'une banane et de l'eau peuvent faire l'affaire).

Une autre solution pour limiter la monotonie alimentaire est d'être un peu plus « sévère » avec vous-même en semaine (tout en vous autorisant quelques envies passagères) puis de vous faire d'avantage plaisir avec des choses dont le goût est différent et appréciable le week-end.
Comme je vous l'ai dit, c'est une situation que j'ai vécu lorsque j'avais mon appartement. En semaine, j'avais une alimentation

très simple et saine (n'ayant pas le temps, ni le souhait de faire des recettes complexes) et le week-end, je rentrais chez moi où il y avait des aliments avec un goût agréable mais qui ne sont pas souhaitables la majorité du temps (jus de fruits, chocolat, pizza surgelée...). De plus, ma mère cuisinait souvent de bonnes recettes saines, ce qui est toujours appréciable.
Encore une fois, je mangeais ces aliments car j'avais une alimentation particulièrement monotone et stricte (liée aussi à ma pratique de la musculation à ce moment là).
En réalité, si vous avez une alimentation variée mais la plus saine possible, vous ne ressentirez pas l'envie de manger les aliments précités ou tout autre du même genre (produits industriels de mauvaise qualité, aliments sucrés et avec des matières grasses saturées).

De plus, je consommais tout de même ces aliments en quantités raisonnables et majoritairement des aliments sains pour toutes les raisons que je vous ai précisées dans ce livre. Il ne s'agit donc pas de manger uniquement de la nourriture malsaine le week-end.

En parallèle de ces petits travers alimentaires, il conviendra de vous demander si vous ne pouvez pas accepter un inconfort, une souffrance un peu plus élevée à l'idée de ne pas consommer ce qui vous fait envie sur le moment (surtout lorsque vous avez beaucoup de kilos à perdre). Parvenir à résister à cet inconfort intérieur sur le moment, bien souvent à l'aide de votre force mentale, sera un point déterminant vers la mise en place de bonnes habitudes alimentaires solides et immuables. Plus vous agirez de la sorte, couplé à la consommation d'aliments sains, moins l'alimentation malsaine vous sera supportable. Vous aurez définitivement réussi lorsque vous ne souhaiterez plus les consommer malgré l'envie passagère. En effet, comme je l'ai dit quelques paragraphes plus haut, plus vous mangerez sainement, plus votre sensibilité aux aliments malsains augmentera.

Vous passerez des pensées comme « je ne peux pas », « je ne devrais pas » à « je ne veux pas ». Une fois parvenu à ce stade de refus personnel et souhaité, vous aurez ancré de bonnes habitudes alimentaires dans votre vie. Un choix personnel, fondé sur le libre arbitre est bien plus puissant que n'importe quels conseils ou recommandations non totalement acceptés.

Si vous parvenez à cette réussite, félicitations, vous aurez fait l'expérience concrète des conséquences de la mauvaise alimentation à savoir la perte de toute envie, motivation et même le souhait de procrastiner sur ce que vous devez faire (en plus des ressentis physiologiques désagréables). Je vous avoue que si je mangeais mal à longueur de journée, je ne ferais probablement rien car je n'aurais pas la force, la volonté et l'efficacité mentale pour faire des tâches exigeantes. La qualité de ce que je ferais serait aussi bien inférieure. C'est vous dire à quel point une bonne alimentation est primordiale dans la vie.

Le grignotage

Il est souvent dit que le grignotage est une pratique néfaste pour la perte de poids. Je crois plutôt qu'elle doit être apprivoisée pour en limiter les effets délétères.

Je suis convaincu que le problème réside dans ce que l'on grignote et non dans la pratique en elle-même.

J'imagine que quand vous avez faim, votre réflexe est de manger des gâteaux ou tout autre aliment sucré. Pour l'hydratation, vous prenez probablement un soda. Après tout ce dont nous avons parlé dans ce livre, vous savez désormais que ce ne sont pas les aliments vers lesquels il est souhaitable de se tourner.

À mon sens, le meilleur aliment pour grignoter est le fruit (banane, pomme, poire, orange, fraise, framboise, kiwi). Fort heureusement, Il y a une pléthore de choix. On ne peut pas véritablement se lasser de la consommation de fruits.

Les fruits sont idéaux car ils n'entraînent pas une hausse trop importante de l'insuline qui peut provoquer une prise de poids (stockage du surplus d'énergie). Ceci provient des fibres dont ils sont constitués et de la quantité raisonnable de glucides pour 100 g de fruits. De plus, comme je l'ai déjà précisé, les fruits rentrent directement dans l'intestin grêle (lorsque l'estomac est vide) ce qui fait qu'ils sont digérés facilement et procurent de l'énergie rapidement. Toutefois, ceci implique un apport en fruits régulier pour ne pas avoir faim et maintenir un bon niveau d'énergie.

Les fruits oléagineux bios comme les amandes, noix, noix de cajou, noisettes sont aussi très bien si vous aimez cela (personnellement, je n'apprécie vraiment que les noix de cajou). Ils sont riches en bons lipides et donc fortement caloriques. Ils permettront de faire aisément passer votre faim sans mal manger.

Au même titre que les fruits, les légumes sont parfaits pour grignoter. Vous pouvez les coupler à d'autres aliments même s'ils peuvent se suffire à eux-mêmes.

De manière générale, il convient de choisir des aliments qui sont sains, comblent votre faim et vous procurent tous les bienfaits d'une alimentation saine. L'ensemble des suggestions proposées au sein de ce livre permettent de s'en assurer.

Autres aliments sucrés possibles : yaourt bio (avec un arôme vanille par exemple).

Aliments « salés » : Tomates cerises, olives, bâtonnets de carottes / concombre, pain complet, jambon

Exemples de combinaisons rapides et saines en cas de faim :

Salé :

- Taboulé + jambon + pomme
- Salade assaisonnée (huile d'olive, vinaigre), tomates, boîte de thon / maquereau / sardine, pain complet
- Jambon cru + melon

Sucré :

- Mélangez du fromage blanc à 0 % de matières grasses avec des fruits rouges
- De même, si vous aimez les yaourts, rajoutez des fruits secs
- Un yaourt bio 0 %, un carré de chocolat noir, une banane

Néanmoins, j'aimerais rappeler qu'idéalement, lorsque vous avez faim, il faut ne pas manger. Ainsi, votre corps puisera dans ses propres réserves énergétiques pour créer de l'énergie. Les sources principales sont les muscles et le gras corporel. Pour les muscles, le corps n'ira y puiser qu'à condition que vous ayez un « excédent » non biologiquement nécessaire dû à la pratique de la musculation par exemple. Il ira donc extraire des ressources énergétiques dans la réserve qui est la plus abondante, à savoir le gras corporel.

Comme résister à la faim toute la journée peut s'avérer être une véritable épreuve, nous verrons que la mise en place du jeûne intermittent sera déjà suffisante pour vous soutenir dans votre perte de poids (une section y est dédiée dans les techniques de pertes de poids).

Le suivi de régimes

J'aimerais vous donner mon avis sur les régimes car il est probable que vous en ayez déjà suivi certains par le passé. Pour faire simple, je trouve que la majorité d'entre eux constituent une véritable aberration.

Un régime restrictif en termes d'aliments ne peut pas marcher car il est ponctuel et ne change pas les habitudes alimentaires en profondeur. Pour changer celles-ci, il est primordial d'intégrer les raisons nutrtives et physiologiques de ce changement. L'habitude s'auto-entretiendra d'elle-même.

Bien souvent, un régime provoque de la frustration qui n'est pas maîtrisée. Par conséquent, lorsque l'on arrête le régime, toute notre insatisfaction et nos anciennes habitudes refont surface et peuvent engendrer une reprise de poids.

De plus, ils sont souvent très drastiques et provoquent une forte faim quotidienne intolérable si l'on veut pouvoir vivre normalement. Passer sa journée à avoir très faim est une dure épreuve pour le mental. Malgré tout, c'est une force indispensable à développer pour parvenir à perdre du poids c'est pourquoi j'aborderai par la suite des moyens pour la comprendre et la renforcer en vous. Vous pourrez ainsi l'utiliser pour résister à certaines de vos envies ou à une légère faim qui sera présente lorsque vous pratiquerez, par exemple, le jeûne intermittent (j'en parle dans le chapitre dédié à la perte de poids).

Pour ces raisons, cela m'incite à penser que les régimes, tels qu'ils sont souvent présentés, constituent une pratique malhonnête qui pousse à croire que le prochain régime fonctionnera. C'est un cercle vicieux sans fin.

Comme je ne souhaite pas discréditer totalement ce genre de pratique, j'ajouterais que le régime est intéressant à condition d'avoir changé au préalable ses habitudes alimentaires. Comme toute solution ponctuelle pour maigrir, elles ne doivent être utilisées que pour un laps de temps court, en soutient d'un changement de fond.

Toutes les connaissances que je vous ai proposées dans ce livre ont justement pour objectif de vous aider à mettre en place une alimentation saine. Celle-ci vous permettra de parvenir à vos objectifs de perte de poids, d'apporter ce dont votre corps a besoin, et de vous sentir bien et efficace au quotidien.

Les influences externes

Désormais, j'aimerais dire un mot de l'impact des publicités sur votre consommation. Comme vous vous en doutez, elles cherchent à vous donner envie d'acheter leur produit, ce qui en soit n'est pas illégal, le problème vient du fait qu'elles y parviennent souvent de manière inconsciente. C'est pourquoi je vous suggère de faire comme moi et de ne regarder absolument aucune publicité, elles ne vous apportent rien de positif (à moins qu'elles vous fassent découvrir de nouvelles choses intéressantes mais c'est rarement le cas). Bien souvent, elles créent des besoins qui n'ont pas lieu d'être et vous incitent à consommer.

De plus, il est important d'être conscient du fait que les publicitaires utilisent toutes sortes de techniques pour vous inciter à acheter. Savoir cela permet d'être plus méfiant vis-à-vis d'elles. Vous pourriez même vous surprendre à identifier la stratégie employée par les publicitaires.

La psychologie humaine a en effet été étudiée de manière assez approfondie et ils appliquent des principes que leurs études ont révélés.

Dernièrement, j'ai allumé la télévision pour voir rapidement quelques publicités et au lieu de cela, je suis tombé sur une émission télévisée. Par un coup du sort, ils étaient en train de vendre un mécanisme pour perdre du poids : 4 kg en 7 jours et 10 kg en 3 semaines. Bien que je ne remette pas fondamentalement en cause ces résultats, ils ne travaillent pas ici, comme pour les régimes, sur le fond du problème qui est de changer ses habitudes alimentaires. Vous pouvez très bien perdre ces kilos et les regagner ensuite très rapidement.

À la limite, vous pouvez utiliser ce genre d'appareil pour perdre plus rapidement tout en changeant vos habitudes alimentaires en parallèle (même si je ne suis pas convaincu de leur efficacité).

Ce qui m'a le plus frappé est l'ensemble des techniques marketing sur l'écran pour inciter les gens à acheter. Des promotions dans tous les sens à en perdre la tête. Appelez avant 11 heures et vous aurez 15 % de réduction pour provoquer un achat rapide sans vraiment réfléchir, des témoignages de personnes sur le plateau pour que l'on prenne confiance et j'en passe...

Toutes ces techniques de manipulation afin que vous achetiez une solution de court terme qui ne vous satisfera pas sur le long terme.

On retrouve des techniques assez similaires dans les magazines où les publicités mettant en scène des mannequins. L'objectif est ici d'inciter le consommateur à s'identifier à la personne exposée afin qu'elle se dise « si je consomme ou utilise ce produit, je suis ou serai comme le mannequin représenté ». C'est très puissant mais ne vous mènera que rarement vers votre objectif de perte de poids.

Un autre exemple, avez-vous déjà légèrement salivé à l'image d'une publicité où quelqu'un mange un produit et croque dedans de façon assez désirable ? Si c'est le cas, vous êtes conscient de l'impact que peuvent avoir des publicités sur vous. Mieux vaut s'isoler de ces stimuli extérieurs qui pourraient menacer vos bonnes habitudes.

Tout ça pour dire que si vous avez laissé les publicités sur votre téléviseur jusqu'à maintenant, je vous suggère d'éteindre la télé en attendant que votre programme recommence. Ne pas regarder la télé du tout est aussi une solution radicale que j'ai moi-même adoptée.

D'ailleurs, ces publicités démontrent l'ineptie de notre situation actuelle. D'un côté, il y a des contre-indications pour arrêter de mal s'alimenter et de l'autre les marques de nourriture investissent énormément en publicité pour inciter les consommateurs à acheter leurs produits. C'est une situation qui se doit de changer pour le bien commun.

Une des raisons derrière la réussite des publicités

Les publicités fonctionnent si bien car elles agissent sur l'inconscient et il est très difficile voire impossible d'y résister. Lorsque l'on regarde les publicités, elles nous paraissent inoffensives, sans effet. Or, je pense que l'on ne se rend tout simplement pas compte de leur influence.

C'est probablement une des raisons qui expliquent que l'on puisse continuer à mal s'alimenter malgré toutes les informations à notre disposition qui affirment unanimement les impacts néfastes d'une mauvaise alimentation.

D'une certaine façon, ils parviennent à faire croire que mal manger est bon. Sinon, comment expliquer que l'on veuille vouloir se faire du mal ?

Les techniques utilisées sont subtiles et se doivent d'être efficaces car les sommes d'argent en jeu sont colossales et ce au détriment de notre santé.

Outre cette influence inconsciente qui n'est pas démontrée, il y a au moins un facteur concret qui va grandement accroître votre attirance pour certains produits afin que vous les achetiez.

Il s'agit du nombre d'expositions à la publicité, plus vous l'avez vu, plus vous serez amené à apprécier le produit même si ce n'était pas le cas la première fois. Une certaine familiarité se crée. Elle vous incitera à acheter le produit à l'avenir. On retrouve ce concept théorisé sous le nom d'AIDA qui correspond aux quatre étapes liées à des expositions répétées : Attention, Intérêt, Désir, Action.

De manière générale, adopter une légère attitude de méfiance vis-à-vis de toutes les influences externes, peu importe la source, est souhaitable (panneau publicitaire, publicité télévisée). Elles peuvent inciter à mal s'alimenter ou à acheter des produits non nécessaires.

D'ailleurs, ce n'est pas un hasard s'il y a très peu de publicités télévisées et panneaux publicitaires pour consommer des légumes et fruits. L'industrie agroalimentaire a peu d'intérêt à ce que nous changions nos habitudes pour le mieux. Elle ne réaliserait pas autant de profit si elle ne nous proposait que des produits naturels, non transformés. Malheureusement, comme nous l'avons vu, les modifications apportées aux aliments sont plus déplorables que bénéfiques.

Enfin, il convient de prendre garde aux packagings et appellations des produits industriels. Ils peuvent nous inciter à penser que les produits sont de qualité alors qu'ils ne le sont pas du tout. Il est d'ailleurs probable que vous consommiez des aliments que vous croyez bons pour vous alors qu'ils sont loin de l'être (vous avez fort probablement changé cela depuis le début de ce livre).

Pour éviter de tomber dans ce genre de piège, un coup d'œil à la fiche nutritionnelle ou un scan à l'aide de l'application Yuka s'impose (elle est utilisable pour les comestiques mais très peu fiable).

L'entourage

Vous devez également prendre garde à une autre influence extérieure qui peut s'avérer tant salutaire que néfaste : votre entourage. Si vous mangez tout le temps à la table de gens qui ne font pas du tout attention à ce qu'ils mangent, vous serez tenté de faire de même, ce n'est pas ce que nous voulons. Au début de votre changement alimentaire, ce point peut s'avérer crucial. Si vous sentez être influencé négativement, éloignez-vous d'eux, au moins temporairement. Vous pouvez le faire de façon tout à fait amicale et bienveillante.
À mesure que vous ancrerez les habitudes alimentaires positives énoncées dans ce livre, vous ne pourrez plus être

influencé. Vous développerez la certitude que ce que vous faites est juste. Ce sentiment d'avoir raison et de faire ce qu'il faut vous supportera grandement.

Votre état interne

Lorsque l'on ne fait pas attention, nos ressentis intérieurs ont une influence sur nos comportements extérrieurs. C'est le cas avec l'alimentation. Dans un état de mal-être intérieur, il peut être tentant de se tourner vers certains aliments pour l'apaiser. C'est un réflexe que vous avez peut-être développé et qui vous a desservi.

En tout cas, si vous ne voyiez pas complètement l'alimentation comme une source de plaisir et de soutien psychologique (elle l'est bien sûr, pour le plaisir, surtout lors d'occasions exceptionnelles mais pas nécessairement tout le temps), vous pourriez ne pas autant l'utiliser pour vous aider. Personnellement, lorsque je me sens mal, il m'arrive d'aller faire un footing, c'est particulièrement efficace et positif.
Vous réaliserez aussi l'absence d'envie de mal vous alimenter après une course à pied. Votre corps sera dans le bien-être, purgé, sain, et il n'aura aucun souhait de consommer des aliments gras et sucrés.

* * *

De plus, je suis convaincu que bien manger aide à avoir d'avantage de résilience pour faire face aux difficultés de la vie contrairement à la nourriture malsaine qui affaiblit tant physiquement que mentalement.

Pour ne pas être submergé trop souvent par nos émotions, il est important de comprendre ce qu'elles sont.

La majorité du temps, elles se forment suite à des pensées que nous avons dans notre esprit. Elles sont la manifestation physique de ce que nous entretenons au niveau mental.

En somme, de nouvelles pensées peuvent être créées en réaction à cette émotion ce qui amplifie le problème. On voit donc apparaître un potentiel cercle vicieux qui peut nous amener vers un état interne négatif.

Cela dit, une fois que cette relation est établie, il est plus facile d'avoir un certain contrôle sur nos émotions et donc de ne pas sombrer dans un état non souhaité.

Par exemple, si vous vous laissez aller trop souvent à des travers alimentaires, vous pouvez faire naître un conflit intérieur qui s'appuie sur des phrases telles que « Ne mange pas ça », « ne pense pas à ça ». Dans la mesure du possible, il ne faut pas entretenir cette attitude vis-à-vis de soi car elle est plus néfaste que bénéfique. Accepter nos agissements et ne pas rajouter de souffrance psychologique supplémentaire est préférable (le mieux étant de parvenir à contrôler un minimum nos actions).

Pour empêcher ce cercle vicieux de se produire, il faudra être conscient du processus, au niveau de la pensée ou des émotions. Lorsque l'on prend conscience de ce qui se passe, le processus est enrayé et ne peut plus s'entretenir lui-même. Ceci passe notamment par une acception de nos pensées et de ce que nous ressentons. Avoir conscience de ce processus vous immunisera contre un certain mal-être autocréé qui peut vous amener à faire des choses que vous n'auriez pas faites en temps normal.

D'autre part, autre qu'une émotion négative comme le mal-être, les pensées peuvent aussi contribuer à créer des émotions positives telle que l'envie.
De la même manière, prendre conscience de la création de cette envie permet de créer un certain recul et d'être moins amené à céder lorsqu'elle se présente (surtout si vous avez assouvi de nombreuses envies ces derniers temps). Enfin, l'envie est une émotion souvent passagère et si on y résiste sur l'instant, elle se dissipe très rapidement.

Le stress

Cette émotion est une des plus problématique que l'on peut ressentir, surtout lorsqu'elle est chronique. Le point précédent contribue à la maîtrise de cette réaction corporelle.

Je distingue deux formes de stress, celui de fond, constant et celui causé par des éléments extérieurs comme une prise de parole en public.

La première forme peut être éradiquée de votre vie grâce au développement d'une conscience accrue de vous-même (pensées et émotions). Nous en avons parlé dans la partie sur l'état d'esprit et reparlé quelque peu dans le paragraphe précédent. En effet, lorsque l'on comprend et prend conscience de cette relation entre pensées et émotions, nous ne pouvons plus être sujets au stress de manière continue. On se rend compte que l'on dispose d'un contrôle quasi-total de nos émotions lorsque nous sommes uniquement avec nous-mêmes.

La méditation est une technique intéressante pour parvenir à cette capacité de contrôle. Elle nous entraîne à écouter nos pensées, nos émotions afin de prendre du recul vis-à-vis d'elles. De ce fait, elles peuvent plus difficilement nous submerger. Si vous remarquez avoir souvent votre attention prise par vos pensées, plonger dans le moment présent est un bon moyen d'y mettre fin.

Porter notre attention sur notre corps est aussi un bon moyen de méditer. Par exemple, si vous fermez les yeux, remarquez-vous que vous savez où se trouvent les parties de votre corps même sans les voir ? Maintenir votre attention sur ceci tout en laissant les pensées venir et partir de votre esprit est particulièrement bénéfique.

Pour vous donner mon retour d'expérience sur cette pratique j'en ai fait pendant un an de manière assez régulière à l'aide de l'application Headspace. C'est une application payante qui propose des méditations guidées. Si vous la voyez comme un investissement, le prix vous paraîtra plus acceptable. Vous pouvez aussi trouver des applications gratuites sur l'App store ou Android.
C'est une habitude intéressante si vous n'avez jamais fait quoi que ce soit qui se rapproche de prêt ou de loin à la méditation. Par exemple, la lecture du livre le *Pouvoir du moment présent*, d'Eckhart Tolle, vous apprendra pas mal de concepts que l'on retrouve dans la pratique méditative. On obtient la majorité des bénéfices à sa lecture (après avoir assimilé les idées de l'auteur).

En somme, la mise en place combinée d'une alimentation saine et de la pratique d'une activité sportive (nous en parlerons dans un prochain chapitre) permet de réduire le stress quotidien. Plus ponctuellement, l'écoute d'une musique relaxante peut aussi être un bon moyen de s'apaiser.

***

D'un autre côté, lorsque la source de stress est extérieure à nous-même, une dimension inconsciente entre en jeu et génère cette émotion qui semble sortir de nulle part (des pensées peuvent la générer mais c'est rare). C'est le cas lors d'une prise de parole en public. Le système nerveux utilise cette émotion pour nous permettre d'être plus performant même si elle peut finalement s'avérer contre-productive.

La solution pour ne plus ressentir de stress dans ce genre de situation est d'y être confronté un grand nombre de fois. Nous devenons habitués, sûr de nos compétences et à l'aise dans cette circonstance par apprentissage et mise en situation.

Réaliser des prises de parole en public fréquemment n'est pas chose courante c'est pourquoi nous pouvons garder ce stress et cette peur pendant longtemps.

Heureusement, le stress qui vous incite à manger gras et sucré rentre dans la première catégorie, vous pouvez donc y faire face (bien qu'il puisse avoir été causé par un évènement au préalable, celui-ci n'est plus présent ensuite).

Quelques techniques qui peuvent être utilisées pour apaiser votre niveau de stress sur l'instant

Les exercices de respiration ou plus particulièrement de respiration profonde (lorsque l'on insiste sur l'inspiration et l'expiration) peuvent aider à réduire la tension et à soulager le stress, grâce à un supplément d'oxygène. En effet, la respiration opposée c'est-à-dire rapide est souvent un marqueur de stress et celle-ci stimule le système nerveux orthosympathique par la sécrétion de deux hormones, l'adrénaline et la noradrénaline. Il agit de manière automatique, inconsciente, sans intervention de la volonté (stress provenant d'une source extérieure à laquelle nous n'avons pas souvent été exposés). Comme nous l'avons vu, un des exemples de ce stress ponctuel peut être une prise de parole en public. À l'inverse, respirer profondément permet de stimuler la réaction du système nerveux parasympathique, qui nous aide à nous apaiser (en sécrétant de l'acétylcholine). Soyez le plus conscient possible de l'air qui rentre et sort de vos poumons. Cette disposition d'esprit vous ancrera dans le moment présent et votre attention ne sera pas captée par vos pensées.

Si le mal-être est assez profond, elle peut ne pas être suffisante. Il sera alors nécessaire de faire des choses qui vous font plaisir pendant un certain laps de temps pour vous sentir mieux à nouveau (autre que l'alimentation). Je vous avais donné quelques exemples dans la section « varier ses sources de plaisir ».

De plus, bien que ces deux techniques soient bonnes sur le papier, elles présentent l'inconvénient de devoir y penser pour pouvoir les utiliser. Or, dans une situation stressante, nos pensées peuvent être tellement bloquées par la situation que nous ne parvenons pas à prendre le recul nécessaire pour appliquer quoi que ce soit. Néanmoins, si vous parvenez à y penser, elles pourront néanmoins améliorer la situation.

Pourquoi le stress est-il néfaste (en particulier le stress constant) ?

Le stress entraîne la sécrétion de cortisol. C'est une hormone dont le rôle est de rapidement fournir de l'énergie au corps. Par exemple, elle va ordonner au foie de déstocker son glycogène pour obtenir une source de glucose. Or, comme nous sommes rarement sollicités pour véritablement l'utiliser comme nos ancêtres (lorsqu'ils avaient besoin de fuir un danger), ce glucose se retrouve rapidement restocké mais cette fois sous forme de graisses corporelles par l'intermédiaire de l'insuline. Bien que physiologiquement valable, ce problème n'est pas le plus dramatique.
En effet, ce mal-être intérieur a souvent besoin d'être compensé par un sentiment de bien-être (sécrétion de sérotonine). Comme nous l'avons vu précédemment, à moins de trouver

des sources de bien-être autres que l'alimentation pour s'y substituer, vous continuerez à manger ces aliments gras et sucrés. Cela dit, en changeant vos habitudes alimentaires, cette tendance disparaîtra puisque la consommation de ces anciens aliments n'améliorera pas la situation. Vous ne les utiliserez plus pour vous soulager.

La relation à la douleur

Pour parvenir à votre objectif de perte de poids, vous serez inévitablement confronté à une forme de souffrance ; que cela soit lors d'une pratique sportive ou à cause de la sensation de faim. Il est alors indispensable d'apprendre à la gérer.

Tout d'abord, qu'est-ce que la douleur ? Comment est-elle créée ? Il s'agit en fait de substances chimiques qui envoient un message au cerveau par l'intermédiaire du système nerveux afin d'alerter que quelque chose ne va pas. Lorsque l'on comprend cela, on se rend compte qu'il est possible d'ignorer ces messages, ils ne sont que des indicateurs corporels que l'on peut choisir d'écouter ou non. Il y a un « espace » entre vous et la douleur qui induit le choix d'y réagir ou pas. La sensation est particulièrement désagréable pour nous inciter à réagir, à nous reposer mais si l'on sait que ce n'est rien de grave (faim, fatigue, légère douleur musculaire), nous ne sommes pas obligés d'y répondre. Résister à cette douleur, ne pas y céder sera possible par l'utilisation du mental (la prochaine section y est dédiée).

Ainsi, lorsqu'une douleur apparaîtra à l'avenir, vous ne serez plus paniqué par la sensation, vous n'y répondrez plus immédiatement. Vous serez un observateur de votre douleur, calme et attentif.

Cela dit, si vous sentez que la douleur est dangereuse pour votre santé (vous le saurez de manière innée), vous ferez une pause ou ralentirez fortement votre rythme (dans le cas d'une pratique sportive). C'est le cas, par exemple, de toutes douleurs au niveau du cœur pour lesquelles il faut être intransigeant et ne pas forcer.

Par ailleurs, lorsque vous souffrez lors de vos sessions sportives, vous pouvez voir un côté utile à la souffrance en ce sens qu'elle vous aide justement à développer votre mental si vous y résistez. Elle n'est pas vaine. C'est la manière dont je la perçois et qui m'aide à ne pas y céder. En résistant à cette souffrance physique, on se renforce vraiment mentalement.

Savoir gérer cette souffrance est une qualité indispensable qui vous aidera à être quelqu'un de sportif (c'est sûrement la plus importante).

Le mental

Ce point est, à mon sens, l'un des plus importants de ce livre.

Qu'est-ce qu'avoir du mental ? Je le définirais comme la capacité de ne pas céder à un inconfort physique ou psychique. Accepter et vivre avec cet inconfort le plus longtemps possible parce qu'il le faut.

Plus vous parviendrez à le développer dans votre vie, plus vous serez capable de faire des choses de plus en plus difficiles et qui nécessitent des efforts. Ensuite, ces choses vous paraîtront faciles à faire car vous aurez alors développé une forme de résilience.

Plus votre mental est fort, plus vous pouvez repousser vos limites dans votre capacité à fournir un effort. Notre corps a beaucoup de ressources. Apprendre à utiliser le mental pour en utiliser au maximum nous rapproche de notre potentiel.

De plus, comme toute grande chose est accomplie à travers des efforts réguliers et intenses, vous aurez la possibilité de créer des grandes choses pour vous.

La perte de poids fait partie de ces grandes choses car elle demande une autodiscipline et des efforts importants pour être accomplie.

En l'occurrence, le mental pourra intervenir quotidiennement pour ne pas céder et reprendre vos anciennes habitudes, pour résister à votre faim ou pour aller courir. Le point positif est qu'au fur et à mesure du temps, vous aurez pris de nouvelles habitudes et ces choses nécessiteront bien moins sa sollicitation (surtout votre capacité à ne pas céder à la sensation de faim). Vous serez capable, si vous le souhaitez, de vous astreindre à ne pas manger.

D'autre part, il vous sera également utile pour appliquer toute technique de perte de poids, comme le jeûne intermittent (j'en parle dans un prochain chapitre). Si vous parvenez à le mettre en place correctement, tout en ayant changé vos habitudes alimentaires, vous serez quasiment garanti de parvenir à votre objectif de perte de poids.

Pour ces raisons, il est essentiel de s'astreindre à le développer que cela soit à travers le sport ou autrement (je vous donnerai quelques moyens dans les pages qui vont suivre).

Il suffira ensuite de faire du sport de temps à autre (vous en ressentirez le besoin de toute façon) tout en mangeant sainement pour maintenir votre poids au niveau souhaité. Vous aurez un corps qui vous convient et dont vous êtes fier (je vous donnerai d'autres éléments pour maintenir cette estime corporelle).

Comment le développer ?

Vous pouvez le renforcer quasi quotidiennement. À chaque fois que vous faites quelque chose et que c'est difficile, inconfortable mais que vous ne cédez pas, vous travaillez votre mental. On peut dire que vous êtes un peu dur envers vous-même mais pour une bonne raison. En ce qui me concerne, le vecteur le plus important que j'ai actuellement est la musculation (et le footing également).

C'est une qualité qui peut plus facilement être améliorée par le développement de cette « conscience renouvelée » dont je parle dans la deuxième section du chapitre II.

Vous êtes en quelque sorte « la présence » qui observe votre émotion, votre inconfort et vous décidez de ne pas y succomber. Elle vous permet d'avoir le choix. Vous faites moins l'expérience d'une réactivité impulsive face à la douleur ou à l'inconfort.

Exercices pour travailler le mental

Pour vous aider à travailler votre mental, il est nécessaire que vous utilisiez des exercices qui demandent sa sollicitation assez rapide.

Dans cette catégorie, il y a par exemple le gainage puisque la difficulté apparaît très rapidement.
Vous pouvez réaliser un gainage tant frontal (pour travailler la sangle abdominale) que latéral (pour les obliques).

Tenir le plus possible est de mise mais vous pouvez aussi vous fixer un objectif temporel précis (de 30 sec à 2 min). Cette dernière option est une bonne façon de vous astreindre à ne pas lâcher. Vous ne vous arrêterez pas tant que vous n'aurez pas atteint votre objectif de temps.

Si vous n'avez aucune expérience en gainage, vous pouvez par exemple commencer par 30 secondes. L'objectif est de connaître votre zone de difficulté dans laquelle vous avez besoin d'utiliser votre mental pour tenir.

Personnellement, je suis dedans à partir de 1 min / 1 min 30 sec environ pour le gainage frontal et latéral. Si je veux tenir deux minutes, je dois utiliser mon mental. Je peux très difficilement tenir plus longtemps.

Pour limiter la douleur au niveau des coudes (si le sol est dur), vous pourrez utiliser un support (ex : oreiller, coussin).

Enfin, pour vous aider, l'écoute d'une musique motivante permet de mieux résister à la douleur.

De manière générale, toute activité sportive intense nécessitera sa sollicitation plus ou moins rapidement. Je parlerai plus loin du footing ou de la musculation qui sont deux activités particulièrement efficaces pour accroître votre force mentale.

L'utilisation du froid, et plus spécifiquement de l'eau froide :

Si vous habitez près de la mer et que l'eau n'est pas un élément qui vous rebute, je vous suggère d'y aller pour renforcer votre mental (l'eau de mer est rarement chaude à part peut-être celle de Méditerranée). Ce moment pourra aussi être un bon moyen de nager en guise d'activité physique. Paradoxalement, pour rentrer facilement, après avoir mouillé votre nuque, il faut y aller d'un coup.

Si vous ne pouvez pas vous rendre en mer, un bon substitut est d'adopter la douche froide ou tiède. Elle vous permettra de travailler votre force mentale plus fréquemment. Je conçois que c'est un effort important à fournir. L'ayant déjà pratiqué, il est vrai que sans de très bonnes raisons, l'envie n'est pas au rendez-vous. En tout cas, il est important de passer le jet d'eau sur votre corps progressivement de bas en haut. Une fois que vous serez complètement immergé sous l'eau froide / tiède, vous arrêterez votre douche lorsque vous sentirez que votre corps s'est réchauffé pour maintenir la température corporelle à 37 °C (au bout de deux ou trois minutes théoriquement). Vous devrez faire abstraction, grâce au mental, de vos ressentis corporels.

Du point de vue de la perte calorifique, il a été démontré qu'une douche « froide » à 25 °C pendant environ 5 minutes équivaut à une marche de 3 kilomètres, ce qui n'est pas négligeable. Plus l'eau est froide, plus les bénéfices seront intéressants. Cette dépense calorique est une raison supplémentaire à celle de la volonté d'améliorer votre mental.

Comme cette pratique n'est pas agréable, il est difficilement concevable de la faire tous les jours. Si vous parvenez à réaliser une douche froide par semaine, je pense que c'est un bon objectif.

D'ailleurs, bien que je me force fréquemment à aller dans l'eau froide, surtout à la mer, je ne suis pas vraiment adepte de la douche froide en elle-même (la douche doit rester un moment agréable à mon sens). Ne culpabilisez donc pas si vous ne souhaitez pas la pratiquer non plus.

Par ailleurs, en termes de bénéfices sur la perte de poids, des études scientifiques ont démontré qu'exposer au froid, notre corps avait tendance à transformer les cellules blanches (qui stockent les graisses) en cellules brunes (qui stockent une graisse facilement brûlable par notre corps pour remonter sa température). Ces cellules brunes seront d'une grande utilité dans la pratique du jeûne intermittent (technique pour perdre du poids dont je parle plus loin) afin de mobiliser au maximum les réserves de graisses pour fournir de l'énergie. La douche froide est donc un bon exemple de cette méthode.

Plus généralement, vivre dans des environnements froids force le corps à constituer plus de cellules brunes pour brûler des graisses. Si l'on regarde les données de l'OCDE concernant le surpoids en 2017, on remarque que la Norvège et la Suède font partie des pays avec le moins de personnes en surpoids. Elles ont des taux de 12 % et de 12.3 % respectivement. Bien qu'aller vivre dans des pays nordiques soit difficilement envisageable, ces découvertes permettent d'avoir une nouvelle relation au froid en tant qu'aide potentielle dans la perte de poids.

Autres approches pour perdre du poids grâce au froid

- Favoriser une alimentation froide (tant solide que liquide) permet de forcer le corps à réchauffer les aliments ce qui induit une dépense calorique. Bien qu'il soit plus agréable de manger chaud et de boire tiède, c'est un point qu'il peut être intéressant de se rappeler si vous souhaitez absolument réchauffer tout ce que vous mangez par exemple.

- Baisser la température de votre habitation de 3° C (par exemple de 25 °C à 22 °C) permet de dépenser environ 100 calories journalières supplémentaires. Néanmoins, pour ne pas qu'elle nuise à votre sommeil la nuit, elle ne devra pas descendre en dessous de 18 °C.

- Être moins vêtu au quotidien permettra également de brûler des calories supplémentaires.

Ces mesures demandent d'avoir une nouvelle relation au froid. L'objectif est de le voir plutôt comme un bienfaiteur que comme quelque chose d'uniquement désagréable (même si vous n'appliquez pas nécessairement tous les conseils précités à la lettre). Résister au froid demande une force mentale, qui est réciproquement développée grâce à la résistance à ce froid.

Approfondissement sur les cellules blanches et brunes

Les cellules blanches et brunes sont des adipocytes c'est-à-dire qu'elles sont spécialisées dans le stockage des lipides. Pour s'en rappeler, elles sont présentes dans le fameux tissu adipeux. Elles ont la capacité de grossir jusqu'à 10 fois leur taille de base et lorsqu'elles l'ont atteinte, elles se scindent en deux et peuvent théoriquement se multiplier indéfiniment (de graves problèmes de santé surviennent si le surpoids devient extrême).

Il semblerait que cette division des adipocytes commence à avoir lieu à partir d'un IMC de 28 / 29 (valeur seuil). Bien qu'il ne soit pas nécessaire de dramatiser, il est possible que vous rencontriez plus de difficultés à maigrir dans ce cas-ci. De même, reprendre du poids est facilité car le potentiel de stockage est plus élevé. Avoir conscience de ce fait vous permettra de limiter un potentiel sentiment de découragement face à une difficulté accrue. Vous pourrez calculer votre IMC à partir des formules présentées à la fin du chapitre sur les techniques de perte de poids.

Après avoir stocké de nombreuses matières grasses, elles pourront néanmoins se vider si le corps a besoin d'énergie. Il va donc puiser dans cette grande réserve calorifique par le phénomène de lipolyse. Lorsque nous avons faim et que l'on ne mange pas, on force le corps à réaliser cette opération et l'on perd automatiquement du poids. De même, lorsque l'on fait du sport et que l'effort est assez long (et pas nécessairement intense), le corps va puiser dans ces réserves.

Une fois qu'un adipocyte s'est vidé, ils ne disparaît pas pour autant. En cas de reprise de mauvaises habitudes alimentaires tant en termes de qualité (sucre et matières grasses saturées) que de quantité, ils ont la possibilité de se remplir à nouveau jusqu'à atteindre leur taille d'avant. Ceci explique pourquoi il est si facile de reprendre le poids perdu après la réalisation d'un régime sans modification des habitudes alimentaires en profondeur et durablement.

D'ailleurs, le corps réagit parfois à l'amaigrissement en produisant de nouvelles cellules adipeuses afin de pouvoir mettre en réserve le plus de nourriture possible lorsqu'il en aura l'occasion. C'est ce qui explique que l'on puisse reprendre plus de poids qu'avant le régime (à condition d'avoir une mauvaise alimentation encore une fois).

L'absence de disparition des adipocytes nécessite une plus grande vigilance de vos petits débordements alimentaires puisque vous pourrez potentiellement prendre du poids plus rapidement. Il vous sera donc plus difficile de maintenir votre poids en comparaison d'une personne qui a toujours eu le même poids.

De toute façon, si vous avez de bonnes habitudes alimentaires et que vous faites du sport fréquemment, vous n'aurez aucun souci à vous faire.

La meilleure façon de travailler le mental dans le cadre d'une perte de poids

Dans un désir de perte de poids, je crois que résister à la faim est le meilleur moyen d'accomplir deux objectifs en même temps. D'un côté, vous renforcez votre mental car cette sensation est assez désagréable. De l'autre, vous perdez du poids car vous forcez votre corps à puiser dans ses réserves pour obtenir de l'énergie.

Cette habitude constitue une forme de cercle vertueux : plus vous résistez à la faim, plus votre mental se développe afin que vous puissiez continuer à résister, et plus efficacement, à vos prochaines faims. Cela dit, vous devrez simplement prendre garde à ne pas manger excessivement lors du repas suivant. Sinon, vous pourrez induire un stockage plus important qu'à la normale car le corps a tendance à interpréter les périodes de jeûnes comme de légères menaces à sa survie.

Apprendre à maîtriser votre sensation de faim dans le cadre d'une perte de poids est essentiel. Parvenir à être plus fort qu'elle est une qualité qui vous mènera vers la réussite de votre objectif.

Par exemple, dans le cadre du jeûne intermittent, vous devrez faire face à cette sensation de faim, au moins durant les premiers jours.
En effet, cette technique consiste à ne pas manger le matin afin de maintenir une période de jeûne d'environ 16 h (entre le repas du soir de la veille et celui du midi du lendemain).

Il est aussi important que vous n'interprétiez plus la faim comme une privation mais plutôt comme quelque chose de bénéfique pour vous. Encore une fois, d'un côté, vous perdez

un peu de poids car votre corps puise dans ses réserves. De l'autre, vous développez votre force mentale.
Pendant vos repas, vous facilitez aussi la digestion de votre organisme, vous êtes plus léger, êtes à même de stocker des calories (après un repas). Ne pas avoir l'estomac tendu est même valorisé dans certaines cultures du monde (ex : la culture islamique).

Vous remarquerez aussi que la sensation de faim ne sera pas intense de manière continue. Après un certain temps, le corps n'ayant pas obtenu les nutriments nécessaires par l'alimentation extérieure, il va être forcé de puiser dans les réserves internes pour faire fonctionner l'organisme (au moins le métabolisme de base). Ainsi, la sensation de faim se calmera et passera quelque peu (sans pour autant disparaître complètement).

Et puis, cette sensation de faim pourra être l'occasion, lorsque vous pourrez vous nourrir, de vous tourner vers des aliments sains. Lorsqu'on a faim, le goût a moins d'importance et l'on prend plus de plaisir.
Cette notion de mental n'est pas très joyeuse, je le conçois. Cependant, il est nécessaire que vous le développiez si vous voulez perdre du poids et ne pas retomber dans vos anciennes attirances alimentaires.

L'application des principes

Ce point fait aussi partie des éléments les plus essentiels de ce livre.
Appliquer les conseils que l'on croise est souvent un exercice difficile. J'y suis moi-même confronté tout le temps.

Si vous estimez ne pas avoir appliqué suffisamment d'éléments de ce livre jusqu'à maintenant, vous pouvez reprendre les passages où vous vous rappelez avoir croisé un élément applicable concrètement (ex : le fruit et l'élément plus plaisant à manger en même temps) et les noter sur une feuille. Les avoir sous les yeux ou les coller sur votre frigo sera un rappel efficace pour les mettre en pratique. L'avantage avec ce genre de principe est que vous y êtes confronté au quotidien. Le processus d'assimilation est donc d'autant plus rapide.
De manière générale, si vous pouvez prendre des notes de tout ce qui vous paraît intéressant, vous intégrerez mieux ces connaissances en vous. Relire vos notes plus tard permettra d'assurer que vos connaissances entrent dans votre mémoire à moyen et long terme (ex : j'utilise Evernote qui permet une synchronisation de notes sur plusieurs appareils électroniques).

Si vous retenez l'essentiel maintenant et que vous avez réalisé des changements importants, c'est le principal. J'ai essayé d'ajouter le moins d'éléments superflus que vous auriez oubliés aussi rapidement que vous les aurez appris (c'est ce qui m'arrive aussi). Ils donnent des raisons pour mieux s'alimenter mais ne sont pas à retenir. En soi, les bons choix nutritionnels et les bonnes habitudes se basent sur des concepts très simples.

Par exemple, ce n'est pas nécessaire de retenir tous les bienfaits des aliments sains, simplement les lire fait prendre conscience de leur utilité et cela donne du plaisir à les manger.

Si vous lisez d'autres livres liés à la nutrition, vous recroiserez certains des concepts diététiques énoncés dans cet ouvrage. Ceci permettra de les intégrer encore davantage en vous. Vous y trouverez aussi souvent pas mal d'informations superflues ainsi que des idées pour améliorer votre compréhension de la nutrition (points négatifs et positifs).

Ne vous attendez pas à tout bouleverser du jour au lendemain, comme je l'ai dit au début de ce livre, c'est un processus progressif qui prend un certain temps. Heureusement, une fois enclenchées et acceptées comme vraies, ces nouvelles habitudes seront indestructibles pour toute votre vie. Une vérité absolue, immuable, n'est-ce pas plaisant ?

L'absence de progrès

Si vous avez suivi la majorité voire l'ensemble des suggestions de ce livre, vous devriez avoir une perspective radicalement différente vis-à-vis de l'alimentation. Il est même possible que vous constatiez des premiers résultats.

Néanmoins, vos résultats en matière de perte de poids seront encore plus significatifs lorsque vous aurez appliqué au moins un des concepts que vous découvrirez plus loin dans ce livre (techniques de perte de poids).

Dans tous les cas, la règle à retenir est que si vous n'avez pas les résultats que vous souhaitez, ce n'est pas un hasard (bien qu'il soit parfois difficile de s'en convaincre).

Je crois en l'idée que tout effet est lié à une cause. Pour changer vos résultats, il va falloir changer ce que vous faites, même si vous avez déjà fait énormément d'efforts. C'est une dure et triste réalité mais il est essentiel de l'accepter pour pouvoir atteindre ce que vous souhaitez à long terme.

Pour vous donner un exemple, après plus d'un an de musculation, mes résultats n'étaient pas vraiment à la hauteur de mes attentes malgré ma forte implication. Je pensais que le rouage manquant pour avoir de bons résultats était l'application d'une diète sur-calorique bien précise afin de prendre en masse musculaire. Je me suis donc astreint à l'appliquer mais je n'ai pas obtenu des résultats aussi rapides que je ne l'imaginais. De plus, j'ai dû faire face à d'autres obstacles qui m'ont empêché de poursuivre dans son application. Tout cela pour vous dire que c'est une lutte permanente où l'on fait face à des difficultés qui nous permettent de tirer des leçons. Toutefois, à long terme, sans abandon et avec une volonté de ne pas arrêter tant que l'on n'y est pas parvenu, on atteint finalement l'objectif.

La perte de poids est assez similaire à la musculation puisqu'elle demande aussi des efforts qui peuvent être frustrants s'ils ne portent pas leurs fruits. Néanmoins, n'oubliez pas que vous êtes responsable et que si vous n'avez pas les résultats que vous souhaitez, il faut que vous changiez certains paramètres et actions mis en œuvre jusqu'alors. En tout cas, accepter votre complète responsabilité est le meilleur moyen de ne pas être bloqué dans la réussite de votre objectif. Vous avez le contrôle et êtes aux rênes du changement. Apprentissage, remise en question, force mentale et persévérance sont des qualités qui vous mèneront au succès.

L'impatience

Ce point est une conséquence de l'absence de progrès, vous ne souhaitez pas attendre pour obtenir des résultats.

Malheureusement, même si les résultats miracles existent, ils sont rarement durables. La véritable façon de perdre du poids nécessite du temps. Il en a fallu pour prendre du poids, il en faudra pour parcourir le chemin inverse.

L'avantage est que plus votre perte de poids sera longue, moins les chances de reprendre votre poids perdu seront élevées. Lorsque vous obtenez des résultats progressifs, vous êtes sûr de ne pas brusquer votre corps durant le changement. Vous lui laissez le temps de s'adapter.

De toute façon, bien souvent, tout changement important, résultat extraordinaire, s'appuie sur un processus qui fonctionne et que l'on a réalisé pendant un laps de temps conséquent. Il n'existe pas de changement lié à un évènement ponctuel et rapide (très rarement).

Pour ne pas subir les méfaits de l'impatience, comme l'abandon, il est important que vous obteniez des résultats lors des premières semaines. Pour cela, il est primordial de commencer à changer quelques-unes de vos habitudes alimentaires. Par exemple, vous passerez de la consommation d'aliments de degré 3 (ex : pâte à tartiner) à des aliments de degré 2 (ex : confiture). Sur cette échelle, les aliments de degré 1 sont parfaitement sains (ex : les fruits) et les aliments de degré 4 ne le sont pas du tout (ex : fast-food).

Si vous avez des résultats lors des premières semaines, cela vous encouragera à poursuivre vos efforts (qui n'en seront plus ensuite).

Cela dit, attendez-vous à ne pas toujours obtenir des résultats à la hauteur de vos efforts et de vos espérances. Vous serez moins à même de ressentir des émotions négatives qui menaceraient les changements que vous avez mis en place.

Pour diminuer votre propension à abandonner, envisagez la perte de poids comme un objectif unique et définitif, vous vous êtes engagé une seule fois et vous réussirez, peu importe les obstacles, les désillusions et les difficultés. En plus d'augmenter considérablement vos chances de réussite, votre corps ne développera pas de résistances aux pertes de poids future puisque vous aurez moins alterné des phases de gains et de perte de poids.

L'absence de mal-être malgré la consommation d'aliments malsains

Nous avons vu au début de ce livre qu'il est primordial de parvenir à ressentir les signaux de son corps face à la mauvaise et à la bonne alimentation, négatif pour les premiers, positif pour les seconds le plus rapidement possible.

J'ai essayé de vous donner des éléments pour parvenir à accroître cette acuité sensorielle afin que votre corps soit votre guide et votre soutien dans le changement de vos habitudes alimentaires.

Par exemple, j'ai souvent mis en avant le fait que plus vous changerez vos habitudes alimentaires, plus votre corps sera en mesure de vous indiquer ce qui est bon et mauvais pour vous. En effet, lorsque l'on mange la même nourriture, en l'occurrence de la nourriture malsaine, celle-ci lui paraît normale et il devient difficile de se rendre compte que l'on se fait du mal.

Le problème survient donc lorsque l'on n'arrive pas à ressentir les méfaits de l'alimentation malsaine sur soi. C'est un obstacle majeur puisque l'on peut légitimement se demander pourquoi arrêter de consommer des aliments au bon goût alors que l'on ne ressent pas d'effets négatifs ?

Si vous êtes en surpoids, cette question n'a pas lieu d'être puisque vous faites déjà l'expérience d'un des méfaits de cette alimentation.
Cependant, j'ai un ami qui, malgré mes recommandations ne change pas ses habitudes alimentaires. Il m'avance justement la raison précitée.

Je l'informe alors des arguments énoncés dans ce livre comme une augmentation drastique de ses performances et un bien-être accru en cas de changement de ses habitudes alimentaires.

J'ajoute qu'il suffit de procéder à une modification progressive de ses anciennes habitudes afin de ressentir la différence.

Malgré ces recommandations, il ne semble pas prêt, ni véritablement convaincu par ce que j'avance. Il ne se sent pas mal lorsqu'il mange de la nourriture malsaine ce qui l'incite à penser qu'elle n'est pas mauvaise. Il a, quelque part, raison de se fier à ses ressentis.

Ensuite, je lui précise à nouveau que pour faire l'expérience des ressentis désagréables liés à son alimentation, encore faut-il qu'il mange davantage sainement. À ce stade, il se ferme et n'est plus prêt à faire l'expérience. Dans ce cas, on ne peut rien faire pour aider.

En tout cas, bien qu'il ne ressente rien pour le moment, il est probable qu'il rencontrera des problèmes de santé à moyen / long terme malheureusement. Il regrettera alors ses choix passés.

Pour l'instant, fort heureusement pour lui, son métabolisme est tel qu'il ne prend pas de poids malgré ses repas à base de sucres et de graisses saturées (nombreux fast-food). Il parvient à maintenir un poids que l'on pourrait qualifier de normal (il me semble qu'il pratique du sport régulièrement, ce qui est un point positif).

Cependant, contrairement à lui, vous avez le désir de changer puisque vous avez lu ce livre jusqu'à maintenant. Vous êtes fort probablement convaincu du bien-fondé des points énoncés et vous avez peut-être même déjà changé quelques habitudes.

La non-identification d'une raison cachée

Il se peut que vous ayez adopté des mauvaises habitudes alimentaires afin de parvenir à un objectif particulier et intimement personnel. Cette manière d'agir est votre seule solution pour y parvenir. En effet, selon un principe de PNL, tous nos comportements sont les meilleures réactions face à une situation donnée bien qu'ils puissent paraître inadéquats pour d'autres personnes. Afin de déceler si vous êtes dans cette situation, il convient d'identifier ou de vous rappeler le pourquoi de vos habitudes alimentaires et de votre surpoids. Si la raison est que cela permet de préserver une relation amicale ou votre mariage, il convient d'admettre que cette manière d'agir est quelque peu inadaptée et peut être modifiée pour atteindre plus efficacement votre objectif.

Ainsi, si vous êtes dans ce cas de figure, la prise de conscience de ces agissements inadéquats vous permettra ensuite de trouver de nouveaux comportements plus acceptables afin de parvenir à votre but.

Cependant, si vous ne parvenez pas à trouver de meilleurs comportements, vous continuerez à utiliser le surpoids pour aboutir à votre objectif.

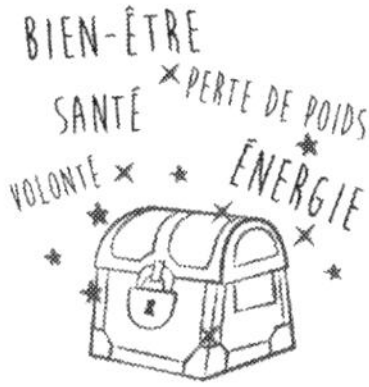

6. Éléments supplémentaires qui peuvent vous inciter à avoir une alimentation saine

Améliorer son apparence physique

C'est un point souvent oublié à mes yeux mais l'alimentation a un impact sur l'apparence physique notamment du visage. Lorsque vous mangez des aliments sains, vos traits de visage s'amélioreront car votre organisme a tous les éléments nécessaires pour produire une belle peau.
En effet, on peut vite voir si quelqu'un mange correctement, fume ou boit beaucoup d'alcool aux traits de son visage. L'impact le plus visible concerne peut-être la personne qui fume, il aura parfois un visage plus sombre, moins lumineux.

D'autre part, la mauvaise alimentation peut engendrer des réactions cutanées telles que des boutons sur le corps. Cela m'arrive fréquemment lorsque je mange quelque chose que l'on pourrait qualifier de malsain (fast-food, pizza industrielles, restaurant kebab de mauvaise qualité).

Ils apparaissent souvent le lendemain. C'est un témoin supplémentaire qui montre l'impact de l'alimentation sur notre corps (réactions chimiques qui s'y déroulent).
Le corps réagit de cette façon car il n'est pas habitué à ce nombre élevé de calories sous la forme de gras saturés et de sucres (ce dernier est aussi impliqué dans la détérioration de la dentition sur le long terme).

L'ensemble des conséquences néfastes précitées constituent
ls apparaissent souvent le lendemain. C'est un témoin supplémentaire qui montre l'impact de l'alimentation sur notre corps (réactions chimiques qui s'y déroulent).
Le corps réagit de cette façon car il n'est pas habitué à ce nombre élevé de calories sous la forme de gras saturés et de sucres (ce dernier est aussi impliqué dans la détérioration de la dentition sur le long terme).

L'ensemble des conséquences néfastes précitées constituent des raisons supplémentaires encourageantes pour manger sainement.

Comme pour la clarté d'esprit et tous les autres impacts que l'alimentation crée, il est nécessaire, pour s'en rendre compte ou en faire l'expérience (réactions cutanées notamment), de manger sainement la majorité du temps. Ce sont des signaux envoyés par le corps qui permettent d'ajuster son comportement ou du moins qui permettent de prendre conscience des effets de l'alimentation.

Enfin, je ne pense pas avoir besoin de vous convaincre sur le fait que l'apparence, la beauté physique sont importantes tant pour vous (estime de vous-même) que pour les autres (vous êtes plus attrayant et vous témoignez que vous prenez soin de votre corps, les gens vous respectent donc davantage). Vous serez aussi plus attirant pour le sexe opposé (ou les personnes qui vous attirent sexuellement).

Prendre soin de son apparence est primordial pour marquer une rupture avec l'ancienne version physique de vous-même. Plus vous allez aimer votre corps, moins vous allez avoir envie de lui faire du mal, de détériorer son apparence. C'est une protection supplémentaire contre la reprise de poids. Si vous mangez sainement, vous prendrez indirectement soin de l'ensemble de votre corps (cheveux, yeux, peau, dents). Je vous conseille aussi d'acheter des shampoings et dentifrice de qualité (éventuellement bio, naturel). L'utilisation de l'application Yuka vous aidera à faire de meilleurs choix. Pour les comestiques, c'est une nécéssité étant donné la quantité de produits chimiques utilisés pour fabriquer les produits. De manière générale, je vous recommande d'adopter une hygiène de vie la plus naturelle et simple possible (avec le minimum de prouduits). Je pense qu'il vaut mieux avoir une beauté naturelle, au maximum de notre potentiel grâce à des

habitudes saines plutôt que d'utiliser des produits chimiques, mauvais à long terme.
Plus la qualité de vos produits est bonne, plus vous prendrez soin de votre corps à long terme.
D'autre part, prendre soin de vos oreilles se fera lors de votre douche (le cérumen est évacué naturellement). Vous pouvez utiliser votre auriculaire pour compléter le nettoyage (il est en autres, fait pour ça, d'où son som). Le nettoyage sous la douce est déconseillé pour les personnes qui souffrent de problèmes de tympan (consultez votre médecin spécialiste dans ce cas). De manière générale, l'usage du coton tige est à proscrire, à moins de l'utiliser pour évacuer le cérumen à l'extérieur de l'oreille (même profondeur que celle possible avec l'auriculaire).
Enfin, je vous suggère de consulter les spécialistes en médecine de l'ensemble des parties du corps une fois par an pour vérifier que tout va bien (ORL, ophtalmologue si vous avez des lunettes, dentiste, médecin généraliste, prise de sang).

Avoir des vêtements de qualité et beaux selon vous est aussi une composante importante d'une estime de soi saine, favorable à une aprréciation de nous-mêmes. Investissez dans une garde-robe qui vous plaît et vous met en valeur.

Comme vous le verrez dans le chapitre sur les objectifs à la fin du livre, la beauté pourra constituer votre « pourquoi » intrinsèque qui vous motivera à manger sainement.

L'alimentation saine, un rempart contre les maladies et une armure pour la santé

Généralités

La santé est souvent la raison majeure avancée pour inciter à bien manger. Les nombreux éléments évoqués précédemment ont dû vous en convaincre profondément.

Cette prise de conscience (sans nécessairement connaître les bienfaits précisément) est essentielle pour vouloir manger sainement.

En tout cas, si vous adoptez des habitudes alimentaires saines, la santé ne sera plus un souci pour vous. D'autres paramètres l'influencent (sport, stress) mais l'alimenatation a une part majoritaire. Elle sert de base pour avoir une vie saine.

Vous bénéficierez d'une bonne santé pour toute votre vie (à moins d'être victime d'une maladie grave).

Comme vous l'avez sans doute remarqué, je parle peu de maladies dans ce livre car je considère qu'il faut éviter d'y penser de manière générale (que l'on mange sainement ou non).

Plus particulièrement, j'en parle très peu car je ne souhaite pas vous alarmer (surtout si vous ne mangez pas bien depuis longtemps). Sachez simplement que ces habitudes alimentaires permettent de prévenir l'apparition de certaines maladies.

D'autre part, vous serez dans l'ensemble moins sujet à des maladies bénignes car votre système immunitaire sera grandement renforcé.

J'en fais moi-même l'expérience. Depuis que je mange sainement, il m'est rarement arrivé de tomber malade (pour une courte période si je l'ai été).

Un exemple des conséquences d'une alimentation inadéquate – l'apparition du diabète de type II.

1re étape

Suite à la consommation d'aliments à fort index glycémique (ex : sucre), les cellules se retrouvent en permanence sous l'action de l'insuline qui force cet excès de glucose à être stocké.

Cependant, les cellules de l'organisme sont déjà bien souvent saturées en glucose et en graisses à cause de cette même alimentation (surpoids de l'individu).

Elles ne vont donc plus aussi bien répondre à l'insuline (protection face à une entrée supplémentaire) et ce même si elles perdent leurs réserves à l'avenir. L'insuline devient de moins en moins efficace : c'est la résistance à l'insuline.

2e étape

Lors de la consommation d'aliments sucrés à l'avenir, le pancréas va essayer de produire toujours plus d'insuline pour faire baisser la glycémie (taux de glucose sanguin). Il s'épuise de plus en plus. À terme, il ne parvient plus à produire assez d'insuline pour réguler la glycémie, les glucides s'accumulent dans le sang : le diabète apparaît.

Nous développons donc le diabète lorsque nous sommes en surpoids et que notre alimentation demeure malsaine.

L'alimentation et les médicaments

Vous verrez que l'alimentation se substituera à toutes sortes de médicaments qui ne sont pas utiles et nuisent à votre santé plus qu'autre chose (notamment lorsqu'ils sont utilisés pour guérir des maladies non graves). Néanmoins, ne vous méprenez pas, les médicaments pour soigner / guérir des maladies graves sont tout à fait nécessaires. Ici, je me penche plutôt sur les médicaments type paracétamol. Je pense que c'est une mauvaise habitude à abandonner et ce pour plusieurs raisons. Tout d'abord, ils dérégulent votre équilibre biochimique interne, le corps ne comprend pas lorsque vous lui envoyez ces substances chimiques. Il diminuera ses propres défenses en supposant que cette aide lui sera fournie à chaque fois. Finalement, on peut penser qu'il s'agit d'un cercle vicieux puisque moins le système immunitaire est puissant, plus on a besoin de médicaments pour lutter contre les maladies, et moins on a d'armes pour combattre les pathogènes extérieurs.

Et puis, les médicaments restent des substances chimiques synthétiques, qui par définition, ne se trouvent pas dans la nature (hormis les médecines douces à base de plantes). Ils font l'objet de traitements, de mélanges de produits chimiques. Je me souviens avoir fabriqué du paracétamol en TP de physique-chimie et si je me rappelle bien, nous avions mélangé toutes sortes d'acides avec des noms qui n'inspirent pas vraiment confiance. Enfin, il n'y a qu'à voir la liste des effets secondaires que l'on oublie souvent mais qui fait froid dans le dos. Tout cela pour dire qu'il ne faut pas, selon moi, banaliser les médicaments, les croire absolument inoffensifs pour notre organisme au même titre que la mauvaise alimentation et que d'autres habitudes néfastes (alcool, cigarette, café). D'ailleurs, j'aimerais développer la cigarette dans la section suivante.

L'impact de la cigarette sur l'alimentation et la prise de poids

Si vous êtes un fumeur, vous devez prendre garde à quelques éléments pour votre perte de poids future (surtout si vous décidez d'arrêter la cigarette également).

Je vous fournirai quelques recommandations pour parvenir à arrêter de fumer bien que ce ne soit pas véritablement le sujet de ce livre (je vous en suggérerai un autre qui est semble-t-il, très efficace).

Si fumez beaucoup (plus de 20 cigarettes par jour), il est possible que les changements dont vous allez faire l'expérience (habitudes alimentaires et perte de poids) soient déjà suffisamment exigeants. C'est pourquoi, il est préférable d'arrêter la cigarette dans un second temps (le plus tôt possible est le mieux).

Si vous n'êtes pas concerné par la consommation de cigarettes, les éléments présentés dans cette section vous aideront, vous et votre entourage, à ne jamais commencer sa consommation.

* * *

Dans le cadre de la perte de poids, l'élément le plus important à savoir est que la consommation d'une cigarette brûle environ 10 kcal. Ainsi, si vous fumez 20 cigarettes par jour, vous perdez artificiellement 200 kcal par jour. Cette absence de perte calorique après votre arrêt de la cigarette pourra engendrer une prise de poids.

Ceci peut être évité si vous décidez consciemment de moins manger au quotidien (sans nécessairement compter de manière précise). Cette approche, à cause de son imprécision, ne sera pas la plus efficace. Vous pouvez aussi augmenter le temps consacré au sport.

Pour vous donner un exemple concret, une heure de marche à allure modérée permet de dépenser environ 200 kcal. Si vous adoptez 30 min le matin, 30 min le soir de cette pratique sportive, vous serez protégé contre une prise de poids.

La cigarette et le goût

Fumer provoque une dégradation des cellules gustatives de la bouche. Les saveurs perçues par un individu fumeur sont moindres. Ce déficit gustatif incite à manger des aliments qui rehaussent artificiellement le goût (sel, sucre, matière grasse saturée). La consommation de cigarettes favorise donc une alimentation nuisible pour la santé et le poids corporel.

À l'inverse, ne pas fumer peut vous permettre d'apprécier le goût d'aliments simples et bons pour la santé tels que les fruits.

Le point sur la cigarette et ses méfaits

Désormais, j'aimerais vous faire part du fonctionnement général de la cigarette. Vous verrez qu'elle agit comme une drogue.

Si vous êtes fumeur, je vous propose d'acheter le livre suivant : *La méthode simple pour en finir avec la cigarette* d'Allen Carr. Il a une approche originale et très efficace. Grâce à son livre, des millions de personnes ont réussi à arrêter de fumer.

Comme il le dit dans son livre, la cigarette est une drogue. En effet, contrairement à ce que l'on pense, la nicotine, cette substance huileuse et incolore a un impact insidieux qui la rend d'autant plus dangereuse. C'est une drogue pour laquelle on tombe le plus rapidement sous l'emprise, une seule peut suffire. Cette seule cigarette peut alors se transformer par la suite en 20 par jour et coûter à l'échelle d'une vie près de 45 000 euros sans prendre en compte les effets néfastes sur la santé (1 chance sur 2 d'en mourir). Les faits précédents permettent de ne jamais commencer à fumer.

Ce seuil de 20 cigarettes par jour vient du fait que la nicotine est une drogue à action rapide. Une fois la cigarette terminée, le taux dans le sang diminue de moitié en 30 min et des trois quarts en 45 min.

Elle a un côté insidieux car elle agit sous la couverture d'un prétexte qui entretient sa consommation. Par exemple, la personne qui fume va justifier sa consommation de cigarettes en disant que la cigarette l'apaise, l'aide contre le stress. En vérité, ce stress, ce mal-être provient de la cigarette en elle-même. Fumer permet de l'apaiser (sustenter le besoin de nicotine). Chaque fumeur va donc créer sa propre justification de la cigarette.

La cigarette agira par son absence. Elle cause un mal-être qu'il faut combler en fumant une cigarette. C'est lorsque vous avez envie d'une cigarette mais que vous n'en avez pas que la souffrance est exacerbé. Vous ne vous sentez pas bien et vous savez qu'une cigarette vous apaise. Le plaisir de fumer ne provient pas de la cigarette en elle-même mais du soulagement de la dépendance. La cigarette permet de créer l'illusion de se sentir normal c'est-à-dire l'état avant de devenir accro.

Chaque cigarette supplémentaire ancre d'autant plus la dépendance même si elles peuvent paraître anodines prises individuellement (injection d'une dose de nicotine). Plus le fumeur attend avant d'arrêter, plus cela deviendra ardu d'arrêter de consommer.

Ainsi, si vous souhaitez faire arrêter des gens que vous connaissez, ils devront être prêts à le faire et le vouloir (c'est un changement qui peut être difficile).
En cas d'arrêt, celui-ci devra être définitif c'est-à-dire qu'il ne faut plus du tout fumer (même pas une petite sous peine de relancer le cercle vicieux). Ne pas voir cet arrêt comme un sacrifice mais plutôt s'en réjouir. Vous remarquerez probablement que la sensation de manque est faible mais que la dépendance psychologique est élevée.

La sensation de manque, appelée par l'auteur dépendance physique, disparaîtra rapidement (au bout de 3 semaines environ). Cependant, la dépendance psychologique sera quant à elle toujours présente. Par exemple, lors de situations sociales, où d'autres fumeurs seront présents, il est possible de ressentir l'envie de fumer.

Faire appel à un hypnothérapeute est également une solution qui fonctionne pour traiter la dépendance à la cigarette (attention à ne pas prendre trop de séances, si la personne n'est pas compétente, prenez un autre thérapeute - 3 séances peuvent suffire). J'y ai moi-même fait appel pour régler un problème lié au sommeil qui semblait insoluble et cela a fonctionné.

L'autre solution, parfois recommandée, est d'utiliser des produits à base de nicotine. En réalité, ceux-ci sont à éviter car ils peuvent eux aussi créer une dépendance (les goûts proposés permettent aussi de se complaire dans leur consommation).

Pour conclure, la distinction entre la sensation provoquée par le manque de nicotine et celle de la faim est extrêmement délicate. Le danger serait donc de remplacer le problème de la cigarette par celui d'une prise de poids.

D'ailleurs, le sucre est un élément qui engendre une dépendance assez semblable à celle de la cigarette. Il crée un besoin non nécessaire et se fait passer pour indispensable alors qu'il ne l'est en rien (consommer des glucides, bons pour la santé, n'implique pas de consommer du sucre).

Apprécier davantage les moments de la vie

Au début de ce livre, nous avons vu que la bonne alimentation avait des vertus sur le niveau d'énergie, de clarté d'esprit et de bien-être général.

Ces ressentis sont favorables à une meilleure appréciation des instants de la vie. Par exemple, lorsque vous regardez un film, vous êtes plus alerte, plus attentif, concentré. Votre capacité de compréhension est accrue et il s'ensuit que vous l'appréciez mieux. Ces moments sont plus limpides et plus agréables.

À l'inverse, lorsque vous ne vous alimentez pas correctement, votre esprit est moins vif, plus somnolent. La qualité de votre attention est détériorée et vous pouvez prendre moins de plaisir de l'expérience.

Le jugement des autres

Il vous est probablement déjà arrivé de subir des regards de travers ou des propos déplacés de la part d'autrui.

Cela a pu vous inciter à l'isolement et à l'éloignement des lieux publics où votre corps serait visible par tous (ex : plage, piscine).

Vous avez peut-être peur de ce que les autres peuvent bien penser de vous. Un léger sentiment d'infériorité peut même naître en vous, particulièrement désagréable. C'est une manière de vivre qui peut vite devenir épuisante. Lorsque vous perdrez du poids, vous n'aurez moins à supporter ceci (que l'on pourrait qualifier de fardeau). C'est une libération qui sera particulièrement agréable et qui pourra renforcer votre envie de changer.

Les relations sociales

Bien manger permet, comme nous l'avons vu, d'avoir un esprit plus efficace. Ainsi, lorsqu'il s'agira d'interagir avec les autres, vous serez plus percutant et plus intéressant aux yeux d'autrui.

Vous obtiendrez aussi de nombreux autres bénéfices, favorables à des relations sociales de qualité, dont : une plus grande vivacité, une meilleure humeur, un enthousiasme accru, un meilleur sens de l'humour.

Votre qualité d'écoute s'en trouvera aussi améliorée car vous aurez de meilleures capacités de concentration. Si vous faites du sport en parallèle, vous pourriez aussi devenir plus bavard car votre cerveau sera mieux oxygéné.

Globalement, vos relations sociales seront bien meilleures car vous vous sentirez mieux.
Tous ces changements vous aideront et apporteront énormément de positivité dans votre vie.

Toutefois, j'aimerais préciser que cette section provient majoritairement de l'expérience de mon frère et non de moi. Personnellement, je n'ai pas ressenti tous ces bénéfices après avoir changé mes habitudes alimentaires. De même, vous ferez peut-être vous-même l'expérience d'autres répercussions positives dans votre vie, qui ne sont pas répertoriées dans ce livre.

La confiance en soi, l'estime de soi

Si vous souhaitez mettre fin à votre surpoids, c'est qu'il a un impact négatif sur votre bien-être personnel. Vous n'êtes pas à l'aise dans votre corps ce qui a tendance à diminuer tant la confiance et l'estime que vous vous portez.

Parvenir à perdre du poids pourra améliorer grandement cet état de fait. C'est une raison supplémentaire pour changer vos habitudes alimentaires et entreprendre une technique de perte de poids.

Il se peut que ceci devienne, au même titre que le changement de votre beauté physique, une raison supplémentaire pour vous lancer dans cette démarche.

Par ailleurs, pour améliorer votre confiance et votre estime personnelle (en attendant d'avoir des résultats corporels tangibles), vous pouvez prendre conscience du fait que vous n'êtes pas uniquement votre apparence physique. Vous procédez à une forme de désidentification de votre physique. Votre identité n'est pas uniquement votre enveloppe corporelle. Vous êtes la personnalité, la conscience, l'énergie vitale qui vit dans ce corps.

D'autre part, vous avez accompli des choses dans votre vie qui méritent d'être mises en valeur. À part votre physique, il est probable que n'ayez pas de raisons de douter de vous. Il constitue une épine dans le pied.

C'est une prise de conscience qui peut vous aider bien que je conçois que ce n'est pas si facile.

En tout cas, si vous parvenez à changer, vous serez profondément fier de vos progrès, de vos nouvelles habitudes alimentaires, et de votre corps. Tout ceci contribuera à accroître votre confiance en vous et votre estime personnelle.

Cela dit, la confiance en soi et l'estime de soi sont des sujets assez complexes. Je vous invite à vous y intéresser pour mieux les comprendre. Un développement spirituel en parallèle permettra d'éviter la formation de tout ego excessif (j'en ai parlé dans la deuxième section de ce livre).

Dans les trois points qui vont suivre, je vais développer les éléments qui pourront vous soutenir dans la mise en place de bonnes habitudes alimentaires.

Le microbiote intestinal

Nos intestins contiennent un vaste microbiote (principalement des bactéries). Celles-ci peuvent être soit bénéfiques pour nous (elles sont en quelque sorte des alliées de notre organisme) ou chercher à nous nuire (en attaquant les cellules intestinales par production de toxines).

La coexistence de ces deux sortes de bactéries au sein de notre intestin permet de maintenir un équilibre favorable. En effet, les bonnes bactéries prennent soin de nous et de notre santé tandis que les mauvaises nous rendent plus fort (le système immunitaire est plus performant car il doit les combattre).

Dans le cadre du contrôle des habitudes alimentaires, elles ont un rôle prépondérant, puisqu'elles déterminent en grande partie ce que nous souhaitons manger afin d'être elle-même nourries.

Par exemple, si vous avez consommé pendant longtemps des aliments gras et sucrés, les bactéries qui peuplent votre intestin sont habituées à digérer ces éléments. Si vous ne les consommez plus, elles peuvent donc mourir. Ainsi, ces micro-organismes vous inciteront à consommer les mêmes aliments pour ne pas disparaître.

Heureusement, il est tout à fait possible de modifier cet état de fait. À mesure que vous changerez vos habitudes alimentaires (consommation de fruits et légumes notamment), votre microbiote intestinal va devoir s'adapter. De nouvelles bactéries vont faire leur apparition tandis que les anciennes vont disparaître.

Ainsi, votre flore intestinale vous incitera à consommer davantage de ces bons d'aliments pour sustenter ses besoins.

À l'inverse, vous n'aurez plus vraiment envie de consommer les aliments gras et sucrés dont vous aviez l'habitude.

Comment le microbiote influe-t-il sur nos envies ?

Lorsque l'on consomme des aliments qui peuvent être digéré par les bactéries de notre intestion, elles vont fabriquer des acides aminés (constituants des protéines) qui vont parvenir jusqu'au cerveau. Ces acides aminés sont ensuite transformés en dopamine et en sérotonines au niveau des cellules cérébrales. Ces deux hormones nous procurent un bien-être qui nous incite à réitérer cette même action. C'est le système de la récompense, responsable de l'entretien des habitudes.

Lorsque nos bactéries intestinales ont été nourries, elles nous récompensent et nous incitent donc à consommer certains aliments.

En plus de cela, les messagers chimiques responsables du sentiment de satiété sont sécrétés en plus grande quantité.

À terme, vous aurez donc une alimentation saine qui vous procurera tous les avantages énoncés dans ce livre en plus d'un sentiment de satiété suffisant. Le soutien du microbiote est un facteur additionnel car la présence de fibres dans les fruits et légumes contribue déjà à la satiété.

Je pense en avoir fait l'expérience lors du changement de mes habitudes alimentaires. J'apprécie les œufs alors que ce n'était pas du tout le cas auparavant (je me souviens même que les œufs au plat me dégoûtaient alors que je peux en manger maintenant). J'ai été quelque eu contraint d'en manger car ils font partie des meilleurs aliments protéinés. Ils sont donc essentiels dans le cadre de la musculation. J'ai commencé par les manger en omelette avec des oignons afin de rehausser le goût. Et puis, progressivement, j'ai pu les manger au plat voire durs sans ressentir aucun dégoût. Désormais, je les prépare mollet (avec un jaune liquide à l'intérieur), le goût est encore meilleur. Si vous souhaitez tester ce mode de cuisson des œufs, vous aurez juste à les cuire entiers pendant 5 min et 30 secondes dans une casserole d'eau bouillante. Puis, il suffira de vider l'eau chaude, verser de l'eau froide sur les œufs pour enfin éplucher la coquille.

Vous pouvez donc tenter de déguiser pendant un temps les aliments qui vous déplaisent en les mélangeant avec ceux que vous appréciez. Au fur et à mesure du temps, vous pourriez être surpris d'aimer des aliments que vous avez toujours détestés.

Les prébiotiques et les probiotiques

Les prébiotiques sont des fibres végétales que l'on trouve dans les fruits et les légumes. Elles nourrissent les bonnes bactéries intestinales et aident donc à leur reproduction.

De plus, elles permettent la formation des probiotiques, une catégorie de bonnes bactéries essentielles à l'équilibre de la flore intestinale et qui jouent des rôles importants au sein de l'organisme.
Par exemple, les probiotiques (opposés aux antibiotiques) permettent de prévenir la porosité intestinale. Cette pathologie se caractérise par une dégradation de l'intestin (diminution de son étanchéité). Celle-ci favorise le passage de substances nocives dans l'organisme. Les probiotiques permettent aussi la synthèse de certaines vitamines importantes (K, B9, B12).

La faim et la bonne alimentation

Dans votre quête de perte de poids, vous devrez forcément faire face à la faim. Précédemment, nous avons vu qu'elle pouvait servir de moyen pour travailler votre mental.

Néanmoins, cette sensation pourra aussi être un levier pour manger sainement. En effet, lorsque nous avons faim, l'exigence envers les aliments est faible. Même des aliments que nous n'aimons pas vraiment pourront, sous cette sensation, paraître tout à fait mangeables.

C'est pourquoi il est important de résister à la faim et de l'utiliser dans le changement de vos habitudes alimentaires. D'autre part, vous pouvez l'utiliser pour préparer à manger. C'est une tâche qui demande quelques efforts. Or, lorsque nous avons faim, cela nous procure une motivation supplémentaire qui permet de se préparer à manger. Cela permettra d'éviter de manger un plat préparé ou de commander quelque chose si vous éliminez ces deux options de votre prise de décision.

De plus, savoir y résister, surtout aux débuts de votre changement alimentaire et de perte de poids pourra s'avérer indispensable puisqu'elle est probablement biaisée actuellement. Elle correspond à des besoins excessifs pour vous maintenir dans votre poids actuel. À mesure que vous évoluerez vers votre objectif, vous pourrez véritablement l'utiliser comme un véritable indicateur du moment où il convient de manger.

Enfin, si vous surprenez votre ventre gargouiller, cela ne veut pas toujours dire que votre estomac crie famine. Il peut s'agir en fait de votre intestin grêle qui se nettoie lui-même car il n'y a plus d'aliments en son sein (entre deux cycles digestifs). Il ne fait pas toujours de bruit mais si c'est le cas, il n'est pas indispensable de s'alimenter pour autant. D'ailleurs, en cas de grignotage fréquent, ce nettoyage intérieur peut se faire rare c'est pourquoi il est théoriquement idéal de manger trois repas par jour.

L'approfondissement du concept d'habitude

L'être humain a énormément d'habitudes qui dictent ses actions au quotidien. Lorsque l'on souhaite les modifier, il faut passer par un processus conscient, souvent difficile, dans lequel on s'efforce de faire autrement.

À l'échelle d'une journée, contrôler ses habitudes revient à contrôler la majorité de ses actions quotidiennes.

Par exemple, dans le cadre des habitudes alimentaires, ne pas céder à chaque fois que vous êtes face à un aliment malsain va permettre de former une habitude. Vous serez davantage en mesure de résister à vos prochaines tentations. Comme je l'ai précisé précédemment, il est tout à fait possible de se faire « plaisir » de temps à autre à condition de respecter certaines précautions (ex : manger un fruit en complément, faire du sport).

Bouleverser ses habitudes est un combat ardu mais vous pouvez le remporter comme mon frère et moi l'avons fait pour l'alimentation. À partir du moment où les raisons sont suffisantes, vous changerez vos habitudes plus aisément (avoir une meilleure clarté d'esprit, être plus efficace, se sentir mieux).

D'ailleurs, en cas de changement, vous ne comprendrez plus vos anciennes habitudes, elles seront devenues pour vous de pures inepties.

Vos nouvelles habitudes vous serviront au lieu de vous desservir et il vaut mieux que cela aille dans ce sens. Si vous vous laissez aller et qu'elles sont néfastes, elles seront toujours là pour prendre les décisions à votre place.

Le laisser-aller est donc une habitude que l'on peut contrecarrer. Pour cela, il est intéressant de comprendre comment fonctionne une habitude. Elle s'appuie sur trois phases :
- L'élément déclencheur
- La routine
- La récompense

(Je vous recommande la lecture du livre dont est extrait ceci : *The Power of Habit* de Charles Duhigg). Une traduction en français est disponible.

Vous pouvez modifier n'importe quelle habitude en gardant l'élément déclencheur (ce qui donne l'envie de faire quelque chose) et la récompense mais en changeant la routine.

Par exemple, appliquons ce concept au système d'habitude qui régit le fait de bien ou mal manger. Dans les deux cas, l'élément déclencheur est l'envie de s'alimenter. La routine est de se nourrir, dans un cas, d'aliments sains, dans l'autre, malsains. Enfin, lorsque l'on mange des aliments comme des fruits, des légumes, la récompense est de se sentir bien, énergique, avec une meilleure efficacité mentale tout en faisant du bien à sa santé. Dans l'autre, c'est bien souvent un plaisir gustatif sur le moment avec les conséquences néfastes que vous connaissez. La question est donc de savoir quelle récompense vous préférez. À mesure que vous changerez vos habitudes alimentaires, ce choix perdra de son sens car le goût des aliments sains vous sera tout aussi appréciable.

Théoriquement, la récompense doit être la même (ce qui est le cas après le changement des habitudes alimentaires). Dans son livre, il prend l'exemple d'une de ses anciennes habitudes qui consistait à manger un cookie au chocolat à la cafétéria de son travail, tous les jours, dans le courant de l'après-midi. Après avoir investigué l'ensemble des potentielles raisons qui le poussaient à agir de la sorte ; il s'est rendu compte que c'était le besoin de contact social et non l'envie de manger qui constituait sa récompense dans ce cycle de l'habitude. Pour modifier son habitude, il a donc décidé de se rendre tous les jours dans le bureau d'un collègue pour discuter au lieu d'aller à la cafétéria pour acheter son cookie et parler avec les personnes présentes. Ce léger changement a fonctionné et il a donc modifié une des habitudes qui le desservait. Ainsi, il avait toujours la même récompense mais avait changé sa routine pour l'obtenir.

Bien souvent, l'objectif va être de modifier l'habitude par une plus bénéfique pour nous. Dans le cadre de ce livre, vous modifierez profondément vos habitudes lorsque vous croirez et aurez intégré l'ensemble des bienfaits d'une alimentation saine. Les récompenses seront si intéressantes et bénéfiques que vous n'envisagerez plus d'agir autrement. Si vous le faites, ce ne sera que lors d'occasions exceptionnelles.

Pour illustrer mon propos par un autre exemple, j'aimerais vous faire part d'une petite action mise en place à mon université. J'ai décidé de ne plus jamais prendre l'ascenseur et de monter uniquement par les escaliers. Il y a 6 étages et je me rends souvent au dernier (la bibliothèque). C'est un effort conscient et parfois un peu difficile mais je vous assure que l'ayant fait tellement de fois maintenant, je n'accepterais plus de prendre l'ascenseur. C'est une petite habitude qui est bénéfique. Si l'on reprend le schéma de l'habitude énoncé précédemment, cela donne :

- Élément déclencheur : Je souhaite monter les étages de

l'établissement et je suis face à un choix.
- Routine : Je monte les escaliers car je préfère agir de la sorte
- Récompense : Légère fierté, sentiment d'avoir accompli une bonne action (activité sportive), renforcement du mental.

D'ailleurs, prendre l'habitude de prioriser l'effort physique lorsque vous avez le choix sera toujours un pas de plus vers la perte de poids, un renforcement de votre force mentale et une amélioration de votre santé.
Par exemple, décider de se tenir debout aussi souvent que possible quand la position assise n'est pas indispensable. Ou encore, favoriser la marche chaque fois que celle-ci est possible au lieu de prendre les transports (lorsque le trajet n'est pas très long, 15-20 min maximum).

Ainsi, les habitudes peuvent s'ancrer en nous à tel point qu'il est difficile de s'en séparer. Lorsque nous avons définitivement changé notre habitude, par un processus long et qui demande souvent des efforts, il nous paraît inenvisageable de retourner à notre ancienne habitude. J'utilise le mot souvent puisque comme nous l'avons vu, changer ses habitudes alimentaires ne demande pas vraiment d'efforts mais surtout du temps.

Encore une fois, il est possible que nos anciennes habitudes alimentaires se fissurent légèrement de temps à autre. Pour l'alimentation, ce peut être le souhait de tester de nouveaux goûts ou l'envie ponctuelle d'un aliment malsain. Pour l'exemple de l'ascenseur, un retard prendra évidemment le dessus sur l'habitude.

* * *

De ce fait, vous pouvez essayer de créer, vous aussi, des bonnes habitudes dont vous serez fier et qui vous aideront dans l'atteinte de votre objectif. Pour ce faire, vous devrez respecter les 3 éléments qui forment une habitude (élément déclencheur, routine, récompense).

En guise de soutien supplémentaire dans le maintien de vos nouveaux choix, vous pouvez identifier une très bonne raison et l'utiliser comme soutien dans les moments difficiles (en vous la rappelant). Elle fait souvent partie de la récompense qu'offre votre habitude. Par exemple, vous pourrez aussi vous poser la question suivante : préfères-tu manger ces frites ou avoir de l'énergie ? Votre réponse devrait pouvoir s'orienter vers le deuxième choix. Ainsi, vous maintiendrez votre bonne habitude. Si ce n'est pas le cas, votre raison n'est probablement pas assez forte. Personnellement, voici le genre de question que je me suis déjà posé : préfères-tu manger ce fast-food ou te sentir bien mentalement pour être efficace dans ton travail ? Comme je préfère la deuxième partie de la question la majorité du temps, je mange sainement.

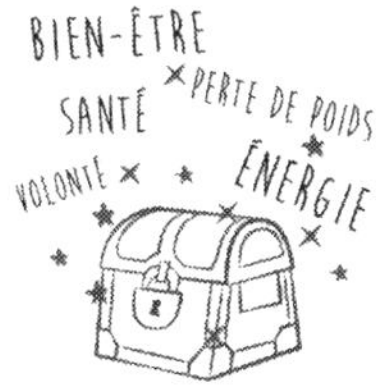

7. Les techniques spécifiques à la perte de poids

Avant de vous donner des techniques pertinentes pour perdre du poids, j'aimerais rappeler une chose : votre corps ne sera pas votre allié dans cette démarche. L'utilisation de ces techniques, plus particulièrement la dernière, va vous permettre de perdre beaucoup de poids et de manière régulière, or l'organisme est très réticent à cela (il l'interprète comme un danger pour la survie comme le serait une période de famine). Il a une tendance naturelle à vouloir garder ses réserves et à maintenir le statu quo. Ce phénomène s'appelle l'homéostasie. Vous serez fort probablement amené à ressentir une certaine souffrance, de la difficulté, pour forcer le changement contrairement aux résultats procurés par la modification de vos habitudes alimentaires qui se feront plus en douceur. Développer votre mental pour mettre en place ces techniques vous sera d'une grande utilité.

La souffrance pour le plaisir s'applique bien à la perte de poids et à ce que vous allez vivre. Jusqu'alors, vous avez plutôt suivi ce principe de vie dans l'autre sens à savoir le plaisir pour la souffrance ultérieure.

En effet, il faut parfois de la souffrance pour créer quelque chose de beau, que ce soit pour perdre du poids ou pour d'autres domaines de vie (ex : musculation).

En tout cas, il est bénéfique de s'attendre à ce que les méthodes proposées soient difficiles. Si elles le sont, vous ne serez pas surpris. Dans le cas contraire, un sentiment d'autosatisfaction et de force personnelle peut naître en vous (à condition que vous obteniez des résultats). Si ce n'est pas le cas, augmenter la difficulté sera un mal nécessaire.

Quoi qu'il en soit, vous êtes probablement déjà parvenu à changer vos habitudes alimentaires sans trop d'efforts suite à la prise de conscience des premières pages de ce livre. Il s'agit d'un levier très puissant pour perdre du poids sans trop souffrir. De même, nous parlerons du sport dans un prochain chapitre afin d'amplifier votre perte de poids (assez dure et non indispensable). Toutefois, nous verrons qu'il faut davantage le voir comme une habitude saine plutôt que comme une façon de perdre du poids. Je vous recommande de suivre la dernière (le jeûne intermittent) et de tirer des informations utiles des trois autres dans le but d'approfondir vos connaissances.

Plan alimentaire sous calorique et ses limites

Avant tout chose, j'aimerais préciser que cette technique n'est pas la plus optimale. Le jeûne intermittent, comme dit à l'instant, est une autre méthode plus simple, plus efficace et qui demande moins de logistique (je la développerai à la fin de ce chapitre).

De plus, une alimentation sous calorique peut avoir des effets contre-productifs sur le métabolisme. Je vous donnerai les éléments pour enrayer cette situation, souvent appelé l'effet yoyo.

Cette technique a le seul avantage de fournir une expérience pour la pratique de la musculation (après votre perte de poids). Il faudra avoir une alimentation sur-calorique pour prendre en masse musculaire (inverse de l'alimentation traitée dans cette section).

Cette technique s'appuie sur la mise en place d'un plan alimentaire précis qui contient le nombre de kcal que vous mangez tous les jours. Vous déterminerez exactement ce que vous consommez à chaque repas et dans quelle quantité afin d'évaluer le nombre de calories présentes.

Vous pourrez varier ce que vous mangez à condition de maintenir les mêmes catégories d'aliments et dans les mêmes quantités. Par exemple, le riz pourra être remplacé par des pâtes, les escalopes de poulet par du steak haché à 5 % de matières grasses ou du poisson. Idéalement, quantifier vos légumes et fruits mais ce n'est pas absolument nécessaire à mon sens.

Les aliments de votre plan alimentaire devront vous plaire. Vous aurez besoin de le maintenir sur la durée (plusieurs semaines à quelques mois). Ils seront aussi majoritairement sains. Enfin, je vous suggère de lire cette section dans sa totalité afin d'avoir toutes les informations nécessaires avant de mettre en place cette technique.

Pour faciliter le calcul de l'ensemble de vos apports caloriques, je vous recommande l'utilisation d'Excel. Ce logiciel vous permettra d'utiliser des formules qui faciliteront les calculs et l'ajustement des valeurs après modification.

Pour les calculs de quantité, vous avez juste besoin de maîtriser le produit en croix qui permettre, grâce aux étiquettes nutritionnelles de trouver les bonnes valeurs de macronutriments.

Par exemple : 100 g de pâtes apportent environ 10 g de protéines, 70 g de glucides et 2 g de lipides.

Si vous mangez 60 g de pâtes, le calcul pour obtenir la quantité de glucides est le suivant :

(60*70) / 100 = 42g

Quantité de pâtes	Glucides
100 g	70 g
60 g	à déterminer

Ci-après, je vous transmets l'exemple d'un plan alimentaire que j'ai suivi pendant quelques mois pour la musculation. Il reprend les grands principes d'une alimentation saine. Vous pouvez l'ajuster à vos envies.

	Quantité	Aliments	Kcal	Protéines	Glucides	Lipides
Matin 7h30	100 g	Flocons d'avoine	**339**	11	58	7
	100 ml	Lait d'amande	58	1	9	2
		chocolat	64	0	7	4
	100 ml	Lait de coco	232.5	19.5	1.5	16.5
	3	Œufs	60	0	15	0
	1	Fruit				
	Total		**753.5**	**31.5**	**90.5**	**29.5**
Collation 10h30	80 g	Jambon	82	16	0	2
		(classique ou				
		dinde)	126	3	1.5	12
	20 g	Oléagineux	60		15	0
	1	Fruit				
	Total		**268**	**19**	**16.5**	**14**
Midi	450 g	Riz complet	529.5	12	117	1.5
	(150 g cru)					
	200 g	Blanc de poulet	177	42	0	1
	200 g	Petit pois	0	0	0	0
	20 ml	Huile d'olive	180	0	0	20
	1	Fruit	0	0	10	0
	Total		**926.5**	**54**	**127**	**22.5**
Après-midi 17h	80 g	Jambon	82	16	0	2
		(classique ou				
		dinde)	126	3.2	1.5	12
	20 g	Oléagineux	60		15	0
	1	Fruit				
	Total		**268**	**19.2**	**16.5**	**14**
Dîner	450 g	Pâtes complètes	500.4	16.5	100.5	3.6
	(150 g cru)					
	150 g	Poisson	150	24	0	6
	200 g	Haricots verts	0	0	0	0
	20 ml	Huile d'olive	180	0	0	20
	1	Fruit	40	0	10	0
	Total		**870.4**	**40.5**	**110.5**	**29.6**
	300 g	Fromage blanc 0%	144	21	15	0
		Total global	3231.2	185.2	376	109.6

Pour vous donner un exemple des formules utilisées, je vais prendre la case correspondant au nombre de calories pour les flocons d'avoine (en haut du tableau pour une valeur de 339 kcal). Les quantités de protéines sont répertoriées dans la colonne E (point de référence pour comprendre la formule ci-dessous).

=E2*4 + F2*4 + G2*9 (à indiquer dans la case D2).

Pour l'écrire, il faudra donc taper « = » puis cliquer sur la case E2, puis multiplier par 4 et ainsi de suite.

Les cases E2, F2, et G2 correspondent aux quantités de protéines, glucides et lipides présents.

Un gramme de protéine ou de glucide correspond à 4 kcal, et un gramme de lipide à 9 kcal.

Après avoir tapé la formule dans une case, il suffira de l'étendre à toutes les cases correspondantes en dessous (à partir du coin inférieur droit de la cellule).

Lorsque vous aurez établi l'ensemble de votre plan alimentaire (après quelques heures de travail), il faudra suivre votre poids à jeun (avant le petit-déjeuner), de préférence toutes les semaines. Vous aurez la possibilité de mesurer votre évolution et de procéder aux ajustements nécessaires le cas échéant (j'en parle juste en dessous).

Pour ne pas oublier de vous peser toutes les semaines, vous pouvez mettre la balance à côté de votre lit avant de vous coucher la veille du jour J. En vous levant le matin, vous pourrez vous peser directement. Investissez dans une bonne balance très précise pour avoir une mesure exacte de votre poids. L'ajustement de votre plan alimentaire sera meilleur.

Si vous n'avez pas perdu de poids durant la semaine, il faudra diminuer légèrement les quantités de glucides (ex : le midi, vous passerez de 80 g de pâtes pesées crues à 60 g).

Diminuer les glucides incitera votre corps à utiliser ses réserves de graisses pour fournir de l'énergie. Il aura de moins en moins la possibilité de puiser dans les réserves de glycogène (glucides transformés puis stockés dans le foie ou les muscles).

La diminution se fera jusqu'à environ *50 g de glucides au total* dans une journée (seuil minimum). Cette quantité pourra être apportée par 20 g de pâtes le midi et le soir ainsi qu'une pêche (ou 2 pommes et 2 pêches). Cette quantité de glucide est extrêmement faible. Si vous l'avez atteint, vous aurez déjà perdu beaucoup de poids à ce stade. Il suffira ensuite de réaugmenter progressivement les glucides, à un rythme un peu plus rapide que lors de la diminution. Sinon, il est probable qu'une certaine lassitude naisse en vous.
La diminution progressive s'avérera essentielle pour éviter

un ralentissement trop important de votre métabolisme. La remontée progressive évitera toute reprise de poids.

Si le seuil de 50 g de glucides est atteint et que vous n'avez pas de ressentis physiologiques extrêmement désagréables (ex : fatigue intense), vous pourrez diminuer les quantités de protéines et de lipides. Celles-ci pourront aussi être diminuées parallèlement aux glucides à condition de respecter certaines conditions explicitées dans la suite de ce chapitre (ex : ne pas descendre en dessous du métabolisme de base).

Cela dit, moins vous diminuerez votre apport en protéines, plus vous pourrez conserver votre masse musculaire lors de votre perte de poids.
De manière générale, il faut avoir environ 2 à 2,25 g de protéines et 1 g à 1,5 g de lipides par kilo de poids de corps dans votre alimentation quotidienne. La quantité de glucides comblera le reste de vos besoins caloriques. Nous allons définir ces derniers plus loin dans cette section.

La quantité de protéines peut sembler élevée mais elle s'avère nécessaire dans le cadre d'une perte de poids. Comme vous le verrez dans la section dédiée au régime protéiné (il fournit une approche intéressante mais je ne vous recommande pas de le suivre à la lettre), les protéines sont particulièrement utiles dans l'apparition de la satiété pour un apport calorique minimum. De plus, elle nécessite une grande quantité d'énergie pour être assimilées par l'organisme (un tiers de l'apport calorique total). Ainsi, un apport calorique élevé devient alors un apport moyen (ex : 3 000 calories ingérées ne sont véritablement que 2 000 calories).

Néanmoins, ce fort apport en protéines ne doit pas être maintenu indéfiniment (période de 6 mois - 1 an maximum) car les reins sont plus sollicités qu'à la normale. Des reins normaux peuvent tout à fait traiter ces protéines sans conséquence néfaste sur la santé. Si vous avez des problèmes de reins (si c'est le cas, vous le savez sûrement), ces quantités élevées de protéines sont à éviter.

Pour l'organisation des repas, en plus des trois repas quotidiens, il sera possible d'ajouter des collations intermédiaires le matin (vers 10h) et l'après-midi (vers 16h). Elles permettront d'équilibrer un peu mieux vos apports quotidiens pour ne pas avoir 3 repas principaux trop copieux.
Elles pourront aussi diminuer une éventuelle faim qui peut faire son apparition (surtout si vous vous levez tôt le matin ou déjeunez vers 11h-12h).

Ces collations seront préférablement constituées de fruits et d'oléagineux bien que vous pouvez mettre ce qui vous plaît tant que les principes nutritionnels de base sont un minimum respectés. Prendre garde à ce qu'elles rentrent dans les calculs de vos apports journaliers est aussi important (que nous calculerons plus loin).

Si, malgré vos collations, vous ressentez une sensation de faim importante au cours de la journée, vous pourrez manger un ou plusieurs fruits sans les compter dans vos apports. Cela dit, une légère sensation de faim, qui peut être maîtrisée, signifie que vous êtes sur la bonne voie c'est-à-dire en déficit calorique (synonyme de perte de poids). Idéalement, il ne faut pas manger entre les repas car même un fruit peut entraîner une légère recharge glucidique. Le corps est donc incité à utiliser ces glucides plutôt qu'à puiser dans ses réserves de graisses. Dans une volonté d'optimisation de votre perte de poids et afin de mettre toutes les chances de votre côté, je vous suggère donc de ne pas prendre de collations.

Toutefois, bien que l'on cherche à limiter les quantités consommées, il est essentiel de consommer suffisamment de fruits / légumes et oléagineux pour avoir des apports en minéraux et vitamines suffisants malgré la restriction calorique.

La détermination de votre métabolisme de base

Avant de parler de métabolisme de base, il convient de définir le concept de métabolisme. C'est la vitesse à laquelle le corps brûle les calories (rapidité des réactions chimiques). Si vous avez un métabolisme élevé, les calories ingérées sont utilisées, traitées plus rapidement. Le corps n'est pas dépassé par un apport calorique trop important qui l'aurait forcé à stocker l'excédent.

Le métabolisme de base est, quant à lui, égal à la quantité de calories nécessaires pour réaliser l'ensemble des réactions internes essentielles de votre corps (apport minimum de survie). Par exemple, il ne prend pas en compte les calories nécessaires pour la réalisation d'une activité physique ou intellectuelle.

Il sert de première base pour déterminer son apport calorique de maintien.

Pour l'approximer, nous utiliserons les formules de Harris et Benedict :

Homme :

66.5 + 13.75 × poids en kg + 5 × taille en cm - 6.77 × âge

Femme :

665.1 + 9.56 × poids en kg + 1.85 × taille en cm - 4.67 × âge

Ces formules peuvent paraître étranges mais elles sont très efficaces pour approcher la vraie valeur du métabolisme de base. L'objectif est d'obtenir une première valeur pour calculer votre besoin calorique quotidien.

La valeur obtenue grâce à ce calcul est une valeur seuil. Il ne faut pas descendre en dessous. Elle correspond à l'apport calorique minimal pour votre corps. En cas de non-respect de cet élément, votre restriction calorique sera contre-productive. En effet, si vous mangez en dessous de votre métabolisme de base, votre corps interprète cette situation comme un danger . Il va se mettre en situation d'économie énergétique drastique. Par exemple, il va baisser le métabolisme et faciliter une reprise de poids. Un métabolisme faible implique un stockage facilité. De plus, des fonctions de votre organisme n'auront plus lieu ou de manière moins qualitative.

Après le calcul de votre métabolisme de base, vous augmenterez le résultat obtenu par un coefficient d'activité physique, globalement représentatif de vos journées. Pour ce faire, multipliez le résultat donné par la formule de Harris et Benedict par un des coefficients ci-dessous.

1 = journée passée au repos, sans réelle activité
1.2 = travail assis, pas de sport hebdomadaire, moins de 30 min de marche
1.4 = travail sédentaire, marche d'au moins 30 min
1.6 = travail sédentaire et 1 h à 1 h 15 de sport
1.7 = travail sédentaire et 1 h 30 à 2 h de sport

1.8 = travail physique avec beaucoup de déplacements et 1 h 30 à 2 h de sport
2 = travail physique et 3 à 4 h de sport

Ces valeurs ne sont pas figées. Elles servent uniquement de repère. Il est tout à fait possible d'utiliser des valeurs intermédiaires comme 1.5 ou 1.65 pour plus de précisions. De plus, si vous avez une activité intellectuelle importante au cours de la journée, vous pouvez ajuster le coefficient à la hausse de 0.1 à 0.2.

Enfin, pour pousser la précision à son paroxysme, vous devrez différencier les jours où vous faites du sport de ceux où vous n'en faites pas. Vous obtiendrez donc deux apports caloriques, l'un correspondant à une journée avec du sport, l'autre sans sport.

Avoir deux apports caloriques distincts n'est pas très pratique c'est pourquoi je vous suggère de calculer une moyenne pondérée pour avoir un apport journalier moyen.

Elle prendra la forme suivante :

[(apport calorique avec sport × nombre de jours de sport dans la semaine) + (apport calorique sans sport × nombre de jours sans sport)] / 7

Enfin, pour vous assurer de perdre du poids sans bouleverser votre métabolisme, votre apport calorique devra être compris entre votre métabolisme de base (calculé avec la formule de Harris et Benedict) et l'apport calorique de maintien calculé juste au-dessus (moyenne pondérée).

Pour commencer, vous pourrez diminuer votre apport calorique de maintien de 25 %. Ceci revient à multiplier le résultat de la moyenne pondérée par 0.75. Si ce déficit calorique est trop élevé pour vous, n'hésitez pas à procéder à une diminution inférieure de 15-20 % (multipliez donc le résultat par 0,85 ou 0,80).

Toutefois, cette diminution de 25 % permet d'avoir une marge certaine de déficit calorique, favorable à une perte de poids.

Le résultat de ce dernier calcul vous donnera donc votre premier objectif calorique journalier à respecter pour commencer à perdre du poids.

Encore une fois, si vous remarquez ne pas perdre de poids d'une semaine sur l'autre, vous diminuerez un peu les quantités de glucides dans votre journée (diminuer les quantités de féculents par exemple). Tant que vous perdez du poids, vous pouvez garder le même plan alimentaire sous-calorique.

Par ailleurs, il peut arriver de ne pas respecter parfaitement son plan alimentaire. Je suis confronté à cette tendance également.
Il n'y a pas de problème tant que vous le suivez correctement la majorité du temps et que vous avez une idée des autres apports de la journée. Par exemple, si vous décidez de manger un sachet ou deux de biscuits, regardez les calories qu'ils contiennent permettra d'ajuster ensuite. S'ils font 200 calories chacun, un footing peut être une bonne façon de les éliminer en plus de bénéficier des bienfaits d'une activité sportive. Ne pas prendre de glucides au prochain gros repas est une autre solution.
Ainsi, bien que cette méthode semble contraignante, vous pouvez toujours manger d'autres choses qui ne figurent pas dans votre plan alimentaire (à condition de suivre un minimum ces apports-là). Cela dit, plus vous respectez votre plan alimentaire, plus vous aurez de résultats. Vous êtes maître de vos apports quotidiens, vous avez le contrôle.

Enfin, en plus de petites variations dans votre plan alimentaire, vous pourrez faire un peu plus d'écarts le week-end. Par exemple, la réalisation d'un repas qui vous fait particulièrement plaisir est envisageable. En effet, mangez la même chose tous les jours est assez rébarbatif (je l'ai vécu dans le cadre de mon plan d'alimentation sur-calorique pour la musculation).

En tout cas, si vous avez vraiment du mal à suivre votre plan calorique, il se peut qu'il ne vous plaise pas assez, l'adapter à vos goûts peut être une solution.
Sinon, après avoir suivi une alimentation sous-calorique pendant quelques semaines voire un mois, vous aurez une idée des quantités à consommer pour perdre du poids. Vous pourrez arrêter de compter les calories ingérées et vous appuyer sur cette nouvelle connaissance de vous-même. Toutefois, utiliser cette approche requiert d'avoir des habitudes alimentaires saines bien ancrées (la première partie du livre sert à cela).

Les contre-indications de cette technique

Votre corps peut résister à la perte de poids en adaptant drastiquement son métabolisme à la baisse (malgré vos précautions), empêchant une perte de poids significative.
Il sera donc à l'affût de la moindre occasion pour faire des réserves. Si vous faites un écart, il ne se privera pas de faire le plus de réserves possible.

Une autre réaction défensive est la création de nouvelles cellules adipeuses lorsqu'il entre dans ce mode « réserve ». C'est ce qui explique que lorsqu'on a appliqué ce genre technique et qu'elle ne fonctionne pas pour soi, on puisse reprendre plus de poids qu'avant l'application de cette méthode.

Par conséquent, si après une période d'au moins un mois, vous ne parvenez pas à obtenir des premiers résultats malgré vos ajustements, il conviendra d'arrêter de la pratiquer et de changer de technique. De même, si vous avez obtenu des premiers résultats pendant un certain temps mais qu'ensuite vous ne parvenez plus à perdre de poids pendant 2 / 3 semaines (malgré vos adaptations hebdomadaires), il faudra envisager de l'abandonner.

Comme nous avons vu, diminuer la quantité de glucides permet de perdre du poids. D'ailleurs, nous pouvons réduire les glucides car ce n'est pas un nutriment essentiel à l'organisme. Il peut être synthétisé à partir de protéines et de lipides.

Néanmoins, il faut éviter de trop les diminuer pour ne pas être dans un état de cétose[8] excessif (nous avions défini un seuil minimal de 50 g de glucides par jour). Ce niveau de glucides sera maintenu jusqu'à ce que vous ne perdiez plus de poids. Ensuite, vous réaugmenterez leur quantité en suivant le schéma défini au début de cette section. Ils seront augmentés progressivement au fil du temps.

8. La cétose se caractérise par la présence excessive, dans l'organisme, de déchets issus de la combustion des graisses pour fournir l'énergie au corps (puisque cette énergie n'est plus fournie par les glucides).

L'explication de l'effet yo-yo

Dans cette section, je vais expliquer le phénomène qui peut entraîner une reprise de poids plus importante après le suivi d'une alimentation sous-calorique.

Comme je l'ai précisé plusieurs fois, la privation de nourriture peut engendrer un ralentissement du métabolisme. Théoriquement, ce ralentissement a lieu uniquement lorsque nous descendons en dessous de notre métabolisme de base (la réduction du métabolisme est plus faible lorsque l'on est en simple déficit calorique). Le corps doit s'adapter à la restriction calorique pour pouvoir assurer le bon déroulement des fonctions vitales du corps. Pour cela, il s'assure, entre autres, de maintenir au maximum les réserves du corps en les utilisant avec une grande parcimonie. Elles sont sollicitées bien moins rapidement. Il va même jusqu'à ralentir ou arrêter des fonctions de l'organisme non essentielles pour économiser de l'énergie.

Ce phénomène est handicapant puisqu'une consommation alimentaire normale entraînera une prise de poids systématique. Le corps ne dépense que très peu de calories. Il est obligé de stocker l'excédent (synonyme de prise de poids). C'est ce que l'on appelle l'effet yo-yo.

Les régimes ne fonctionnent-ils donc pas ?

En vérité, le métabolisme a besoin de temps pour se réguler à la hausse. Il est nécessaire d'augmenter progressivement votre consommation calorique jusqu'à votre apport de maintien (celui qui prend en compte le métabolisme de base et l'activité physique). Entre temps, il aura naturellement diminué puisque vous aurez perdu du poids.Perdre du poids par l'utilisation de cette méthode est deux fois plus long qu'on ne le pense. Par ailleurs, plus la différence entre les calories ingérées lors d'un repas et la capacité du métabolisme à les traiter est élevée (représentée par la surface entre la courbe « calories » et « MB » du schéma[9] ci-dessous), plus la prise de masse grasse est importante (courbe « masse de graisse »).

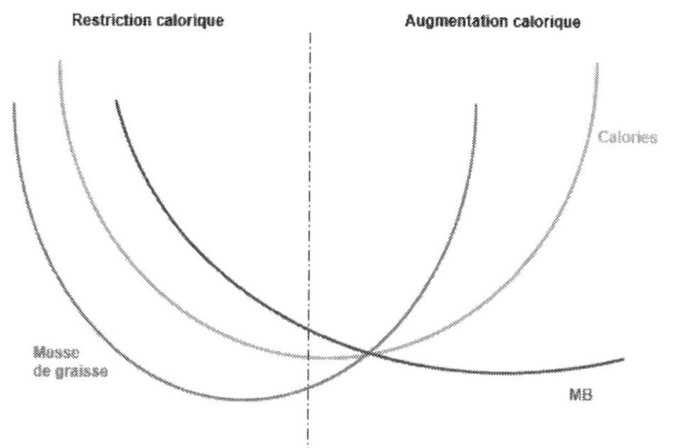

9. Ces courbes sont une illustration du phénomène précité. Elles ne représentent pas une situation réelle.

La solution est donc simple pour ne pas subir l'effet yo-yo : après avoir perdu du poids, il faut avoir la patience d'augmenter progressivement son métabolisme à la hausse.

C'est la raison pour laquelle on devrait parler « d'adaptation métabolique » lors d'un régime au lieu de « ralentissement métabolique » ; car le métabolisme s'il peut se réguler à la baisse, peut aussi se réguler à la hausse. Un métabolisme ralenti peut, en quelque sorte, être « réparé ».

Théoriquement, ll faudra augmenter les glucides au même rythme, voire plus doucement qu'ils n'ont été diminués (le métabolisme s'adapte plus facilement à la baisse qu'à la hausse). En effet, la restriction calorique a été interprétée par l'organisme comme une période de disette qui est une menace potentielle pour la survie. Le corps a du mal pour se remettre de ce léger traumatisme.

Néanmoins, quand vous aurez déjà augmenté de plusieurs « paliers » et si votre corps réagit bien (peu de prise de gras) vous pourrez augmenter vos apports plus rapidement.

Ces éléments sur l'effet yo-yo sont assez difficiles à accepter puisque perdre du poids est déjà une épreuve. Cela dit, la moitié du chemin a été parcourue, c'est une source d'encouragement pour persévérer jusqu'au bout. De plus, si vous avez suivi d'autres formes de régime, vous comprenez désormais le pourquoi de ces échecs passés, c'est un soulagement.

Enfin, pour mettre en place cette technique, vous devrez vous acheter deux balances de qualité, l'une pour peser vos aliments (pour la cuisine) et l'autre pour déterminer l'évolution de votre masse corporelle (salle de bains). Vous pourrez noter votre poids sur un calendrier ou un carnet de notes afin de suivre votre évolution (qui sera hebdomadaire).

L'achat de tupperwares est aussi nécessaire pour suivre cette méthode au mieux. Ils vous aideront pour transporter les plats préparés de votre plan alimentaire.

Dernière précision (rappels) sur cette méthode

Cette technique fonctionne mieux si vous pouvez contrôler vos repas (ex : faire vos propres courses).

Si vous êtes diabétique, cette façon de s'alimenter n'est pas adaptée pour vous car elle implique des taux bas d'insuline (la consommation de glucides diminuant).

Pour conclure, je vous propose cette méthode car moins manger sans cadre précis ne fonctionne pas. Vous risquez de stagner plus qu'autre chose. C'est ce qui m'est arrivé au début de ma pratique de la musculation, à la différence près que je cherchais à manger plus et non moins. Je consommais

4 ou 5 repas par jour pensant manger suffisamment pour prendre du poids. Cela ne fonctionnait pas.

Une fois que vous aurez atteint votre objectif de poids et procédé aux ajustements métaboliques, vous pourrez reprendre une alimentation normale, à votre nouvelle faim. Elle maintiendra votre poids indéfiniment si vous maintenez vos bonnes habitudes alimentaires. Pour compenser les petits écarts, vous pourrez faire du sport de temps en temps (ex : un footing) ou appliquer l'une des nombreuses suggestions de ce livre.

L'alimentation Okinawaïenne

Okinawa, île située au sud du Japon, est réputée pour son nombre impresionnant de personnes centenaires. Selon les habitants, il provient de leur alimentation très spécifique, proche de la nature. Elle est riche en micronutriments (fruits, légumes) et oméga 3 (poisson). Elle rejoint les grands principes de bonnes habitudes alimentaires (qui font invariablement perdre du poids) dont je vous ai parlé tout au long de ce livre.

Leur manière de s'alimenter est intéressante puisqu'elle entraîne une restriction calorique indirecte. En ce sens, elle est une alternative à la technique précédente.

Pour parvenir à cette restriction calorique indirecte, ils respectent une règle assez simple : la densité énergétique des aliments. L'objectif est de consommer presque exclusivement des aliments à basse et très basse densité énergétique. Ils sont souvent constitués de nombreuses fibres, d'eau et parfois de protéines. Ainsi, ils procurent rapidement la sensation de satiété et entraînent peu de déchets métaboliques liés à une digestion trop intense. Les aliments utilisés ont également des indices glycémiques bas. Le stockage, lié à une forte sécrétion d'insuline, est presque inexistant.

La densité énergétique des aliments correspond à la valeur calorique de 100 g de l'aliment, divisé par 100.

Il conviendra de consommer, à volonté, des aliments dont la densité est inférieure à 0,8 (inférieur à 80 kcal pour 100 g), avec un peu de modération des aliments dont la densité est de 0,8 à 1,5 (entre 80 et 150 kcal pour 100 g) à l'occasion des aliments dont la densité est de 1,5 à 3 (entre 160 et 300 kcal pour 100 g) et rarement des aliments dont la densité est supérieure à 3 (au-delà de 300 kcal pour 100 g).

Cette façon de procéder donne une nouvelle vision sur les aliments et s'avère très facile à appliquer dans la vie de tous les jours à condition d'avoir les valeurs nutritionnelles à disposition. Il suffit en effet de réaliser une division par 100.

Exemple d'aliment à consommer à volonté : la pomme

Densité énergétique = 0.52

(52 / 100 = 0.52)

Informations nutritionnelles Pomme
Valeur pour 100 grammes
Calories 52
Lipides 0,2 g
Acides gras saturés 0 g
Acides gras poly-insaturés 0,1 g
Acides gras mono-insaturés 0 g
Cholestérol 0 mg
Sodium 1 mg
Potassium 107 mg
Glucides 14 g
Fibres alimentaires 2,4 g
Sucres 10 g
Protéines 0,3 g

Exemple d'aliment à consommer rarement voire jamais : le beurre

Densité énergétique 7.17

Informations nutritionnelles Beurre
Valeur pour 100 grammes
Calories 717
Lipides 81 g
Acides gras saturés 51 g
Acides gras poly-insaturés 3 g
Acides gras mono-insaturés 21 g
Acides gras trans 3,3 g
Cholestérol 215 mg
Sodium 11 mg
Potassium 24 mg
Glucides 0,1 g
Fibres alimentaires 0 g
Sucres 0,1 g
Protéines 0,9 g

Les oléagineux sont la seule catégorie d'aliments qui contredit cette règle de la densité énergétique. Leur teneur élevée en bons lipides les ferait rentrer dans la catégorie des aliments à manger rarement au même titre que le beurre. Or, ils sont très bons pour la santé et rentrent parfaitement dans le cadre d'une alimentation saine. Toutefois il convient de ne pas trop en manger tout de même puisqu'ils demeurent caloriques (comme pour l'huile d'olive). Cela dit, la satiété qu'ils procurent devrait naturellement limiter votre consommation (à mon sens, même si on en abuse, ce n'est pas un problème).

D'ailleurs, ce concept de densité énergétique peut tout à fait être relié à celui d'indice de satiété. Ils sont très similaires à la nuance près que l'indice de satiété quantifie véritablement la capacité d'un aliment à nous rassasier.

Pour mesurer le pouvoir rassasiant d'un aliment, il faut le comparer à d'autres pour un même montant calorique. Ainsi, par des tests empiriques, on peut déterminer lesquels permettent de calmer la faim le plus efficacement possible. L'objectif sera donc d'ingérer un minimum de calories tout en maximisant le sentiment de satiété.

Des chercheurs ont réalisé ces expérimentations et ont identifié les aliments suivants comme ayant un fort pouvoir rassasiant : poissons, viandes blanches, œufs, fruits (ex : pomme qui dispose d'une fibre soluble qui gonfle dans l'estomac nommé la pectine), fromage blanc (à 0 % de MG) ou yaourt, pomme de terre (c'est un des aliments les plus rassasiants mais son index glycémique élevé n'en fait pas un aliment idéal), oléagineux, féculents complets et légumes. Comme vous pouvez le constater, ce sont tous des aliments qui rentrent dans le cadre d'une alimentation saine. Ainsi, en plus de favoriser un sentiment de bien-être global et une plus grande efficacité, ils ont également l'avantage de contribuer à la satiété afin que nous mangions moins et à intervalles de temps plus espacés.

Le régime Dukan

J'ai choisi de vous parler de cette technique de perte du poids car elle fait partie des plus suivies et des plus efficaces. Bien que je ne recommande pas sa mise en place à la lettre, ce régime propose une approche intéressante que l'on peut intégrer dans notre quotidien. Je suis contre les régimes comme je l'avais défendu dans le chapitre sur les obstacles. Ainsi, au lieu d'avoir une alimentation exclusivement protéinée (comme il l'énonce dans son régime), je vous recommanderai plutôt d'accroître votre consommation de protéines. Nous avions déjà donné quelques éléments que je vais rappeler dans cette section.

Vous verrez que je n'entre pas dans le détail mais que je vous énonce ses principales caractéristiques.

Si vous souhaitez tester cette technique, je vous suggère l'acquisition de son livre, *Je ne sais pas maigrir*. Il l'explique de manière approfondie (certains aspects sont à voir avec un esprit critique comme l'autorisation de consommer des produits light comme le Coca-Cola alors qu'ils contiennent de l'aspartame).

De plus, comme toute technique de perte de poids, elle présente certains inconvénients qui pourront être dissuasifs (peu de micronutriments, forte sollicitation des reins).

Ce régime se sépare en 4 phases distinctes qui ont chacune un objectif précis.

- La phase d'attaque, constituée d'une alimentation exclusivement protéinée pendant 5 à 7 jours. Celle-ci permet d'obtenir des premiers résultats encourageants pour persévérer.

M. Dukan a mis en place une liste d'ingrédients assez stricte à respecter. Pour vous donner les grandes catégories autorisées, il y a : les viandes maigres, jambons dégraissés / découennés / allégés en matière grasse, les poissons, les fruits de mer, les œufs, les laitages à 0 % de matières grasses, les protéines végétales (tofu, soja). Il rajoute également une demi-cuillère à soupe de son d'avoine (enveloppe fibreuse qui entoure et protège le grain d'avoine). Ce dernier aliment est à contre-courant des précédents mais il a beaucoup d'intérêts nutritionnels qui justifient sa présence (fibres, capacité à absorber jusqu'à 20 fois son volume d'eau ce qui favorise le rassasiement, micronutriments). Pour une consommation pratique, vous pourrez le consommer dans vos produits laitiers comme les yaourts.

Bien qu'il prétende que son alimentation n'entraîne pas de carences mais uniquement un déficit en micronutriments, il y a matière à douter.

De plus, dans le cadre d'un apport élevé en protéines, les reins sont mis à rude épreuve pour traiter les déchets métaboliques. Afin de faciliter leur élimination, il est important de boire beaucoup d'eau au cours de la journée. Ayez avec vous une ou deux bouteilles de 1,5 l que vous boirez progressivement. Cette forte consommation d'eau permettra aussi, lors de vos repas, d'augmenter le volume total du bol alimentaire afin d'amplifier la distension de l'estomac ce qui favorisera le rassasiement et la satiété.

Cependant, cette mesure n'empêche pas les reins de « s'user » plus rapidement qu'à la normale. C'est pourquoi il est préférable de suivre une telle alimentation pendant une courte période (5 à 7 jours comme défini plus haut).

Si vous décidez de mettre en place cette technique de perte de poids, il faudra prendre un rendez-vous médical pour vérifier que vos reins sont en bonne santé et fonctionnent efficacement. Si c'est le cas, certaines études ont montré qu'une consommation élevée de protéines ne doit pas faire l'objet de soucis particuliers. Dans le cas contraire, cela peut constituer une forte contre-indication.

La vérification du bon fonctionnement de la thyroïde est un autre examen médical que vous pouvez faire. Cette pathologie touche très peu de personnes mais elle peut être à l'origine de votre surpoids ou de votre difficulté à perdre du poids. Les médecins sauront ce qu'il faut contrôler mais vous pouvez toujours dire que vous souhaitez doser trois hormones (RSH, T3, T4).

Enfin, une alimentation exclusivement protéinée, sans aucun glucide, entraîne une forte production de corps cétoniques dans l'organisme (nous en avions parlé dans la première section de ce chapitre). Ceux-ci sont issus de la métabolisation des acides gras par le foie. Ils se substitue aux glucides et sont bons pour le corps, la perte de poids tant que leur concentration sanguine n'est pas trop élevée. Ils peuvent s'avérer toxiques lorsque leur accumulation devient trop importante. Comme l'alimentation préconisée dans ce régime ne contient aucun glucide, on peut encore émettre des doutes quant à sa pertinence pour la santé. En effet, comme je l'avais suggéré dans la première section de ce chapitre, il vaut mieux avoir un apport minimum de 50 g de glucides par jour.

Selon l'auteur, l'intérêt des corps cétoniques réside dans leur capacité à accroître la sensation de satiété au quotidien (nous avons dans l'ensemble moins faim).

L'intérêt d'une consommation accrue en protéine pour perdre du poids

Malgré les méfaits précités, la consommation de protéines procure de nombreux avantages. Il est bon de le garder à l'esprit même si vous ne suivez pas ce régime. En effet, pour pouvoir les digérer et les assimiler, l'organisme doit fournir beaucoup d'énergie.

Il faut environ 30 calories pour incorporer 100 calories de ce macronutriment. Ainsi, c'est comme si on n'avait consommé que 70 calories. On dit que l'action dynamique des protéines est de 30 %. À titre de comparaison, celles des lipides et des glucides sont respectivement de 12 % et 7 %.

De plus, les protéines assurent un meilleur rassasiement (on mange moins et la faim se fait ressentir plus tard).

Ces éléments permettent à ce régime d'autoriser la consommation de protéines à volonté sans restriction quantitative (de manière assez surprenante à première vue). Cette forte consommation de protéines limitera naturellement les quantités ingérées et aura une incidence amoindrie sur l'apport calorique total journalier. Par exemple, si au cours de la journée, vous avez consommé 3 000 calories de protéines, vous en aurez réellement ingéré 2 000 (environ un tiers en moins). Avec la pratique d'une activité sportive en parallèle (dans la mesure du possible), vous seriez dans une situation de perte de poids très probable.

Et puis, un apport suffisant en protéines, au minimum toutes les 8h, assure que votre organisme ne va pas en puiser dans les muscles pour combler son besoin.

Ensuite, lors de la deuxième phase de son régime, il intègre les légumes en plus des protéines. Les légumes seront consommés un jour sur deux c'est-à-dire qu'il vous faudra manger en alternance des protéines seules et des protéines + légumes. Ils permettront, en autres, de restaurer l'équilibre acido-basique de l'organisme qui a été fortement acidifié par la consommation exclusive de protéines (les légumes sont basifiants).

Il peut paraître étrange d'intégrer les légumes dans un second temps et non de manière systématique. Il ne précise pas lui-même la raison de ce choix mais étant donné que certains légumes contiennent des glucides, c'est un facteur explicatif.

Ne plus consommer de glucides ou du moins en proportion très faible permet de forcer l'organisme à puiser dans ses réserves de graisses pour produire du glucose (phénomène de lipolyse dans un premier temps) et des corps cétoniques (phénomène de cétogenèse dans un deuxième temps). Pour être exact, une autre production de glucose continue à avoir lieu en parallèle grâce au phénomène de néoglucogénèse. Cette réaction utilise des acides aminés et du glycérol (molécule de graisse).

La troisième phase de la méthode consiste à consolider les résultats obtenus par un maintien des habitudes mises en place. Lors de cette étape, de nouveaux aliments sont autorisés en quantité limitée ou non. Celle-ci se doit de durer 10 jours par kilo perdu lors des deux phases précédentes.

Enfin, la dernière phase est une stabilisation définitive qui s'appuie sur le maintien de trois habitudes : le jeudi protéiné (alimentation semblable à la phase d'attaque), ne plus prendre d'ascenseurs et escalators et manger trois cuillères à soupe de son d'avoine par jour.

Le jeûne intermittent

Comme son nom l'indique, il consiste à alterner des périodes de jeûne et d'alimentation. Traditionnellement, celui-ci est séparé entre une plage horaire de 16 h sans s'alimenter (phase de jeûne) et de 8 h où vous mangerez plusieurs repas répartis (phase de nutrition). Pour pouvoir réaliser le jeûne de 16h, il suffira de ne pas prendre de petit-déjeuner. Ainsi, vous poursuivrez le jeûne nocturne jusqu'au déjeuner. Cette méthode est facile et est très efficace puisque vous pourrez perdre près d'un 1 kg par semaine en moyenne (majoritairement de la graisse corporelle). Elle vous permettra de ne pas devoir manger les mêmes choses. Je vous recommande de la pratiquer pour une période de 3 à 6 mois.

Néanmoins, elle requiert d'avoir de bonnes habitudes alimentaires pour ne pas manger de mauvais aliments dans la tranche horaire fixée. La première partie de ce livre permet de travailler sur ce point.

Et puis, bien que la sensation de faim ressentie le matin ne provoque pas une souffrance insurmontable, elle demande tout de même une force mentale assez importante. En tout cas, plus vous lui résisterez, plus votre mental se renforcera (cercle vertueux de la force mentale). Elle vous aidera à résister à votre prochaine envie de manger. De plus, la pratique du jeûne habituera votre corps à puiser dans ses réserves en cas de besoin.

À terme, cette méthode vous apprendra à moins écouter votre faim. Lorsque vous aurez faim, vous ne vous jetterez

plus sur la nourriture. Vous accepterez l'inconfort et vous aurez le choix d'y répondre ou non.
Cette sensation de faim perdra donc de son pouvoir sur vous. Vous serez plus fort qu'elle. Dans tous les cas, il est important de se rappeler que ce n'est qu'un signal de votre corps, vous n'êtes pas obligé de l'écouter et d'y répondre.
Heureusement, résister à cette sensation lors de vos matinées ne devrait durer qu'un certain temps car votre organisme s'ajustera au fil du temps (une à deux semaines maximum théoriquement). Il s'habituera ensuite à puiser dans vos réserves et la sensation de faim diminuera. Une à deux semaines d'attentes et de souffrances ne sont pas grand-chose à l'échelle d'une année ou d'une vie. Elles passeront rapidement et vous serez alors fier de vous (augmentation de l'estime de soi). Et puis, prendre l'habitude d'avoir des objectifs sur des périodes plus ou moins longues est une compétence qui vous servira beaucoup dans votre vie. Chaque occasion de renforcer cette aptitude est bénéfique.

* * *

Vous avez peut-être quelques a priori au sujet du jeûne en tant que pratique mauvaise pour l'organisme. Sauter des repas est rarement recommandé (surtout celui du matin). Vous avez en partie raison mais en réalité, ce n'est pas mauvais.

Pour s'en convaincre, rappelons que le corps humain a la possibilité de ne pas recevoir de nourriture pendant plusieurs semaines en s'appuyant simplement sur ses réserves (de graisses principalement). Cette capacité de survie, génétiquement programmée depuis des millénaires permettait aux hommes préhistoriques de survivre en période de disette et famine. Cela dit, il est important de rappeler que, dans le cas d'un apport calorique inférieur au métabolisme de base pendant une période prolongée, le métabolisme est contraint de ralentir, ce qui n'est pas souhaitable. La période de nutrition du jeûne intermittent empêche ce phénomène d'avoir lieu.

De même, le jeûne intermittent se rapproche de la façon dont nos ancêtres se nourrissaient. Au réveil, la nourriture n'était pas forcément présente (à moins d'en avoir stockée, ce qui reste peu probable à cause de l'absence de méthode de conservation), ils devaient donc partir cueillir ou chasser pour se nourrir. Ils ne mangeaient pas le matin. Ainsi, ne pas manger durant cette période n'est pas contraire à notre génétique (celle-ci n'a pas encore eu le temps de vraiment changer puisque le petit-déjeuner est une habitude récente à l'échelle de l'humanité).

D'ailleurs, le mot déjeuner est formé des deux mots « dé » et « jeûner » qui se traduit par « arrêter de jeûner ». Même notre vocabulaire a gardé des traces de cette façon de s'alimenter. Le déjeuner devrait être notre premier repas de la journée.

Le petit-déjeuner est apparu récemment dans notre société mais il n'est pas physiologiquement indispensable. Il l'est pour être plus performant et pour ne pas forcer le corps à puiser dans ses réserves (bien qu'il n'y ait rien de mal à cela).

Cela dit, après la réalisation du jeûne intermittent pour une durée de une à deux semaines maximum, l'efficacité tant mentale que physique se retrouve au même niveau qu'avant le jeûne (le corps s'est adapté et puise plus facilement dans ses réserves).

La manière de s'alimenter durant le jeûne intermittent

Toutes les bonnes habitudes énoncées au début de ce livre sont parfaites pour le jeûne intermittent. La seule différence est le délaissement plus significatif des sources de glucides (dans la mesure du possible). Je vous suggère d'en prendre au déjeuner dans le cas où votre faim serait intense.

En effet, un apport en glucides alimente les réserves de glycogènes qui seront utilisées en priorité à chaque fois que le corps a besoin d'énergie.
Or, l'intérêt de cette méthode est d'avoir très peu de réserves de glycogènes afin de mobiliser au maximum les réserves de graisses. À la limite, une solution intermédiaire est de remplacer les classiques féculents par des légumineuses (ex : lentilles, pois chiches, fèves,…)

comme source de glucides. Elles ont une charge glycémique bien inférieure et sont également une source de protéines, vitamines et minéraux.
Une autre solution est de favoriser les féculents complets qui présentent de nombreux avantages (IG faible, fibres, vitamines et minéraux).

Enfin, les légumes et fruits seront consommés abondamment, ils sont vos meilleurs leviers pour combler votre faim sans apporter trop de calories.

En tout cas, plus vous réduirez l'apport en glucose de votre alimentation, plus votre corps sera dans l'obligation de puiser dans les réserves de graisses (ne pas arrêter de manger des fruits pour autant).

L'hydratation pendant le jeûne intermittent

Il est possible de s'hydrater tout le temps sans restriction , que ce soit en phase de jeûne ou de nutrition (eau, eau gazeuse, thé). Si vous appréciez le thé, il sera intéressant d'en prendre le matin puisqu'il favorise le phénomène de lipolyse (utilisation des graisses pour fournir de l'énergie). Cela dit, je ne vous recommande pas de consommer du café régulièrement (pour la raison énoncée dans quelques paragraphes).

La possibilité de vous hydrater abondamment remplira votre ventre. C'est une aide de valeur contre la sensation de faim qui ne manquera pas d'être présente (surtout les premiers jours). De plus, comme précisé dans la section dédiée au régime Dukan, boire en quantité importante, lors de vos repas cette fois, diminuera indirectement la quantité de nourriture ingérée.

Par ailleurs, une hydratation constante favorise l'élimination des déchets issus de la combustion et de l'oxydation des réserves graisseuses. Ainsi, comme le corps peut évacuer plus efficacement ces éléments, il fonctionne plus rapidement (accroissement du métabolisme). Il n'est pas freiné dans sa perte de poids. D'ailleurs, la pratique du jeûne en elle-même permet d'augmenter le métabolisme.

Un rapide point sur le café

Le café induit des effets néfastes dont il vaut mieux se prémunir (dérèglement de la sensation de fatigue). Ainsi, si vous pouvez ne pas en prendre, c'est une très bonne résolution. Je vous fournis ci-dessous l'explication scientifique.

Dans notre cerveau, nous avons des récepteurs à la molécule d'adénosine. Ce sont de microscopiques compartiments qui lui permettent de s'y placer tout au long de la journée. À force d'accumulation au sein du cerveau, ces molécules procurent une sensation de fatigue de plus en plus intense à mesure que la nuit approche. Cette accumulation d'adénosine sera ensuite évacuée pendant le sommeil. C'est une des raisons qui explique que l'on ne se sente plus fatigué au réveil.

Cependant, la molécule de café a une structure moléculaire proche de celle de l'adénosine, elle a donc la possibilité de se placer dans ces mêmes récepteurs. Le problème est qu'elle a l'effet inverse de celui de l'adénosine puisqu'elle inhibe la sensation de fatigue. En agissant de la sorte, elle va forcer le cerveau à produire plus de récepteurs à adénosine. Le cerveau veut que la sensation de fatigue apparaisse graduellement au cours de la journée et plus particulièrement le soir. En effet, plus il y a de récepteurs libres dans le cerveau (non occupés par une molécule de caféine), plus les molécules d'adénosine peuvent s'y loger.

À terme, et même lorsque l'on ne boit plus de café, les nombreux récepteurs entraînent une sensation de fatigue beaucoup plus importante que s'il y avait un nombre de récepteurs normal. Le consommateur régulier de café est donc dans l'obligation de continuer à en boire s'il ne veut pas être fatigué. Plus il consomme, plus il est obligé d'augmenter les doses progressivement pour maintenir un état d'éveil normal. On retrouve ici les caractéristiques d'une addiction. Comme pour la cigarette, il est tout à fait possible d'arrêter d'en consommer. L'arrêt est plus facile puisqu'il n'y a pas de substances psychotropes. De plus, la plasticité cérébrale permet de retrouver un état normal si l'on n'a été un consommateur ponctuel (il s'agit de mon expérience personnelle).

Malgré ce méfait principal, il semblerait que le café ait des effets positifs sur la santé (d'après des études scientifiques récentes). C'est pourquoi, comme pour le lait, en prendre relèvera d'une préférence subjective (à condition de ne pas prendre plus de trois à quatre tasses par jour et pas après 17 heures - au delà de cette quantité, il est devient objectivement mauvais). Être à l'écoute de vos sensations est aussi un bon indicateur de votre tolérance. Personnellement, au delà d'une tasse, je ne me sens pas bien et j'ai l'impression de me faire du mal. De ce fait, je préfère considérer cette boisson nocive (même si elle ne l'est pas objectivement) afin de limiter ma consommation. Dans tous les cas, l'eau se doit de rester l'hydratation principale (vous pouvez subsituer le thé au café également).

Désormais, je vais développer les mécanismes physiologiques qui ont lieu lors du jeûne intermittent.

Après une prise alimentaire (phase de nutrition) :

Si le corps reçoit une source de glucides par un apport extérieur, le pancréas va sécréter de l'insuline afin de diminuer le taux de glucose sanguin (les glucides sont transformés en glucose après avoir été ingérés). L'objectif du pancréas est de rétablir un taux de glucose stable aux alentours d'1 g/litre de sang. Plus la charge glycémique est importante (prise en compte de la quantité de glucides et de l'index glycémique conjointement), plus la sécrétion d'insuline le sera. Les stockages, soit sous forme de glycogène, soit dans les tissus adipeux, seront d'autant plus élevés par voie de conséquence (transformation du glucose en triglycéride, composant de la graisse).

S'il le pic d'insuline est faible, le glucose sera soit utilisé directement comme source d'énergie, soit transformé en glycogène (assemblage de molécules de glucose mises bout à bout). Ce stockage en glycogène se fait à l'intérieur des cellules du foie et des muscles. Un stockage sous forme de graisse a lieu uniquement lorsque la charge glycémique est trop élevée pour le corps.

Lorsque l'on ne mange pas (durant le jeûne) :

Le glucagon, hormone de déstockage et antagoniste à l'insuline est aussi sécrétée par le pancréas. Son rôle est d'aller puiser dans les stocks de l'organisme (glycogène, tissus graisseux) afin de les transformer en glucose. On voit donc que cette réaction chimique est l'inverse de la précédente.

La première réserve à être mobilisée est celle du glycogène hépatique (foie). Une fois qu'elle est épuisée, le corps va puiser dans les tissus graisseux. On voit ici l'intérêt de se maintenir en état de jeûne le plus longtemps possible afin de puiser dans ses réserves graisseuses.

En parallèle, une bonne consommation d'eau permettra d'optimiser l'évacuation des déchets issus de cette réaction chimique. Ce faisant, le corps aura la possibilité de continuer à métaboliser les graisses et n'aura pas à interrompre le processus à cause d'une présence excessive de déchets métaboliques. De manière générale, l'eau sera votre meilleur allié lorsque vous serez en phase de jeûne (aide à passer un peu la sensation de faim, fournit des micronutriments à organisme).

Il faut donc chercher à produire le plus de glucagons possible pour permettre au corps d'utiliser la graisse corporelle comme source d'énergie. C'est possible si les niveaux d'insuline sont bas. Ne pas consommer de glucides pendant la phase de jeûne est un prérequis indispensable. Pendant la période de nutrition, il conviendra de consommer des aliments à index glycémique bas et/ou de baisser la consommation de glucides (on retrouve ici le même levier que dans la première technique de perte de poids).

Le seul bémol de ces réactions physiologiques est la possible mobilisation des muscles pour fournir de l'énergie (entre 8 à 12 heures de jeûne). Ce phénomène se nomme le catabolisme musculaire. Il est d'autant plus significatif que vous aurez développé votre masse musculaire (ce qui est normalement et heureusement, pas votre cas). En effet, comme le corps ne considère pas les muscles comme des éléments essentiels à la survie, il n'hésitera pas à les atrophier afin de les utiliser comme source d'énergie.

L'ensemble des procédés utilisés par le corps pour puiser dans les réserves

Plus généralement, rappelons qu'en cas de déficit des nutriments principaux (protéines, glucides, lipides), le corps va chercher à puiser dans la forme stockée de ces nutriments afin de fournir de l'énergie. Il existe trois réserves principales :
- la réserve de glucoses stockés dans les muscles et le foie, appelées glycogène par le procédé de glycogénolyse,
- la réserve d'acides gras stockées dans le tissu adipeux via la lipolyse (et la cétogenèse),
- et la réserve d'acides aminés (les protéines sont constituées de chaînes d'acides aminés) stockés principalement dans les muscles, via la protéolyse.

On retrouve le suffixe -lyse dans ces trois réactions chimiques. Il vient du grec et signifie « délier », « détacher » (cela permet de mieux s'en souvenir).

Ci-dessous, vous pouvez voir un schéma très détaillé de l'ensemble des processus corporels permettant de stocker ou déstocker les nutriments ingérés afin de faire fonctionner le métabolisme.

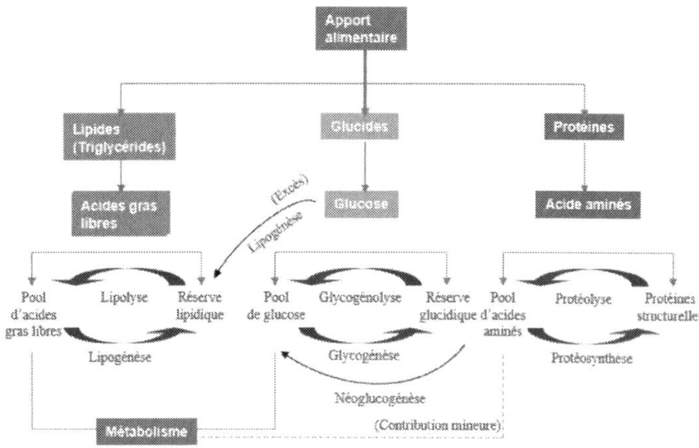

Voies métaboliques énergétiques simplifiées

Source : La diététique de la musculation - Olivia Meeus et Frédéric Mompo

Les petites habitudes auxquelles il faut prendre garde

Après une période de jeûne de 16h, vous aurez probablement faim lorsque viendra le moment de prendre votre repas du midi (surtout au début de votre pratique). Ainsi, vous aurez sûrement tendance à manger des quantités plus élevées, plus rapidement. Or, agir de la sorte provoquera une forte sécrétion d'insuline et donc un stockage en graisses corporelles. Les efforts fournis pendant la période de jeûne pourraient s'avérer vains.

Maîtriser votre faim et ne pas y répondre de manière compulsive vous sera d'une grande aide dans cette situation (certains éléments des chapitres précédents, notamment sur le mental, sont utiles).

De plus, pour être sûr que vous ne mangiez pas plus que nécessaire, votre repas doit idéalement durer entre 10-15 minutes. Si vous le souhaitez, vous pouvez mettre un timer (portable, montre), surtout au début, afin d'évaluer le temps de vos repas. Manger par petites portions et prendre votre temps est aussi une autre option.

Cet interval de 10-15 min n'est pas arbitraire, il correspond au temps nécessaire pour que l'estomac communique au cerveau et lui indique que les quantités ingérées sont suffisantes.

Plusieurs options pour le jeûne

Option 1 : Intermittent

Comme nous l'avons vu, il s'appuie sur une période inférieure à 24 h sans s'alimenter, bien souvent de 16 h (des études ont démontré les meilleurs effets positifs pour ce nombre d'heures). Vous prendrez donc deux repas principaux à 13 heures et 21 heures sans prendre de petit-déjeuner le matin. L'objectif sera de poursuivre un maximum le jeûne nocturne.

Bien que vous puissiez jeûner selon différentes plages horaires, cette façon de procéder procure de nombreux avantages (possibilité de manger à l'extérieur avec d'autres personnes lors des autres repas, taux de cortisol élevé le matin qui incite l'organisme à davantage puiser dans les réserves). Si vous avez l'envie et la possibilité de faire un footing le matin (l'utilisation de musique peut vous aider), vous serez à même de profiter d'autant plus de cette période de jeûne. Néanmoins, je suis conscient que notre niveau d'énergie ne nous le permet pas vraiment.

Si ce changement s'avère trop brutal, vous pouvez toujours repousser l'heure du petit-déjeuner dans un premier temps (d'1 h tous les jours). Le seul inconvénient est que vous devrez probablement l'emporter avec vous. Prendre son petit-déjeuner avec soi n'est pas très pratique (à moins de manger des fruits) c'est pourquoi le sauter directement est plus intéressant (mais plus dur).

Lors des repas, j'insiste une dernière fois là-dessus, fiez-vous à votre faim tout en faisant attention de ne pas manger en excès, notamment des glucides sous peine de faire augmenter de manière trop importante l'insuline, et donc de stocker l'excédent calorique. Pour limiter le stockage, les glucides complets seront favorisés (riz, pâtes).

En somme, comme vous n'aurez pas mangé pendant un temps conséquent, votre corps cherchera à faire le plus de réserves possible si vous lui en donnez l'occasion. Cette tendance s'explique par la période de jeûne, interprétée comme une forme de menace (changement brusque des habitudes).

Vous pourrez grignoter des collations saines au cours de l'après-midi en cas de faim (nous les avons définies dans un chapitre précédent, mais des légumes et fruits sont parfaits).

N'hésitez pas à vous faire des repas suffisamment copieux le soir tout de même pour tenir le jeûne pendant 16h. Dans la mesure du possible, ne pas consommer de glucides le soir est idéal.

Bien que vous deviez respecter le jeûne, je conçois aussi que s'endormir en ayant faim est assez illusoire. En cas de nécessité, je vous suggère donc de prendre un ou plusieurs fruits. De même, si vous ressentez de grosses difficultés le matin, vous pouvez, à mon sens, manger quelques fruits (ils diminueront légèrement vos résultats de perte de poids).

Enfin, à mesure que vous maîtriserez le jeûne intermittent, vous pourrez repousser votre repas du midi si vous n'avez pas faim. Plus vous y parviendrez, plus vous perdrez du poids. La période de nutrition est la variable clé qui joue le rôle d'accélérateur dans votre perte de poids. Pousser le jeûne jusqu'à 16 h ou 18 h ou réaliser un jeûne complet de 24 h seront donc particulièrement efficaces.

Procéder ainsi sera possible car vous remarquerez une diminution drastique de votre faim au fil des semaines. Ce dernier point nous amène à parler du jeûne complet.

Option 2 : Le jeûne complet

Dans ce cas-ci, vous ne mangerez qu'une fois par jour (par exemple le soir). Ce jeûne sera réalisé jusqu'à 3 fois par semaine maximum, et ce, après au minimum un mois de pratique du jeûne intermittent. Il permettra d'accélérer vos résultats et de franchir de nouveaux paliers de perte de poids si vous ne parvenez plus à perdre. Néanmoins, vous ne devriez pas en avoir besoin très tôt, le jeûne intermittent sera déjà très efficace.

Pour mener à bien ce genre de jeûne, en plus d'avoir de l'expérience dans votre pratique, il est nécessaire que vous ayez développé un meilleur rapport à la faim (ne pas avoir une attitude réactive lorsque celle-ci apparaît) ainsi qu'une force mentale plus forte (la pratique du sport vous aidera pour cela - vous pouvez aussi relire la section qui y est dédiée). Comme il faut un certain temps pour développer ces deux qualités, c'est ce qui explique ma recommandation de ne pas faire de jeûne complet au début de votre perte de poids. C'est une pratique fatiguante. Lorsque l'on fait pas mal de choses dans sa journée, le défi pour le mental est significatif.

Encore une fois, il n'y a aucune réticence à avoir à l'égard d'un jeûne, et même pour une durée de 24h. Le corps a énormément de réserves, il peut tenir pendant des dizaines de jours sans manger. En cas de surpoids, cet état de fait est encore plus vrai. La seule condition à respecter est une bonne hydratation car seuls quelques jours sans eau sont mortels.

Après une journée de jeûne complet, vous pourrez espérer une perte de 100 à 200 g de graisse pure. À titre de comparaison, cette perte serait obtenue par la pratique d'un mois de course à pied, deux fois par semaine à allure modérée, et pendant un temps suffisant pour mobiliser les réserves de graisses (au moins 30 min).

Comme pour toute tehnique de perte de poids, l'achat d'une balance la plus précise possible vous fournira une mesure exacte de votre évolution.

Un dernier point sur le jeûne intermittent

Il permet de faire des économies d'argent. Ne pas manger le matin ou pendant des journées entières permet d'obtenir un gain substantiel à la fin du mois. Il n'est pas négligeable pour votre budget. En plus de perdre du poids et d'améliorer votre santé, votre situation financière est impactée positivement. Voilà une autre bonne raison pour le pratiquer avec d'autant plus d'entrain.

Après le jeûne intermittent (lorsque vous aurez obtenu les résultats escomptés)

Vous pouvez continuer à pratiquer le jeûne intermittent si vous le souhaitez (certaines personnes le voient comme un mode de vie) où reprendre un rythme classique à base de trois repas par jour et des petits encas sains en cas de faim. Si vous ne voulez pas reprendre de poids, il sera indispensable que les bonnes habitudes alimentaires énoncées dans ce livre soient ancrées en vous. Faire du sport de temps à autre est un plus mais ce n'est pas indispensable. Il aide simplement à corriger des repas copieux et des « petits plaisirs ». Comme nous le verrons dans le chapitre qui lui est consacré, il faut à mon sens le voir comme une habitude extrêmement saine qui a plein de vertus et procure du bien-être. De plus, bien qu'il y ait un effort à fournir sur le moment, celui-ci ne vous paraîtra pas insurmontable une fois votre force mentale développée.

Nous avons fait le tour des différentes techniques de perte de poids les plus efficaces selon moi. Vous avez sûrement fait votre choix. Encore une fois, je vous recommande plutôt de suivre le jeûne intermittent.

Pour savoir d'où vous partez, nous allons maintenant calculer quelques indicateurs.

Estimer sa situation corporelle actuelle

Pour ce faire, nous allons définir l'IMC (Indice de masse corporelle) et de l'IMG (Indice de masse grasse). Ces deux indices vous permettront aussi de savoir si votre situation corporelle ne présente plus de danger pour votre santé.

$$IMC = [Masse\ (en\ kg) / Taille^2\ (en\ m)]$$

Si la valeur est comprise entre 19 et 25, vous avez un poids normal.
Entre 25 et 30, c'est une situation de surpoids.
Au-delà de 30, le surpoids est qualifié d'élevé.

Ensuite, il convient de calculer votre IMG à partir de la formule suivante :

$$1.2 \times IMC + 0.23 \times \text{âge} - 10.8\ (\text{uniquement pour les hommes}) - 5.4$$

Pour les femmes l'IMG doit être compris entre 25 et 30. S'il est supérieur à 30, vous avez trop de graisses dans votre corps.

D'autre part, pour les hommes, il doit être compris entre 15 et 20. Au-delà de 20, vous avez également une quantité trop importante de graisses.

Cela dit, ces indices ne doivent pas être suivis et pris en compte trop à la lettre. Ils sont considérés comme approximatifs, imparfaits. Enfin, peu importe ce qu'indiquent ces mesures, le plus important est votre ressenti personnel vis-à-vis de votre corps. S'il vous convient et qu'il n'y a pas de danger pour votre santé, c'est parfait.

Enfin, ils ne sont plus pertinent lorsque l'on est musclé (le muscle est plus lourd que la graisse corporelle).

Le rythme idéal de perte de poids

Quelle que soit la technique de perte de poids utilisée, il est préférable de perdre aux alentours de 2-3 kg par mois. Au-delà de ce rythme, la dégradation des tissus musculaires est accrue (si vous consommez entre 1.5 et 2 g de protéines par kilogramme de poids corporel, vous limitez toutefois ce phénomène).

Cela dit, pour les personnes en situation de surpoids avancé, il sera nécessaire de perdre aux alentours de 6 kg mensuellement pendant quelques mois.

Ce rythme de perte de poids vous habituera progressivement à votre nouveau corps. L'organisme a aussi besoin de temps pour s'adapter au changement. À l'inverse, une perte trop rapide peut déboussoler tant psychologiquement que physiologiquement.

En tout cas, les premiers résultats seront là pour récompenser vos efforts au bout de quelques semaines. Ils serviront de base pour entretenir le cercle vertueux du progrès et vous donneront envie de persévérer.

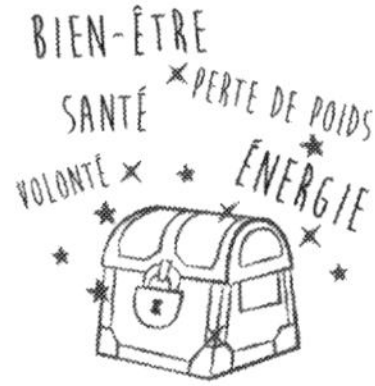

8. Des recettes pour manger sainement

Personnellement, je ne cuisine pas vraiment et me contente de repas simples et sains dont le goût me convient. Néanmoins, il peut être préférable de savoir cuisiner quelques bons plats afin de rompre une certaine monotonie alimentaire.

Si vous êtes amateur de cuisine et que passer du temps dans ce lieu ne vous dérange pas, je vais vous proposer quelques recettes qui me paraissent bonnes et qui ont un bon rapport temps investi / goût du plat. En effet, passer une partie significative de sa journée en cuisine et à manger est rebutant et n'incite pas à cuisiner.

Et puis, être aux fourneaux pendant longtemps peut s'avérer être une source de motivation ou de découragement lorsque vous commencez à modifier vos habitudes alimentaires. Identifiez ce que vous ressentez. Si cela vous ennuie éperdument, restez sur des plats simples qui respectent l'ensemble des éléments évoqués dans ce livre. Dans le cas contraire, la réalisation de recettes simples et saines sera une aide supplémentaire pour entretenir vos bonnes habitudes.

Toutefois, il ne faut pas faire d'amalgame entre recettes et manger sainement. Vous n'avez pas besoin de passer du temps en cuisine pour avoir de bonnes habitudes alimentaires. Il suffit de respecter le schéma du repas idéal constitué d'une source de protéines, de glucides, (de lipides) et de légumes tout en privilégiant un fruit juteux en dessert. Ce genre de repas peut se préparer très rapidement (maximum 30 min) et vous pouvez faire autre chose pendant que les aliments cuisent.. Vous aurez simplement à cuire les légumes avec la source de féculents complets tout en préparant la source de protéines en parallèle (poulet, poisson, autre viande, oeufs). Rajoutez ensuite quelques épices et aromates sur celle-ci ou dans votre plat. Un filet d'huile d'olive (et de citron) par-dessus l'ensemble et vous avez un repas qui conviendra parfaitement pour la majorité du temps. Référez-vous aux parties dédiées en cas de doute.

Et puis, si vous souhaitez avoir plus de recettes sous la main, je ne peux que vous conseiller l'achat d'un livre qui propose des recettes saines et au goût agréable ou de faire des recherches sur Internet.

Certaines recettes présentées dans ce chapitre ne respectent pas parfaitement les principes énoncés dans ce livre (notamment les desserts à la fin). Tant que vous ne les réalisez pas trop souvent et que vous les combinez, si possible avec des aliments sains (ex : fruits entiers pour les recettes de desserts), il n'y a aucun souci. De plus, elles requièrent parfois des ingrédients particuliers, ce qui peut prendre du temps.

Voici une liste du matériel dont vous aurez besoin pour préparer les recettes présentées dans ce chapitre : casseroles, poêle antiadhésive, cocotte peu profonde, planches à découper, plaques de four résistantes, jeu de couteaux, moule à gâteaux pour les desserts, timer (ex : votre téléphone) et robot multifonction (il n'est pas absolument nécessaire mais peut vous faciliter la tâche).

Recette n° 1 : Wraps de salade au poulet et à la sauce hoisin

Temps de préparation : 20 minutes

Ingrédients : 1 mangue, 2 cuillères à soupe de sauce hoisin (sauce barbecue chinoise), 2 filets de poulet, 1 laitue, une barquette de cresson (optionnel).

Préparation : Faites chauffer une poêle antiadhésive sur feu vif. Retirez la peau de la mangue puis préparez des petits morceaux. Pressez le noyau au-dessus d'un bol pour récupérer la pulpe et le jus, mélanger avec la sauce hoisin pour faire un assaisonnement.

Découpez les filets de poulet pour avoir des morceaux de même taille . Versez une cuillère à soupe d'huile d'olive dans la casserole, un peu de poivre et de sel marin. Faites griller les filets de poulets 2 à 3 minutes de chaque côté.

Pendant ce temps, préparez la laitue et le cresson éventuellement puis disposez-les dans l'assiette.

Former des wraps avec les feuilles de salade, les morceaux de poulet, de mangues et la sauce hoisin.

Calories	Matières grasses	Acides gras saturés	Protéines
289 kcal	9.6 g	1.8 g	31.3 g

Glucides	Sucres	Sel	Fibres
20.3 g	19.2 g	1.3 g	2.5 g

La quantité importante de sucre n'est pas dramatique. Elle est en partie liée à la mangue (qui ne doit pas être considérée comme du sucre mais plutôt comme des glucides). J'ai décidé de laisser les choses présentées de la sorte car c'est un amalgame que vous rencontrerez souvent.

La sauce, quant à elle, n'est pas idéale mais se marie bien avec la mangue ce qui très agréable (malgré la teneur élevée en sucres).
Cela dit, il convient de ne pas réaliser cette recette trop souvent, surtout à cause de la sauce.

Recette n° 2 : Salade niçoise revisitée au saumon

Temps de préparation : 20 minutes

Ingrédients : 2 filets de saumon avec la peau écaillée et sans arêtes (sous forme de pavé rose), 300 g de haricots verts, 2 œufs, 8 olives noires avec le noyau, 2 cuillères à soupe de yaourt grec.

Préparation : Placez le saumon dans une passoire métallique au-dessus d'une casserole remplie d'eau bouillante, couvrez et faites cuire 8 minutes.

Nettoyez les haricots, ôtez l'extrémité de la tige, puis faites-les bouillir dans l'eau sous le saumon pendant 6 minutes ou jusqu'à ce qu'ils soient cuits mais pas mous.

Déposez les œufs à côté des haricots verts et faites-les cuire entre 5 min et demie et 6 min pour qu'ils soient mollets (cela permet de conserver un jaune liquide).

Pendant ce temps, coupez les olives en deux, ôtez le noyau, puis hachez finement la chair. Incorporez-en la moitié dans un récipient avec les 2 cuillères à soupe de yaourt et un trait de vinaigre (balsamique ou de vin rouge), goûtez et assaisonnez légèrement au besoin avec du poivre noir et sel marin.

Transférez le saumon sur une planche, égouttez les œufs et les haricots verts dans la passoire. Mettez les haricots verts dans l'assiette. Passez les œufs sous l'eau froide pour les refroidir et les manipuler sans vous brûler, retirez la coquille et coupez-les en quatre. Émiettez le saumon en jetant la peau.

Placez tous les ingrédients sur l'assiette, versez l'assaisonnement et finissez avec une cuillère à café d'huile d'olive extra-vierge et une pincée de poivre.

Calories	Matières grasses	Acides gras saturés	Protéines
389 kcal	24.7 g	6 g	38.3 g

Glucides	Sucres	Sel	Fibres
6.5 g	5.2 g	0.7 g	3.3 g

Recette n° 3 : Carbonara aux boulettes de chair à la saucisse

Temps de préparation : 15 min

Ingrédients : 150 g de tagliatelles, 2 saucisses, 1 bouquet de persil frais à feuilles plates (environ 15 g), 1 œuf, 30 g de parmesan

Préparation : Faites cuire les tagliatelles dans une casserole d'eau bouillante selon le temps indiqué sur le paquet (aux alentours de 10 min). Puis égouttez en gardant l'équivalent d'un mug de jus de cuisson. Pendant ce temps, incisez la peau des saucisses pour récupérer la chair puis, avec les mains mouillées, façonnez-la en un maximum de boulettes. Les cuire dans une poêle antiadhésive sur feu moyen avec une cuillère à soupe d'huile d'olive, ajouter un peu de poivre et remuer jusqu'à ce qu'elles soient bien cuites et bien dorées. Puis coupez le feu.

Émincez finement le persil (tiges et feuilles), battez-les avec l'œuf et un trait d'eau de cuisson des pâtes. Puis râpez finement du parmesan dedans également.

Incorporez l'ensemble des préparations (pâtes, boulettes et sauces) dans une casserole et remuer pendant 1 minute environ pour permettre à l'œuf de cuire lentement dans le mélange. Allongez avec un bon trait d'eau de cuisson. Assaisonnez légèrement avec du poivre et du sel marin. Versez le tout dans une assiette et décorez avec un peu de parmesan finement râpé.

Rajouter une source de légume permettra de rendre le plat encore plus sain.

Calories	Matières grasses	Acides gras saturés	Protéines
633 kcal	30.6 g	10.8 g	33.6 g

Glucides	Sucres	Sel	Fibres
59.3 g	3.1 g	1.7 g	2.6 g

Recette n° 4 : Petit-déjeuner mexicain

Temps de préparation : 15 min

Ingrédients : 1 à 2 piments frais de différentes couleurs, 4 œufs, 1 boîte de haricots noirs, 1 avocat mûr, 1 citron vert

Préparation : Tranchez finement le ou les piments (prendre quelques morceaux uniquement). Les verser dans une poêle antiadhésive sur feu moyen avec 1 cuillère à café d'huile d'olive. Quand ils commencent à grésiller, cassez les œufs dessus et, à l'aide d'une cuillère, déposez les haricots noirs et la moitié du jus de la boîte autour des œufs. Assaisonnez avec du poivre noir et du sel marin, et cuire pendant quelques minutes (jusqu'à ce que le blanc soit bien cuit et que le jaune reste liquide). Coupez l'avocat en deux pour le dénoyauter, coupez-le en tranche puis disposez-le dans la poêle. Versez un peu de jus de citron par-dessus le plat. Crevez les jaunes et servez.

Vous pourrez rajouter une ou deux sources de glucides (banane, pain complet) pour avoir un petit-déjeuner plus consistant.

Calories	Matières grasses	Acides gras saturés	Protéines
381 kcal	24.8 g	5.8 g	23.8 g

Glucides	Sucres	Sel	Fibres
11.1 g	1.2 g	0.9 g	12.1 g

Recette n° 5 : Poulet pané à l'ail

Temps de préparation : 20 minutes

Ingrédients : 2 filets de poulet, 2 tranches de pain complet aux céréales, 1 gousse d'ail, 1 citron, 50 g de roquette

Préparation : Écrasez les filets de poulet jusqu'à ce qu'ils soient uniformément plats. Cassez le pain en morceaux dans un robot multifonction, puis pelez, coupez et ajoutez l'ail. Puis, mixez en fines miettes. Appliquez la préparation sur le poulet en l'aplatissant grossièrement sur les deux faces avec la main.

Mettez la poêle sur feu moyen. Faites revenir le poulet pané dans 1 cuillère à soupe d'huile d'olive pendant 3 minutes de chaque côté ou jusqu'à ce qu'il soit doré et bien cuit. Tranchez-le, transférez-le sur les assiettes, ajoutez la roquette (ou de la salade assaisonnée à l'huile d'olive extra-vierge et vinaigre). Coupez le citron et versez du jus sur le poulet.

En fonction de votre faim, vous pouvez préparer des féculents semi-complets ou complets et une source de légumes en guise d'accompagnement.

Calories	Matières grasses	Acides gras saturés	Protéines
366 kcal	11 g	2 g	36.6 g

Glucides	Sucres	Sel	Fibres
32.1 g	2.4 g	1.1 g	5.8 g

Recette n° 6 : Rumsteck à l'italienne

Temps de préparation : 10 min

Ingrédients : 1 cuillère à soupe de pignons de pin, 250 g de rumsteck, 2 cuillères à café de pesto vert, 40 g de roquette (ou salade), 15 g de parmesan

Préparation : Posez une poêle antiadhésive sur feu vif et faites dorer les pignons de pin en les remuant régulièrement. Retirez-les quand ils sont dorés. Ôtez le gras du rumsteck, coupez-le finement et mettez-le dans la poêle pour le faire griller (il faut qu'il demeure bien rosé à l'intérieur).

Étalez le pesto sur un plat. Tranchez finement la viande en biais, puis disposez-la sur le plat. Disposez la roquette ou la salade ainsi que les pignons de pins par-dessus. Mélangez un peu de sauce pesto restante avec 1 cuillère à soupe d'huile d'olive extra-vierge que vous verserez ensuite sur la viande. Râpez le parmesan sur l'ensemble du plat.

Calories	Matières grasses	Acides gras saturés	Protéines
312 kcal	21.1 g	5.3 g	32.2 g

Glucides	Sucres	Sel	Fibres
0.7 g	0.5 g	1 g	0.3 g

Recette n° 7 : Fricassée de porc au caramel

Temps de préparation : 20 min

Ingrédients : 200 g d'épaule de porc, 200 g de jeunes carottes extra-fines si possible de différentes couleurs, 4 oignons nouveaux (si vous ne les trouvez pas, des oignons classiques feront l'affaire – comme pour les carottes), 2 cuillères à soupe de sauce teriyaki, 2 cuillères à soupe de miel liquide.

Préparation : Posez une grande cocotte peu profonde sur feu vif. Coupez le porc en morceaux d'environ 5 cm, et mettez-les dans la cocotte avec 1 cuillère à soupe d'huile d'olive et une pincée de sel marin et de poivre noir. Nettoyez les petites carottes puis coupez l'extrémité supérieure. Faites cuire l'ensemble pendant 12 min en remuant régulièrement jusqu'à ce que le tout soit bien doré. Pendant ce temps, nettoyez et émincez les oignons.

Versez un trait d'eau dans la cocotte pour la déglacer, puis incorporez les oignons, la sauce teriyaki et le miel liquide (2 cuillères à soupe de chaque). Poursuivez la cuisson 3 minutes en remuant régulièrement jusqu'à ce que le porc soit bien lustré et bien caramélisé. Vous pouvez servir.

Comme pour la première recette, il convient de prendre garde à la quantité assez élevée de sucre (apporté par le miel liquide en majeure partie). Ce plat ne doit pas être réalisé trop souvent.

Calories	Matières grasses	Acides gras saturés	Protéines
332 kcal	20 g	5.9 g	19.2 g

Glucides	Sucres	Sel	Fibres
20.1 g	19 g	1.3 g	3.9 g

Recette n° 8 : Curry de poisson

Temps de préparation : 15 min

Ingrédients : 200 g de tomates cerises de différentes couleurs, 250 g de filets de poisson (colin, cabillaud, haddock) sans la peau ni les arêtes, 1 cuillère à soupe de pâte de curry Korma, 1 cuillère à soupe de confit de citron, 2 petites boîtes de lait de coco (soit 400 ml).

Préparation : Versez 1 cuillère à soupe d'huile d'olive dans une grande cocotte peu profonde sur feu vif. Coupez les tomates en deux et placez-les dans la cocotte (la peau vers le bas de préférence). Faites cuire 2 min sans les bouger le temps que la peau se chiffonne. Pendant ce temps, coupez le poisson en morceaux.

Ajoutez le poisson, la pâte de curry Korma, le confit de citron et le lait de coco dans la cocotte. Mélangez, portez à ébullition, puis laissez mijoter 6 min. Servir le tout dans une assiette.

Calories	Matières grasses	Acides gras saturés	Protéines
257 kcal	13.3 g	6 g	26.4 g

Glucides	Sucres	Sel	Fibres
8.2 g	7 g	0.9 g	2.1 g

Recette n° 9 : Cookies aux pommes (pour 24 cookies)

Temps de préparation : 25 min

Ingrédients : 100 g de pommes séchées, 200 g de farine à gâteaux (contenant de la poudre à lever), 100 g de beurre doux, 100 g de sucre roux en poudre, 1 œuf

Préparation : Préchauffez le four à 200 °C (th7). Enduisez d'huile d'olive deux plaques de cuisson (non disposées dans le four). Broyez les pommes dans un robot multifonction jusqu'à ce qu'elles soient finement hachées, puis ajoutez la farine, le beurre coupé en cubes, le sucre. Broyez en fines miettes pendant 1 minute. Toujours dans le robot, incorporez l'œuf jusqu'à ce qu'il soit bien mêlé à la pâte.

Déposez 24 morceaux sur les plaques de cuissons puis formez des cookies. Mettez au four 8 à 10 minutes ou jusqu'à ce qu'ils soient légèrement dorés. Attendez un peu pour laisser refroidir puis dégustez.

Pour 1 cookie :

Calories	Matières grasses	Acides gras saturés	Protéines
89 kcal	3.8 g	2.2 g	1.1 g

Glucides	Sucres	Sel	Fibres
13.1 g	6.9 g	0.2 g	0.7 g

Recette n° 10 : Poires au chocolat

Temps de préparation : 15 min

Ingrédients : 40 g de noisettes émondées (sans l'enveloppe protectrice marron), 2 poires, 50 g de chocolat noir à 70 %, 2 grosses cuillères de glace vanille.

Préparation : Faites revenir, en remuant régulièrement, les noisettes dans une grande poêle antiadhésive sur feu vif pendant 2 minutes jusqu'à ce qu'elles soient légèrement dorées, puis versez-les dans un mortier pour les écraser avec un pilon. Épluchez les poires, coupez-les en deux puis disposez-les sur la poêle pendant 1 minute.

Ensuite, déposez les poires dans les assiettes, l'intérieur vers le haut. Cassez le chocolat dans la poêle. Pendant qu'il fond, disposez les noisettes sur l'assiette et posez la boule de glace par-dessus. Si vous n'avez pas mis tout le chocolat à fondre, râpez en copeaux ce qu'il reste sur la glace. Disposez le chocolat fondu sur les poires. Dégustez.

Calories	Matières grasses	Acides gras saturés	Protéines
275 kcal	14 g	5.2 g	3.9 g

Glucides	Sucres	Sel	Fibres
28.3 g	27.9 g	0.1 g	0.8 g

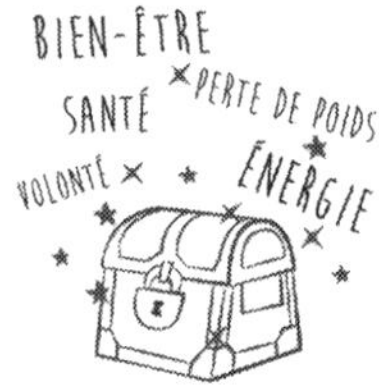

9. Le sport : un atout pour le bien-être et la perte de poids

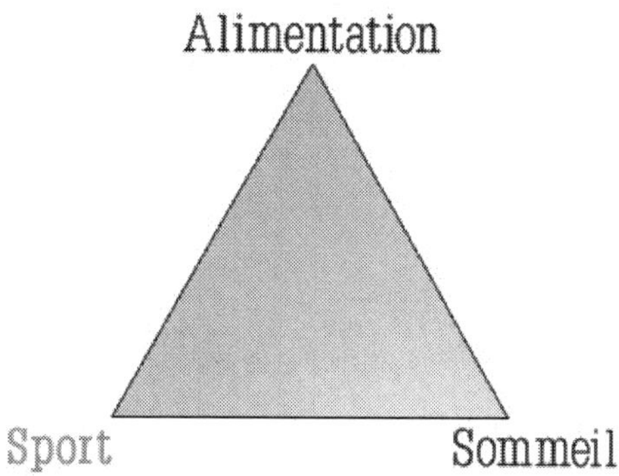

Je n'en parle pas beaucoup et plutôt à la fin de ce livre, car pour ma part, il n'est pas indispensable pour perdre du poids. Cela dit, il l'est pour d'autres raisons d'où la nécessité d'en parler.

Pour ce qui est de la perte de poids, comme vous le savez sûrement, son intérêt principal est de favoriser une balance calorique journalière déficitaire par l'augmentation de vos dépenses d'énergies. Si vous pratiquez une activité sportive, mettez en place une technique de perte de poids et mangez sainement, vous êtes assuré de perdre du poids.

Même si vous ne faites pas de sport actuellement, vous verrez que le changement de vos habitudes alimentaires augmentera drastiquement votre niveau d'énergie et vous ressentirez un besoin de vous dépenser. La pratique sportive viendra toute seule. Elle sera devenue une nécessité.

Dans les prochaines sections de ce chapitre, nous allons donc faire un tour d'horizon des différents sports que je vous recommande.

Le footing

Ce sport est le meilleur en termes de temps investi / bienfaits. Il se pratique à l'air libre dans un espace vert pendant au moins 30 min. Plus celui-ci est long, plus vous mobiliserez vos réserves de graisses pour fournir de l'énergie. Si vous ne pouvez pas le faire en extérieur, l'utilisation d'un tapis roulant en salle de sport est toujours possible. Il permet de quantifier les calories dépensées. Son désavantage principal est qu'il oblige de courir à une vitesse fixe, ce que je ne trouve pas naturel (bien que souhaitable). En somme, voir vos dépenses caloriques vous aidera à prendre conscience de la difficulté de brûler des calories par le sport contrairement à la facilité de leur ingestion. C'est un autre facteur qui pourra limiter votre prise calorique à l'avenir.

En cas d'absence de tapis roulant, vous pouvez tout de même approximer votre dépense énergétique lors de vos footings en extérieur. Elle est de l'ordre de 1 kcal / kg / km. Si un individu pèse 70 kg, il brûlera 70 kcal par km parcouru. Comme on peut le constater, la dépense énergétique dépend de la distance parcourue et non de la vitesse. D'où l'intérêt de ne presque jamais vous arrêter lorsque vous courez même si vous avancez très lentement. (ex : marcher). Je vous proposerai une autre méthode plus loin. Vous pouvez aussi investir dans une montre sportive connectée.

Pour connaître la distance que vous parcourez, il convient d'estimer la vitesse à laquelle vous courez. Pour cela, voici quelques références : marche normale (4 km/h), marche rapide (6 km/h), jogging débutant (8 km/h), jogging intermédiaire (10 km/h), jogging expérimenté (12 km/h).

En multipliant votre vitesse estimée par le temps de votre footing, vous obtenez la distance que vous avez parcourue et par voie de conséquence votre dépense calorique.

Par exemple, un footing à 10 km/h pendant 30 minutes implique une distance parcourue de 5 km. Si l'on reprend l'exemple de l'individu précité (70 kg), ceci implique une dépense de 350 kcal.

Si vous n'avez jamais couru jusqu'alors et que vous pensez ne pas en avoir la force, je vous suggère tout de même de commencer par un footing très lent au début. Il vous permettra de déterminer un parcours faisable pour vous. Ainsi, comme vous l'aurez fait une première fois, vous remarquerez que ce n'était pas insurmontable et vous aurez, de ce fait, davantage confiance en vos capacités.

Au début de votre pratique du footing, il conviendra de pas courir jusqu'à l'épuisement afin de limiter au maximum le facteur découragement. Vous aurez besoin de construire votre mental et votre identité sportive.

Vous courez donc à votre rythme tout en essayant de maintenir un niveau de difficulté minimum. Il devrait nécessiter un peu l'utilisation de votre mental pour continuer à courir.

En tout cas, j'admets que ce n'est pas un sport très facile . Il le sera de plus en plus à mesure que vous le pratiquerez. Cela dit, vous aurez très souvent besoin de fournir un effort pour vous lancer même après des années de pratique (surtout si vous courez un jour sur deux).La seule différence est que vous deviendrez meilleur et aurez alors besoin d'augmenter votre rythme pour maintenir un niveau de difficulté acceptable.

Par ailleurs, vous n'êtes pas obligé de le pratiquer selon une fréquence bien précise, le mieux est d'y aller quand vous en ressentez le besoin, lorsque vous en avez un minimum envie. Si vous avez de bonnes raisons derrière et que vous êtes déterminé, vous pourrez le pratiquer quand bon vous semble.

À mon sens, la plus grande incitation viendra du besoin intérieur que vous ressentirez (lié à vos bonnes habitudes alimentaires). Au bout de 2 à 3 jours maximum, vous sentirez l'obligation d'en faire sous peine de ne pas vous sentir bien.

Pour ce qui est de l'état d'esprit, il convient de ne pas vous poser trop de questions, que ce soit avant de partir ou pendant la course. Rien ne sert d'intellectualiser. Vous avez simplement besoin d'être à l'écoute de votre corps pour ajuster le rythme de votre footing au besoin.

À mon sens, un des intérêts principaux de ce sport est sa capacité à développer la force mentale. Elle vous aidera à maintenir vos bonnes habitudes alimentaires mais aussi dans d'autres domaines de votre vie.
Elle vous permettra de continuer à courir malgré la difficulté, vous n'abandonnerez pas à moins de subir une blessure grave.

Si le footing devient insoutenable (ce ne devrait pas être le cas si vous ajustez votre rythme, quitte à courir très lentement), vous pourrez réaliser des pauses au cours de votre parcours afin d'éviter toute frustration qui pourrait vous inciter à ne plus courir à l'avenir.

Néanmoins, il se peut qu'au bout d'un certain temps, ce sport devienne un besoin profond pour vous (et tant mieux). La question « Est-ce que je continue à courir ? » ne vous traversera plus l'esprit. Tout comme pour les habitudes alimentaires, le footing fera partie intégrante de votre vie.

Lorsque vous ne vous sentirez pas bien (ex : émotions négatives), il vous donnera un coup de boost. En effet, le footing est particulièrement efficace pour éliminer tout état interne négatif. Cet effet provient de la forte sécrétion d'endorphines durant et après sa réalisation.
De plus, il génère une bonne fatigue qui favorise grandement un endormissement rapide et un sommeil de qualité (le prochain chapitre est dédié à l'optimisation de ce dernier).

Le footing et la perte de poids

Courir augmentera votre métabolisme pendant plusieurs jours. Les muscles sollicités durant l'exercice continuent de brûler des calories 72 h après l'effort. Vos chances de prendre du poids seront d'autant plus réduites.

Comme je l'ai précisé, il est important de courir pour une période d'au moins 30 min. Courir lentement ne pose pas de problèmes puisque les lipides (qui constituent le tissu adipeux) nécessitent d'importantes ressources et du temps pour être dégradés et fournir de l'énergie au corps.

Ainsi, leur utilisation diminue grandement quand l'intensité de l'exercice augmente : le « débit » de libération de l'énergie des lipides devient trop faible pour soutenir l'effort. À l'inverse, la part de glucides consommée augmente avec l'intensité de l'effort.

Ainsi, plus vous courez longtemps et à une allure modérée, plus vous mobiliserez vos réserves de graisses. De plus, courir pendant une durée assez longue permet aux réserves de glycogènes de se vider, obligeant la mobilisation des graisses ensuite.

La figure ci-dessous montre la répartition de la consommation énergétique dans le quadriceps en fonction de l'intensité de l'effort. On constate que la part de glycogène mobilisée augmente nettement avec l'intensité. La part des lipides est maximale à 57 % de VO2 max puis chute pour une intensité plus élevée.

Répartition de la consommation énergétique en fonctionde l'effort dans le muscle vaste externe (quadriceps). La part de glycogène augmente avec l'intensité. La part des lipides est maximale à 57% de VO_2 max, puis diminue nettement à 72% de VO2 max.

D'après van Loon et al. (2001)

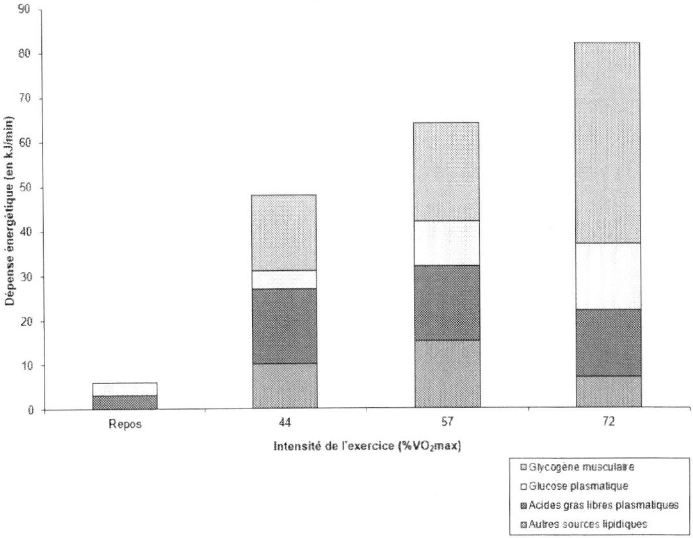

Par conséquent, courir assez lentement, à allure faible, est bénéfique lorsque l'on cherche à perdre du poids. À mon sens, le mieux reste tout de même de courir à votre rythme et de ne pas vous culpabiliser si votre rythme diminue (presque au contraire).

Qu'est-ce que la VO2 max ?

Les éléments présentés dans cette section ne sont pas indispensables à connaître mais ils peuvent servir de repères si vous souhaitez suivre votre progression ou évaluer votre niveau actuel (je ne l'utilise pas au quotidien).

La VO2 max (V pour « volume », O2 pour « dioxygène », max pour « maximal ») est l'abréviation de « consommation maximale d'oxygène ». Elle peut se définir comme le débit maximum d'oxygène[10] que le corps peut traiter pendant un certain laps de temps, son unité est conventionnellement le ml/min/kg. Cette mesure est prédictive du niveau de performance de l'individu. C'est une limite physiologique qui peut néanmoins être améliorée avec l'entraînement.

Lors d'un effort physique, nos muscles ont besoin d'oxygène pour fonctionner. Il permet de transformer l'énergie stockée localement (sous forme de glycogène ou de lipide) en énergie utilisable par les fibres musculaires. Cet oxygène qui transite par les poumons après la respiration est ensuite transporté jusqu'aux muscles grâce aux globules rouges.

10. Le terme oxygène est souvent employé. Il s'agit d'un abus de langage. L'O2 (dioxygène) a deux atomes d'oxygène. Par soucis de simplification, j'emploierai le terme oxygène tout de même.

Comment la calculer ?

Dans un premier temps, il faudra calculer votre VMA (Vitesse Maximale Aérobie) qui correspond à la vitesse de course pour laquelle vous êtes à 100 % de votre VO2 max. Soit dit en passant, le terme aérobie renvoie à un effort qui utilise du dioxygène pour créer de l'énergie tandis qu'un effort anaérobique n'en utilise pas (effort très court).

La première façon de connaître votre VMA est de faire le test du demi-Cooper. L'objectif est de courir la plus grande distance possible en 6 minutes. Pour ce faire, vous devrez courir sur un terrain d'athlétisme qui dispose de marquages au sol pour connaître la distance parcourue (un tour de stade fait 400 mètres environ).

Par exemple, si un individu parcourt 1 600 mètres en 6 minutes, sa VMA sera donc de 1 600/100 = 16 km/h. C'est une VMA élevée.

Pour passer à la VO2 max, il suffit de multiplier par 3.5 la VMA obtenue précédemment, ce qui donne 16*3.5 = 56 VO2 max.

Cette personne devra courir à une allure deux fois plus faible soit environ 8 km/h pour mobiliser au maximum ses réserves de graisses. En effet, l'utilisation des graisses est optimale lorsque 56 % de la VO2 max est utilisée pour le quadriceps (colonne du milieu du graphique précédent).

L'expérience d'entraînement est un autre facteur qui permettra une utilisation plus importante de vos réserves de graisses. Comme le montre le schéma suivant, plus vous êtes entraîné, plus la part de lipide utilisée pour fournir de l'énergie à votre corps l'est également.

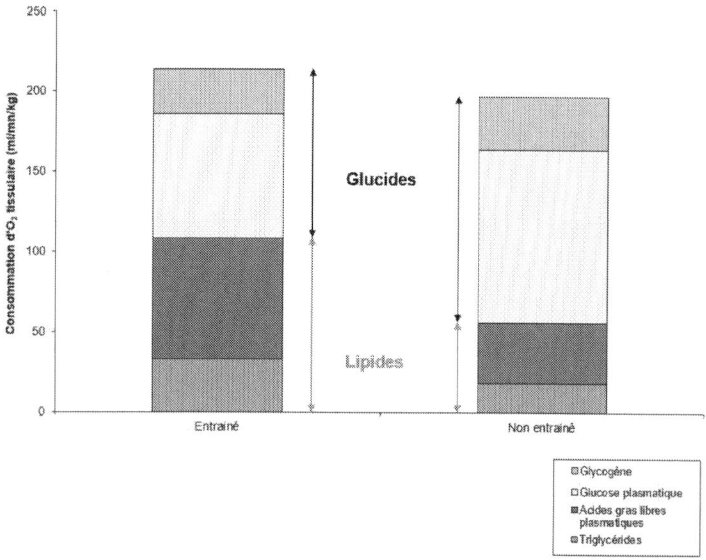

Effet de l'entraînement sur la répartition de la consommation énergétique. Pour un même exercice, la part des glucides est plus faible pour un membre entraîné. D'après Satin et Astrand (1993)

Pour résumer, vous avez trois leviers pour mobiliser au maximum vos réserves lipidiques : la durée de l'effort, un rythme de course modéré, un corps entraîné fréquemment.

À quel moment est-il préférable d'aller courir ?

Lorsque l'on cherche à perdre du poids, il est préférable de le faire à jeun c'est-à-dire le matin. Il s'agit du meilleur moyen pour puiser dans ses stocks d'énergie.

Personnellement, je préfère courir en fin d'après-midi / début de soirée (voire tard le soir, vers 21 heures). Ce sont les moments où j'ai le plus d'énergie et d'envie. Selon la chronobiologie, la première période (fin d'après-midi) correspond au moment où l'efficacité cardiovasculaire, la température corporelle et la force musculaire sont au plus haut (environ entre 17 heures et 19 heures). Tous ces paramètres font qu'il est idéal de pratiquer une activité sportive à ce moment de la journée. La force musculaire étant optimale, un entraînement de musculation est aussi approprié (je parle de ce sport à la fin du chapitre).

Néanmoins, si un autre moment de la journée vous convient mieux, il est préférable de suivre votre ressenti.

Si vous avez adopté le jeûne intermittent comme méthode pour perdre du poids, faire le footing pendant votre période de nutrition (entre 13 heures et 21 heures) aura le double avantage de vous permettre de maintenir votre masse musculaire et d'avoir plus d'énergie.

Où courir ?

Le mieux est de courir dans des endroits où il y a n'a pas trop de monde comme la forêt, la montagne ou même sur la plage (dans ce dernier cas, le sable ajoute une difficulté supplémentaire et attention à une surcharge musculaire). Bien que les deux derniers environnements ne soient pas nécessairement accessibles, il y a probablement une forêt ou un parc à proximité de votre lieu d'habitation. En effet, la qualité de l'air que vous respirez est d'autant plus importante quand vous courez (cherchez à éviter la pollution). Ainsi, je vous déconseille de courir en période de forte chaleur (plus de 30°C). Le rayonnement solaire et les polluants produits par les automobiles vont former de nouveaux polluants, appelés ozone. En temps normal, notre corps parvient à filtrer ces polluants. Lorsqu'ils sont trop nombreux, ils perdent leur efficacité et les éléments néfastes pénètrent dans les poumons. Ils peuvent causer des difficultés et nusient à la santé à long terme. Ne pas courir lors de pics de pollution est une habitude salutaire. Pour vérifier la qualité de l'air, je vous recommande d'aller sur le site Airparif. Il recense l'état de l'air dans toute la France.

Enfin, bien que la France ne soit pas parfaite en terme de gestion de la pollution, elle fait partie des pays avec la meilleure qualité d'air (top 10 environ). Plus tard, si vous souhaitez avoir un air de grande qualité, voici les pays les moins pollués par ordre décroissant : Islande, Suisse, Costa Rica, Suède, Norvège, île Maurice et France (7ème selon ce classement).

De plus, je ne vous recommande pas un espace cloîtré tel une salle de sport à moins que vous viviez dans une grande ville et qu'il n'y a pas d'espaces verts à proximité.

Enfin, favoriser les lieux tranquilles permettra de vous focaliser sur votre course (respirations, sensations corporelles) sans vous préoccuper d'autrui (et du regard qu'il peut porter sur votre corps).

Matériel pour courir

Pour ce qui est de l'équipement de course, c'est assez simple : une bonne paire de baskets, un tee-shirt, un short. Pour l'hiver, un vêtement de compression est un bon choix (j'en utilise un pour le haut du corps) accompagné d'un bonnet et de gants.

L'achat d'une montre premier prix est pertinent pour se mettre dans l'état d'esprit « sport » et pour déterminer le temps de parcours.

L'achat d'une poche à eau peut également limiter la perte de performance liée à l'effort continu. Il peut s'agir d'une aide précieuse surtout si vous décidez de courir pendant longtemps (au-delà de 1h).

De manière générale, boire permet de maintenir une meilleure performance. En avoir avec soi et s'assurer de boire souvent est primordial. Cela dit, le footing est un sport pour lequel il n'est pas pratique d'avoir une bouteille avec soi (je n'en prends pas personnellement).

Techniques pour avoir l'énergie et l'envie d'aller courir

Avant d'aller courir, j'apprécie prendre un fruit (parfois plusieurs) et boire pas mal d'eau. Cela permet de me mettre dans un bon état énergétique. Je me sens plus en forme pour attaquer la course. Si vous avez mangé un bon repas peu de temps auparavant, cela peut être inutile.

De même, l'utilisation de musiques motivantes peut s'avérer utile surtout si vous n'avez pas envie de faire un footing. Choisissez une musique énergique, qui vous transcende en quelque sorte. Vous pouvez utiliser cette motivation extrinsèque pour vous lancer à chaque fois et ainsi ancrer l'habitude en vous. Pour vous donner un exemple personnel, j'ai utilisé pendant un temps des musiques d'une chaîne Youtube appelée NCS. Ces musiques fournissent l'élan, le plaisir et l'envie d'aller courir. Couplé à un besoin physiologique de se dépenser, cela forme le parfait cocktail pour se lancer dans les meilleures conditions.

Écouter de la musique en même temps que vous courez peut vous permettre d'oublier la douleur. Néanmoins, vous pouvez, comme moi, préférez vous concentrer sur votre corps et sur vos sensations. Elle permet de saturer l'esprit de telle sorte que des pensées décourageantes peuvent plus difficilement faire surface. J'ai moi-même utilisé la musique au début de la musculation pour m'aider à faire les premières séances et afin de prendre un peu plus de plaisir malgré la souffrance. Maintenant, j'ai tellement réalisé de séances que je n'ai plus de doutes sur ma capacité à utiliser ma force mentale pour les réaliser. Ainsi, je vous conseille de faire de même, à savoir commencer votre pratique sportive avec de la musique puis l'abandonner progressivement à mesure que vous gagnerez en expérience et en force mentale.

Une autre petite technique intéressante est de mettre votre tenue de sport. Ce simple geste vous incite à agir et à aller faire votre footing. Il paraît improbable de se dévêtir, vous êtes en quelque sorte engagé dans la réalisation d'une séance de sport.

Vous pouvez aussi déterminer une heure précise à laquelle vous irez courir (ex : 17h) ou demander à des amis, à votre famille de vous accompagner dans votre course.

Tous ces éléments peuvent fonctionner mais ils ne sont pas aussi efficaces que le suivant : déterminer votre ou vos raisons intrinsèques. Vous les trouverez en répondant à la simple question : Pourquoi ? Si vous avez une raison suffisamment forte, vous aurez un regain d'envie théoriquement. Notez-en quelques-unes, la qualité et la quantité sont importants.

À quelle fréquence faire du sport ?

Le footing est un sport exigeant tant du point de vue énergétique que musculaire. Il est préférable de ne pas courir tous les jours mais plutôt tous les 2 à 3 jours. Par exemple, vous pourrez décider de courir le lundi, le mercredi et le vendredi. Le mardi et le jeudi pourront être des journées dédiées au repos ou à la pratique d'une autre activité sportive (ex : musculation). Les samedis et dimanches pourront faire l'objet de séances de sport différentes telles que le vélo ou la natation.

Cette répartition des séances de sport est assez idéale. J'adopte rarement une telle distribution (uniquement lors des vacances d'été). La plupart du temps, je fais du sport par envie ou par nécessité physiologique. Je ne fais pas vraiment attention à la fréquence. Toutefois, il m'est arrivé de me fixer des objectifs sportifs de temps à autre (courir tous les jours pendant un certain temps).

De plus, cette organisation de vos séances de sport est probablement trop exigeante si vous n'avez pas réalisé beaucoup de sport par le passé. Le mieux est de trouver un rythme qui vous convient.

Plus vous ferez de séances, plus vous vous construirez une identité sportive solide et profonde. C'est un ressenti qui s'acquiert avec le temps. Un bon indice que vous y êtes parvenu est d'être parfaitement à l'aise pour en parler et/ou d'avoir un fort mental quand vous faites du sport.

Ainsi, vous aurez une pratique régulière, sans y faire attention puisque le sport fera partie de votre « identité ».

Les difficultés rencontrées lors de la course et après

Si vous n'êtes pas habitué à courir, il est possible que vous fassiez l'expérience de différents obstacles qui pourront vous décourager.
À commencer par les points de côté, ces douleurs intenses ressenties sur le flanc inférieur du corps. Ils sont souvent liés à une mauvaise respiration. Pour les faire disparaître, vous pouvez serrer fortement votre poing et le coller au niveau de la zone douloureuse tout en respirant profondément. Si la douleur est toujours présente au bout de 2-3 min malgré ces quelques mesures, il est possible de s'arrêter ou de trottiner

à allure lente. Une fois que la douleur a cessé, assurez-vous de respirer correctement par la suite et de courir à un rythme qui vous convient (probablement plus faible).
Se concentrer sur sa respiration et ses sensations (pour savoir s'il est bon de ralentir ou non) sont les deux seuls éléments d'attention pour s'assurer de courir longtemps (en plus d'un certain mental qui vous aide à continuer malgré la douleur). Rappelons que plus vous courez longtemps, plus vous mobiliserez vos réserves de graisses.

Le regard des autres

Votre surpoids peut être à l'origine de certains regards de travers lors de séances sportives comme le footing ou tout autre sport. L'important est de rester concentré sur votre objectif et de ne pas vous laisser déstabiliser par les autres. Ce qu'ils font ou disent a très peu d'importance pour vous. Vous avancez vers votre objectif et rien ni personne ne peut vous arrêter.

Cas marginal

Enfin, vous pourrez utiliser le footing en cas de sensations désagréables après un repas trop gras ou trop sucré. C'est ce que fait beaucoup mon frère, peu importe où il est. Il en arrive même à s'autoriser à mal manger lorsqu'il sait qu'il pourra courir peu de temps après. Ce réflexe rejoint le concept dont je vous ai parlé dans un chapitre précédent concernant la combinaison aliment sain / malsain pour avoir une balance neutre au global. Cela permet d'éviter l'apparition de toute frustration.

Vous acceptez de mal manger à condition d'aller faire du sport ensuite. Bien que cette solution demeure un bon compromis, son utilisation doit préférablement demeurer assez rare.

La marche sportive

Si vous n'êtes pas du tout familier de l'activité physique, la marche sportive est une bonne alternative avant de faire des footings. Néanmoins, je trouve que cette dernière n'est pas assez sportive. Dès que possible, je vous recommande de faire une activité physique plus intense.

C'est un niveau au-dessus de la marche classique car elle requiert un rythme plus soutenu. Vos séances devront durer entre 30 minutes et 1 h à la même fréquence que le footing c'est-à-dire 1 jour sur deux. Idéalement, la pratique quotidienne de ce sport est préférable d'autant plus qu'elle est moins traumatisante pour les articulations. Elle nécessite donc moins de récupération.

Une fois que vous souhaiterez passer au palier supérieur, vous pourrez commencer les footings.

Si la marche sportive est encore trop difficile pour vous, la marche classique est mieux qu'aucune activité physique. Tant que vous transpirez et que votre rythme cardiaque est élevé, c'est l'essentiel (peu importe votre vitesse). Personnellement, je trouve que cette dernière n'est pas assez sportive c'est pourquoi je ne la préfère pas à la course.

Ci-dessous, je vous transmets un tableau qui permet d'évaluer rapidement le nombre de calories qu'une activité comme le footing ou la marche permettent de brûler (c'est un calcul qui peut se substituer à celui que je vous avais proposé quelques pages plus haut).

Vitesse moyenne	Formule
Inférieure ou égal à 4km/h (marche classique)	200 × durée en heure
Entre 4 et 8km/h (marche rapide)	400 × durée en heure
Au-delà de 8km/h (footing)	750 × durée en heure

Par exemple, si vous courez pendant 30 min à une allure de footing, vous dépenserez : 750 × 0.5 = 375 kcal

Ou encore, une marche à 4 km/h pendant 30 min brûle : $200 \times 0.5 = 100$ kcal. Vous aurez cette perte au début de votre activité sportive. Vous bénéficierez d'une dépense calorique supplémentaire suite à la sollicitation des muscles (non prise en compte dans ce calcul). Cette dépense a lieu au repos.

Ces formules demeurent approximatives mais non moins efficaces. Plus votre allure est élevée, plus vous brûlerez de calories. Par exemple, si vous courez à 12 km/h, il faudrait théoriquement ajuster le coefficient de 750 à la hausse.

Le vélo

Pour varier votre pratique sportive, le vélo est un bon substitut à la course à pied. Si vous avez l'opportunité de faire des balades dans la campagne ou dans les champs autour de chez vous, c'est parfait.

Ce sport est moins difficile que le footing puisqu'il nécessite uniquement de la force mentale lors de montées difficiles.

Pour que le vélo soit une vraie pratique sportive, vous devrez rouler pendant longtemps. En effet, si vous faites habituellement un footing de 30-45 min, vous devrez faire le double de temps à vélo soit 1h-1h30 pour avoir une activité sportive équivalente (à un rythme soutenu).

Je vous conseille de faire de vrais grands tours de 2 h 30-3 h pour avoir le temps de faire une vraie boucle et de ressentir de la bonne fatigue.

Cependant, si vous êtes en situation de surpoids avancé, il se peut que ce sport soit temporairement inadapté.

Dans ce cas, une solution de remplacement peut vous convenir : le vélo elliptique (avec des poignées mobiles). Il permet de travailler de manière modérée la majorité des muscles du corps. C'est intéressant dans la mesure où plus un muscle est sollicité, plus il a tendance à métaboliser les graisses (nous en avons parlé dans la section sur la course à pied). Il est important d'augmenter la résistance jusqu'au stade où vous êtes dans l'effort sans être au maximum de vos capacités. Ensuite, vous pourrez vous fixer un objectif de calories à perdre lors de vos sessions et vous y tenir coûte que coûte. C'est une bonne habitude à prendre (ex : perdre 500 calories en 1h).

Cet appareil peut être une solution à court / moyen terme. Il est plus agréable de faire du sport en plein air. Néanmoins, si vous l'avez chez vous, vous ne subirez pas le regard des autres pendant que vous obtenez vos premiers résultats. L'important est de prendre confiance en vos capacités sportives. Cela dit, ces machines sont assez grandes et leur prix demeure élevé.

Pour vous donner mon avis personnel, je ne les apprécie pas car je trouve le mouvement peu adapté au corps et à une activité physique efficace. Cela dit, votre avis peut très bien différer du mien. Je ne peux que vous suggérer de tester cette machine et de voir si elle vous convient.

La natation

Ce sport est intéressant car il ne traumatise pas les articulations à cause de chocs (comme peut le faire la course à pied lors des impacts avec le sol, cela dit la récupération empêche les conséquences négatives de survenir). Il est donc pertinent de le pratiquer le plus souvent possible et particulièrement lorsque vous ne faites pas de course à pied. En somme, c'est une activité qui peut être réalisée en toute saison (surtout l'hiver).

De plus, c'est un sport qui fatigue assez rapidement tout comme le footing. Des séances de 45 min - 1 h devraient suffire à vous dépenser et à vous faire vous sentir bien.

Il peut être dérangeant de vous rendre dans une piscine municipale, toujours à cause du regard des autres. Si vous y êtes sensible, je suggère d'y aller à des horaires peu fréquentés ou à aller dans la mer si votre situation géographique le permet (vous développerez votre force mentale par la même occasion si la température est basse).

La musculation

Comme je vous l'ai dit au début de ce livre, mes habitudes alimentaires ont en partie changé grâce à la musculation. C'est un sport qui demande une forte discipline dans ce domaine.

Je ne vous demande pas de vous y mettre pour autant. Néanmoins, si vous choisissez de pratiquer ce sport, vous verrez que vos habitudes alimentaires seront renforcées. Vous serez amené à préciser vos connaissances et à développer un esprit critique. C'est un bon signe de l'assimilation des connaissances acquises.

Ainsi, l'adoption de ce mode de vie vous garantira un changement de vie. La musculation a énormément de vertus (autodiscipline, force mentale, bonne alimentation). Je demeure toutefois conscient que c'est un sport qui demande beaucoup d'efforts et il faut vouloir gagner en masse musculaire.

D'abord, et encore plus que pour le footing, vous devez déterminer vos raisons personnelles et avoir un objectif physique pour être satisfait. L'amélioration physique progressive apporte déjà une grande satisfaction (lorsque l'on se regarde dans le miroir). Les raisons que vous énoncez doivent être vraiment puissantes. C'est un point crucial. Elles doivent vous donner un regain de motivation. Pour tester lcur bon fonctionnement, supposons que vous êtes à la salle et que vous doutez de l'utilité de tous ces efforts, vous en avez « marre », repensez à vos raisons. Si elles sont suffisamment fortes, vous reprendrez la séance avec un nouvel entrain. Au bout d'un certain temps, disons un an, vous n'y penserez plus car vous aurez vraiment ancré le désir de changer en vous. Elles vous auront mis sur la rampe de lancement.

Ensuite, procurez-vous quelques livres pour commencer à vous intéresser au sujet et moins vous sentir perdu (je vous recommande le tome II de la *Méthode Delavier* et *Nutrition de la force* de Julien Venesson). Ces deux livres sont suffisants au départ. Il y a aussi de nombreuses ressources sur Internet.

Vous y apprendrez les principaux exercices de musculation ainsi que les fondements d'une bonne diète. Néanmoins, je vous donne déjà l'essence de ce qu'il faut savoir pour s'alimenter correctement (le livre sur la nutrition permet d'apporter des compléments d'informations plus spécifiques à la musculation).

Vous verrez néanmoins que la sollicitation d'un coach en direct pour vérifier l'exécution des mouvements est nécessaire.

Cela dit, il faut se rappeler que, dans un premier temps, comme vous chercherez à perdre du poids, vous ne pourrez malheureusement pas prendre de muscle. En effet, la prise musculaire nécessite un surplus calorique par rapport à l'apport calorique de maintien (métabolisme de base + activité physique). Son calcul a été fait lorsque nous avons abordé le plan alimentaire sous calorique.

Pour celles et ceux intéressés par la pratique de ce sport et qui souhaitent accroître leur masse musculaire, vous devrez donc prendre votre mal en patience. Toutefois, vous pouvez vous familiariser avec les mouvements en travaillant en séries longues avec des poids assez légers. Vous développerez l'endurance et le recrutement musculaire.

Ainsi, vous vasculariserez vos muscles et favoriserez la perte de gras. Sinon, vous pouvez aussi commencer par des entraînements de force qui permettront aussi de vous familiariser avec la discipline. L'objectif sera d'augmenter votre capacité à solliciter un maximum de fibres musculaires sur ordre de votre système nerveux (c'est la caractéristique de la force). Son développement ne nécessite pas de prendre en masse musculaire même si, plus on a de fibres, plus on peut potentiellement gagner en force. Par exemple, vous pourrez réaliser des tractions ou utiliser des poids qui permettent de faire peu de répétitions.

D'ailleurs, les premiers bodybuilders étaient dans une situation que l'on qualifierait aujourd'hui de surpoids tout en ayant les capacités d'hommes forts.

À terme, vous emprunterez deux chemins contraires, le premier pour perdre votre poids en trop et le second pour prendre du poids sous forme de muscles secs.

État d'esprit pour la musculation

Vous devez aimer ce sport, avoir envie d'y aller pour développer votre physique. Vous le faites pour vous, cela devrait vous inciter à donner votre maximum lors des séances.

De plus, vous devrez faire preuve d'une grande patience dans la pratique de ce sport. On obtient des résultats sur le long terme tout en faisant face à de nombreux obstacles et difficultés sur le chemin. Tout ceci vous forgera pour réussir dans ce que vous entreprendrez.

Un premier exercice intéressant :

Si vous voulez amorcer le processus de perte de gras au niveau du ventre, il est intéressant de faire des abdominaux. Cela permettra de vasculariser la zone et le corps aura tendance à puiser de l'énergie (stocké sous forme de graisses) dans cette région abdominale.

Ce n'est pas miraculeux mais c'est une habitude qui pourra vous aider à atteindre votre objectif. Et puis, si vous parvenez à vraiment perdre du poids et à devenir sec, vos muscles abdominaux seront bien dessinés car vous les aurez travaillés.

Pour ce faire, vous pouvez les réaliser à même le sol ou sur un tapis. Vous réaliserez 4 séries de 25 répétitions avec 30 secondes de repos entre chaque série et ce, tous les 2 jours (il est probable que vous ayez des courbatures le lendemain, si c'est le cas, il est important de laisser récupérer le muscle).

Pour réaliser le mouvement correctement, il faut avoir une trajectoire telle que votre plexus (haut de corps) rejoigne votre pubis (partie au-dessus de l'appareil génital). Ceci correspond à la fonction principale de la gaine abdominale. Afin d'éviter la sollicitation de l'iliaque (muscle des hanches), il ne faut pas trop monter le buste. Réalisez ensuite une bonne contraction à la fin du mouvement (léger maintient en haut) puis redescendez doucement. Ce mouvement s'appelle le « crunch ».

En complément, vous pourrez réaliser un gainage frontal ou latéral (planche) d'environ une minute. Ce mouvement est assez difficile, il permet de travailler le mental rapidement (surtout si vous montez beaucoup dans le chrono).

Enfin, pour avoir une séance complète, vous pourrez effectuer des relevés de jambes (l'inverse des crunches classiques). Il s'agira d'avoir les jambes tendues et de les remonter suffisamment haut pour ressentir la contraction du bas des abdominaux. Une autre option est d'effectuer une succession d'extensions de jambes (position tendue) et de flexions de jambes (position pliée) en restant à l'horizontal, allongé sur le sol. Vous reprendrez pour cet exercice le même schéma de travail que pour les crunches classiques. Il permettra de focaliser la sollicitation musculaire sur la partie basse des abdominaux. Encore une fois, si vous avez besoin d'un petit coup de boost, utilisez un peu de musique (cela vous aidera à dépasser l'inconfort de la douleur des débuts).

Deux petites séances rapides

Faire quelques pompes, abdominaux et flexions de jambes. Vous réaliserez autant de répétitions que votre envie du moment le permet (l'important est d'essayer de faire un peu de sport tous les jours). Vous pouvez idéalement aller jusqu'à 100 répétitions de chaque exercice avec une pause toutes les 25 répétitions d'1 minute 30 secondes environ. Personnellement, j'en fais souvent 50 mais vous pouvez en faire moins au début. Vous travaillerez ainsi la majorité de votre corps.

L’autre bénéfice est la possibilité de travailler un peu votre mental tous les jours.

Ces petits exercices seront réalisés sans sport classique. L'autre bénéfice est la possibilité de travailler un peu votre mental tous les jours.

Quand vous prendrez confiance en vous, vous pourrez arrêter ce genre de petites sessions sportives ou les faire moins fréquemment. Vous saurez que vous êtes capable d’être discipliné dans votre pratique sportive si vous le souhaitez.

Vous pourrez ainsi faire du sport quand bon vous semble et plus particulièrement quand vous en ressentirez le besoin.

Une autre session sportive, cette fois plus intense que la précédente (et donc meilleure en termes de résultats pour une perte de poids) est le programme HIIT (High Intensity Interval Training).

Il consiste à enchaîner des exercices d’une durée de 30 secondes avec un temps de repos de 10 secondes entre chaque exercice.

Viser une vingtaine de répétitions pour les exercices appropriés (ex : pompes).

Vous répéterez le cycle d'exercices le plus de fois possible. Commencez par le réaliser une fois puis augmenter le nombre de répétitions du cycle fréquemment jusqu'à atteindre environ 5 cycles. Votre entraînement ne devrait pas durer plus de 25-30 min.

Toutefois, si vous n'y arrivez pas, faites simplement de votre mieux. Vous pouvez remodeler la séance selon vos besoins (ce conseil s'applique à toute pratique sportive).

Cet entraînement intense fait transpirer rapidement et sollicite les réserves de graisses s'il est pratiqué suffisamment longtemps. En effet, les réserves de glycogènes s'épuisent très vite grâce à ce genre d'entraînement intensif.

Voici un exemple de combinaisons d'exercices :

- Chaise contre un mur
- Pompes
- Abdominaux
- Squats (flexion de jambes)
- Planche (gainage frontal)
- Courir sur place en montant les genoux
- Fentes avant (flexion de jambes unilatérale et alternée)
- Planche sur le côté (gainage latéral)

Les bienfaits du sport sur la santé

La réalisation d'une activité physique a de nombreuses vertus sur la santé et la performance, à commencer par une amélioration significative de l'humeur et de la capacité de concentration juste après sa réalisation. Ces phénomènes proviennent de la sécrétion d'endorphines et de l'amélioration du transport de l'oxygène dans l'organisme (le cerveau est mieux oxygéné).

À long terme, toute activité physique permet aussi de créer de nouveaux neurones dans l'hippocampe. Son volume augmentant, la mémoire à long terme s'en trouve améliorée.

Le sport a également des effets positifs sur le cortex préfrontal. Il permet d'empêcher ou du moins de limiter la diminution des facultés cognitives en vieillissant.

Ces raisons (et bien d'autres) font que la principale finalité de l'activité physique n'est pas de brûler des calories et de perdre du poids. Il s'agit plutôt de la voir comme une pratique indispensable au sein d'une bonne hygiène de vie quotidienne, d'un bien-être supérieur (bon cardio au quotidien, meilleure capacité pulmonaire). De plus, sa pratique est préventive contre de nombreux maux, autres que le surpoids, auxquels nous pouvons être confrontés au cours de notre vie.

Ainsi, il s'agira de voir le sport comme un moyen de se sentir mieux tout en investissant sur sa santé et le bon fonctionnement de l'organisme à long terme (tant mieux si vous perdez du poids par la même occasion).

Enfin, la pratique d'un sport collectif peut être un bon moyen de faire des rencontres et de nouer des amitiés.

Les obstacles à la pratique sportive

Il est possible que vous considériez le sport comme un fardeau, une obligation, quelque chose qu'on ne cesse de nous suggérer de faire mais qui peut sembler difficile à intégrer dans votre vie. Ainsi, vous pourriez ressentir de la culpabilité à ne pas en pratiquer. Si vous avez cette vision du sport, il est vrai qu'il est presque impossible d'en faire régulièrement. Votre rapport au sport ne vous soutient pas mais vous bloque plus qu'autre chose.

Il est vrai que certains sports apportent leur lot de souffrance, ce qui peut rebuter au premier abord. Pour ne plus être freiné par cet élément, je vous ai proposé d'avoir une nouvelle relation à la douleur. Pour reprendre rapidement mes suggestions, il est important de la voir pour ce qu'elle est, des substances chimiques qui transmettent une difficulté au cerveau par l'intermédiaire du système nerveux. Tant que

celle-ci n'est pas grave, insoutenable, il n'y a aucun problème. En plus de cela, cette douleur, quand vous y résistez, vous renforce vous et votre mental.
Enfin, cette souffrance diminue souvent à force de pratique car vous devenez de plus en plus performant, vos systèmes cardiovasculaires et pulmonaires sont plus entraînés (ex : pratique de la course à pied).

En plus de la diminution de la souffrance, vous ressentirez alors du plaisir pendant l'exercice puisque la douleur ne sera plus si exacerbée. Cette sensation de plaisir sera d'autant plus présente après la réalisation de l'activité physique.
Et puis, à plus long terme, il vous apportera de nombreuses vertus.

Pour toutes ces raisons, il ne faut pas le considérer comme un plus mais bien comme une pratique fondamentale qui est parfaite pour notre propre bien, avec des répercussions positives innombrables, et qui en dernier recours peut s'avérer plaisante.

D'autre part, un deuxième obstacle que vous pourrez rencontrer est le manque de temps pour pratiquer une activité physique. C'est une raison qui peut sembler légitime à première vue étant donné que les journées sont parfois bien remplies. Néanmoins, la majorité du temps, nous avons tout de même 30 min pour en faire au moins un jour sur deux.

Considérez ce temps, cette pratique sportive comme un des meilleurs investissements temporels que vous puissiez faire dans votre journée.

Le sport dans le cadre d'une perte de poids

Une petite nuance mérite d'être précisée. J'ai prôné ses vertus au cours des pages précédentes car c'est à mon sens un élément crucial à intégrer dans sa vie. Cependant, dans le cadre d'une perte de poids, comme vous serez en déficit calorique la majorité du temps, votre corps sera en besoin d'énergie, il ne sera pas au maximum de ses performances. Par conséquent, vous devrez redoubler de force mentale pour le réaliser. Si vous ne vous sentez pas performant, rappelez-vous que c'est normal. Faites de votre mieux pour persévérer.
Comme je vous l'ai suggéré dans le chapitre sur le footing, la consommation d'une ou deux bananes avant votre séance de sport pourra vous donner un coup de fouet en vous procurant une certaine dose d'énergie.

Encore une fois, l'idée d'une pratique sportive (comme le footing) est vraiment d'ancrer l'habitude dans votre vie. Le mieux est d'ailleurs de varier vos activités sportives au cours de la semaine en fonction de vos envies (la dimension plaisir entre en compte) et de vos ressentis. Par exemple, si vous avez quelques courbatures après une session de vélo, vous pourrez aller nager ou faire un peu de marche. Néanmoins, bien qu'avoir une activité sportive quotidienne soit optimal, celle-ci n'est pas indispensable (je précise cela afin de vous éviter tout sentiment de culpabilité). Mais elle peut faire progressivement partie intégrante de votre vie et vous aider à maintenir votre poids également. Vous aurez ainsi le sport en plus de bonnes habitudes alimentaires dans votre vie.

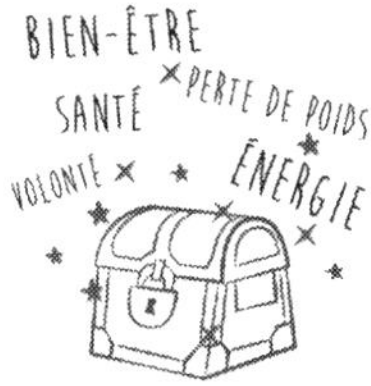

10. Comment avoir un sommeil de qualité ?

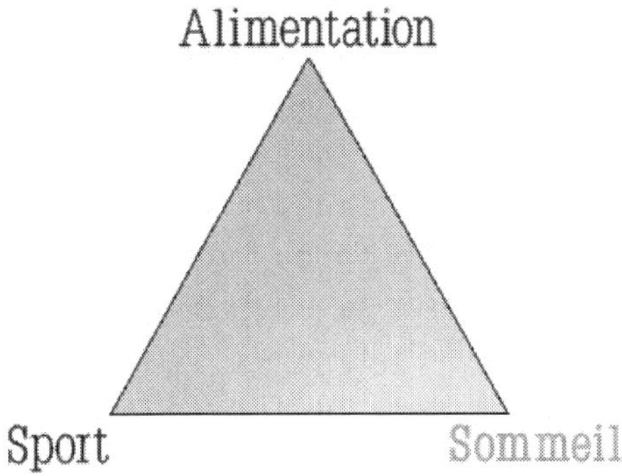

Le sommeil appartient aux trois piliers pour être performant et en bonne santé. Comme pour le sport, maîtriser votre sommeil vous évitera d'être souvent pris par des humeurs tumultueuses qui peuvent vous inciter à mal vous alimenter. Votre volonté sera plus forte et vous empêchera de céder systématiquement à la consommation d’aliments mauvais pour vous.

Comme vous le savez probablement, le sommeil est une phase de la journée durant laquelle le cerveau travaille activement pour intégrer ce que l'on a appris et se régénère.

Si vous avez eu tendance à négliger votre sommeil jusqu'alors, je vous conseille de remettre en question votre avis. Personnellement, la lecture du livre *Quand le sommeil nous éveille – Dormir pour construire son cerveau*, du Dr Marc REY, m'a beaucoup aidé à réaliser cela. De ce fait, je vous recommande également de le lire.

Identifier ses besoins en sommeil

Il est souvent dit que 8 h de sommeil par nuit est une nécessité. C'est en moyenne vrai mais les besoins en sommeil de chacun sont différents c'est pourquoi je vais vous proposer un système, basé sur le livre précité, pour déterminer le vôtre. Je l'ai moi-même utilisé et il m'a permis d'évaluer que j'ai besoin d'environ 9 h de sommeil. De plus, il m'a fait prendre conscience que des nuits de 6 / 7 h me procuraient un fort mal-être et une grande difficulté à sortir du lit.

Pour ce faire, je vous suggère de suivre le modèle du tableau ci-dessous (c'est un exemple).

Date	Heure de coucher	Heure de lever	Nombre d'heures de sommeil	Qualité du sommeil	Qualité du réveil	Commentaires
	23h	7h30	8h30	Bon	Correct	Je me suis endormi rapidement

Vous déterminerez votre temps de sommeil en faisant la différence entre l'heure de lever et celle de coucher. L'utilisation d'une montre connectée peut aussi être une bonne solution pour quantifier votre temps de sommeil.

La qualité du sommeil concerne le déroulement de la nuit. Avez-vous dormi d'une traite ou avez-vous été réveillé ? Il s'agira de donner une évaluation qualitative de votre nuit en utilisant une échelle de très mauvais à très bon. Personnellement, j'ai la chance d'avoir un sommeil de qualité et assez profond (je pense que c'est en partie lié au sport et à l'alimentation). Il y a des chances pour que vous ressentiez les mêmes bénéfices après l'intégration de ceux-ci.

Ce test vous permet également de déterminer quelle est votre heure de coucher optimale. Il est possible qu'après minuit votre sommeil soit de moins bonne qualité. En effet, dans la majorité des cas, lorsque l'on analyse le sommeil d'une personne, la période avant minuit, c'est-à-dire de 22 heures à minuit, contient plus de sommeil réparateur (sommeil profond).

La colonne juste à droite permet d'évaluer la qualité du réveil. Elle renvoie tout simplement à votre ressenti intérieur lors de votre réveil. Elle est bien souvent liée à votre nombre d'heures de sommeil. Encore une fois, vous l'évaluerez qualitativement de la même manière que précédemment.

Enfin, la rubrique commentaires vous permettra d'ajouter des détails spécifiques à la nuit que vous avez passée. Vous ajusterez les circonstances de vos prochaines nuits si nécessaire (ce n'est pas la colonne la plus utile).

Je vous suggère de tenir ce journal pendant deux semaines environ afin d'avoir une vue objective sur votre sommeil. Dans un premier temps, tenez-le dans des conditions normales et de façon quotidienne. Puis il s'agira de le réaliser une nouvelle fois en vacances lorsque vous n'aurez pas de contraintes de sommeil et que vous serez reposé.
En effet, le faire pendant les vacances est le plus révélateur car vous n'avez pas de contrainte de réveil le matin. Le réveil a lieu après après avoir satisfait votre besoin de sommeil quotidien. Quelques jours de vacances devraient vous permettre de récupérer d'une dette de sommeil également. Vous pourrez plus objectivement évaluer votre besoin en sommeil quotidien.

Comment tirer parti de cette analyse ?

Lorsque vous aurez déterminé votre nombre d'heures de sommeil nécessaires, munissez-vous de votre réveil et réglez-le à l'heure souhaitée (disons 7 heures).

Tous les matins, vous vous lèverez donc à cette heure définie et au fur et à mesure du temps, votre heure de coucher va s'ajuster pour que votre besoin en sommeil soit satisfait. Si vous avez besoin de 8 h / 8 h 30 de sommeil, vous serez fatigué aux environs de 23 heures / 22 h 30. Ainsi, votre sommeil sera de meilleure qualité ou du moins il répondra à vos besoins personnels. Vous serez donc plus en forme le lendemain.

Se lever et se coucher toujours à la même heure sont les façons les plus efficaces de s'assurer d'avoir un sommeil bien réglé et de qualité.

Cela dit, je me suis rendu compte que cette manière d'agir peut présenter certaines limites.

Bien souvent, on ne commence à être fatigué qu'à l'heure théorique de coucher. Il suffit d'avoir quelques difficultés pour s'endormir et on ne satisfait plus ses besoins de sommeil. De plus, maintenir une heure de lever précise crée une monotonie qui n'est pas toujours agréable.

De plus, je me suis rendu compte que cette manière de procéder ne fonctionne pas toujours (le corps a parfois du mal à se réguler). Personnellement, je ne suis pas encore parvenu à maintenir une discipline de réveil régulier sur une longue période au moment où j'écris ces lignes.

Toutefois, si vous souhaitez mettre en place cette habitude, elle vous permettra d'avoir un sommeil plus réparateur (plus de sommeil profond) même si vous dormez le même nombre d'heures, à des plages horaires différentes (1 ou 2 heures de différence). Vous permettez à votre corps d'ancrer une horloge interne stable. Pour cela, déterminer une heure de d'heures, à des plages horaires différentes (1 ou 2 heures de différences). Vous permettez à votre corps d'ancrer une horloge interne stable. Pour cela, déterminer une heure de coucher à laquelle vous êtes naturellement fatigué (pour ne pas rester dans le lit sans dormir) et respectez-la quotidienemment (elle dépendra souvent de votre chronotype, j'en reparle plus loin). Au final, vous serez moins fatigué, plus efficace au quotidien.

D'autre part, se soucher tard et se lever tard n'est pas équivalent à se coucher tôt et se lever tôt (même si on a théoriquement la même quantité de sommeil profond). En effet, plus on se couche tard, plus on pourra être exposé à des nuisances extérieurs (lumières, bruits, températures) qui perturbe le sommeil et la récupération.

Pour vous lever sans difficultés, il conviendra d'avoir une très bonne raison. De plus, la consommation de thé ou de café peuvent être de bonnes solutions pour vous aider pendant la phase de réglage du début (on est souvent fatigué).

Les hormones impliquées dans le sommeil

Pour nous inciter à dormir, le corps sécrète deux hormones. La première est l'adénosine qui est produite tout au long de la journée. Elle augmente progressivement la fatigue et l'envie de dormir (nous en avions parlé dans la section consacrée au café). Plus on est éveillé et plus on accumule d'adénosine. Après une bonne nuit de sommeil, la quantité d'adénosine présente dans notre cerveau diminue fortement (elle a été évacuée en quelque sorte).

La seconde est la mélatonine, celle-ci est sécrétée par le corps lorsque la rétine de nos yeux ne capte plus de lumière (apparition de l'obscurité). Ceci explique la nécessité de dormir dans le noir. Elle renforce également la sensation de fatigue et le besoin de dormir. Ainsi, il convient de s'exposer le plus possible à l'obscurité le soir et ne pas laisser le moins possible de lumière artificielle allumée.

Les mauvaises habitudes qui empêchent de dormir et les solutions à apporter

- Notre société actuelle est très orientée sur les écrans. Ces nouvelles technologies peuvent empêcher la sensation de fatigue d'émerger à cause de la lumière bleue qu'elles émettent. Elles inhibent fortement la sécrétion de mélatonine.

Comme il est difficile d'arrêter complètement les écrans avant de se coucher, je vous suggère d'installer le logiciel flux sur votre ordinateur et (ou) de configurer Night Shift (pour les IPhones) et Twilight (Android) sur votre smartphone. Elles permettent aux écrans de ne plus émettre de lumière bleue.

Bien que cette solution limite les effets néfastes des écrans, ceux-ci produisent toujours de la lumière normale qui limite la sécrétion de mélatonine. Il convient plutôt de lire un livre avant de vous coucher.

- La prise d'une médication (ex : somnifère) pour permettre de dormir n'est pas recommandée, elle peut créer une dépendance dont il est difficile de sortir. Vous pourriez alors penser qu'il est impossible de dormir sans les utiliser. De plus, la qualité de votre sommeil sera moins bonne et des effets secondaires pourraient faire leur apparition.

Les bonnes habitudes pour avoir un sommeil de qualité

- S'endormir dans un environnement calme est indispensable car les conditions extérieures influencent la qualité de notre sommeil même si nous n'en avons pas conscience. Elles n'ont pas uniquement un impact sur l'endormissement. Une température assez faible est aussi favorable au sommeil (entre 16°C et 18°C environ). Il vaut mieux avoir un peu froid que trop chaud.

- La pratique d'une activité sportive au cours de la journée favorisera l'apparition d'une bonne fatigue le soir et un sommeil de bonne qualité (plus de sommeil profond). Ces effets bénéfiques proviennent, entre autres, de la sécrétion d'adénosine induite par le sport (ex : footing, musculation).

- La consommation du dîner doit se faire le plus tôt possible pour que la digestion ne perturbe pas l'endormissement. Ne pas boire d'alcool permettra d'avoir un sommeil profond avec moins d'éveil au cours de la nuit.

- La lecture d'un livre avant de vous coucher est véritablement efficace pour dormir. J'utilise cette technique tous les soirs ou presque.

Pour qu'elle fonctionne, il convient de lire suffisamment jusqu'à ce que vous sentiez que votre esprit fatigue un peu. Si vous commencez à bailler, c'est aussi un bon signal que vous allez vous endormir une fois allongé dans votre lit.

La lecture a cette vertu car elle permet de se remplir l'esprit. Le travail intellectuel requis par la lecture est efficace pour se fatiguer. Cette sensation favorise considérablement l'endormissement. De manière générale, toute activité unisensorielle favorise l'endormissement (écouter quelque chose par exemple au lieu de lire, cela peut-être un podcast ou un livre audio - pour ce dernier, vous pouvez utiliser Audible).

- À part la lecture, le lit est préférablement réservé au sommeil.

- Le visionnement de films ou de séries, à défaut de ne pas lire, pourra permettre un endormissement rapide (à condition d'avoir configuré les logiciels précités pour ne pas avoir de lumière bleue).

- Idéalement, il convient de dormir en suivant les cycles naturels du soleil. Se coucher entre 21 heures et 23 heures et se réveiller entre 6 heures et 8 heures. Se coucher plus tôt permettra de maximiser la production d'hormones de croissance (durant les phases de sommeil profond avant minuit). Elle aide au maintien d'un corps jeune, en bonne santé et accroît nos performances globales (cette hormone est aussi impliquée dans la croissance musculaire). Respecter ses horaires de coucher et de lever permet aussi de respect le rythme circadien[11] (horloge biologique interne). Elles correspondent au chronotype principal des êtres humains. Il y a toutefois quelques exceptions (chronotype du matin ou du soir). Pour savoir à quel type vous appartenez, il convient de prendre conscience de votre heure de coucher dans le cas d'absence de contrainte (en vacances par exemple). C'est une information qui viendra compléter celle concernant votre besoin en sommeil (déterminé grâce à l'agenda du sommeil). Le chronotype est génétique et on ne peut pas le modifier. Il vaut donc mieux le connaître et le respecter.

Le sommeil profond est d'ailleurs la deuxième phase de nos cycles de sommeil qui fait suite au sommeil léger. La troisième est le sommeil paradoxal (ou *dream sleep* comme le disent les Anglo-Saxons, cette appellation est plus parlante). Nous réalisons plusieurs fois ces cycles au cours de chaque nuit. Ils durent environ 90 minutes. À mesure que la nuit passe, nous avons de plus en plus de sommeil et de moins en moins de sommeil profond.

- En plus de vous coucher aux heures précitées, j'insiste sur le fait que se lever à la même heure tous les jours est idéal.

11. Le jet lag est lié à un décalage entre le rythme circadien et l'heure de la journée. Par exemple, l'horloge interne indique qu'il fait nuit alors que la lumière est présente (lié aux différents fuseaux horaires).

Ainsi, votre corps s'autorégulera pour sustenter son besoin de sommeil. Par exemple, si vous avez une soirée et que vous rentrez à 1 heure du matin le week-end, il convient de se lever à la même heure qu'en semaine pour vous assurer de ne pas vous décaler (prend un café ou plusieurs thés peut être nécessaire). Vous serez donc fatigué plus tôt le lendemain et les jours suivants pour rattraper votre dette de sommeil. Bien qu'il soit idéal d'agir de la sorte, en pratique, avoir une journée où l'on est potentiellement très fatigué est difficilement supportable (le café peut aussi induire un revers désagréable).
Néanmoins, si vous êtes amené à vous lever et vous coucher toujours à la même heure, vous aurez la possibilité de régler votre horloge interne. Ceci permettra de vous lever naturellement à cette heure définie sans réveil.

Les conséquences d'un mauvais sommeil sur le poids

Le manque de sommeil perturbe la sécrétion des hormones régulant l'appétit (ghréline, leptine). La première hormone stimule l'appétit et la seconde nous informe que nous avons suffisamment mangé (sensation de satiété).

Le manque de sommeil fait que l'organisme est fragilisé, il aura donc tendance à sécréter davantage de ghrélines pour combler cette fatigue. Nous serons plus enclins à manger davantage que nécessaire.

De plus, la sécrétion de leptine diminue également avec le nombre d'heures de sommeil perdu. Ainsi, notre corps nous indique moins que l'on a suffisamment mangé.

Des études ont d'ailleurs montré que dormir moins de 6 h et après minuit était corrélé au surpoids.

Je vous parle de ces points car ils ont été constatés chez certains individus. Néanmoins, il ne faut pas les voir comme une généralité. L'idée est simplement de donner plus de valeur à un sommeil de qualité afin que vous l'intégriez dans votre quotidien si ce n'est pas déjà le cas.

Bien que le mauvais sommeil ait, dans certains cas, une influence sur la prise de poids, être en surpoids peut lui-même induire des troubles de votre sommeil. En effet, il a été démontré que le système respiratoire est parfois obstrué pendant le sommeil ce qui entraîne des difficultés respiratoires.

La clé pour ne jamais avoir de problèmes de sommeil

Un manque de sommeil a des effets néfastes sur de nombreux paramètres de la vie et notamment sur la prise de poids.

Néanmoins, l'appréhension de ne pas dormir est à éviter. Dans ce cas, vous pourrez vous créer des problèmes de sommeil. Cette phase de repos nocturne doit se passer naturellement.

Théoriquement, entre 15 et 30 min sont suffisantes pour s'endormir, si vous dépassez cette tranche, il est fort probable que rester dans votre lit ne vous fera pas dormir.

Dans ce cas, rien ne sert de paniquer, reprenez le livre papier que vous aviez lu avant d'essayer de dormir ou toute autre activité qui vous aide à vous endormir.

Vous ferez de nouveau cette activité jusqu'à ce que vous ressentiez les signaux de fatigue arriver de nouveau (bâillements par exemple). Tentez une nouvelle fois de vous endormir. Continuez à répéter le même processus jusqu'à ce que vous soyez vraiment fatigué et baillez de plus belle.

Si vous n'êtes pas fatigué, vous pouvez aussi sortir de votre lit, changer de pièce et faire autre choses en attendant que les signes de fatigue réapparaissent. En effet, on peut créer une association d'idées entre lit et état d'éveil si l'on n'y reste trop souvent sans dormir. Tout comme on n'attend pas dans la salle à manger d'avoir faim, on n'attend pas dans son lit pour avoir envie de dormir.

Cela dit, il arrivera toujours des moments (bien que rares) où vous aurez quelques difficultés à vous endormir. Avoir la bonne attitude vis-à-vis de son sommeil et s'attendre à parfois rencontrer quelques désagréments vous sera d'une aide précieuse dans votre rapport au sommeil. L'important est d'avoir la bonne approche et les bonnes solutions lorsque cette situation émerge.

La meilleure chose à faire est de ne pas se préoccuper de la difficulté à s'endormir. Vous empêcherez la formation de toutes émotions négatives. Ayez une forme d'indifférence à l'idée de dormir ou pas. Vous savez que vous allez forcément dormir au moins un peu ou que vous allez rattraper le manque de sommeil plus tard. Plus précisément, ces émotions négatives limitent notre nombre d'heures de sommeil. Il est impossible de ne pas dormir lorsque nous sommes dans notre lit (nous avons une perception temporelle erronée qui nous incite à croire que l'on n'a pas dormi). En réalité, nous dormons au minimum par intermittence. Il est vrai que c'est une réalité difficile à croire. De plus, compte tenu des éléments présentés dans ce chapitre, vous devriez sentir que vous avez un meilleur contrôle sur votre sommeil, vous êtes maître de votre sommeil. Ce sentiment crée une certaine sérénité dans l'approche que vous avez avec lui, ce qui aide grandement à ne pas avoir de problèmes la très grande majorité du temps.

De plus, *Le pouvoir du moment présent* (je vous en ai déjà parlé) aide dans ces moments-là puisqu'on apprend à être dans un état d'acceptation face à la situation et non de conflit. Ceci empêche aussi de créer des émotions négatives qui augmentent notre état d'éveil et nous empêchent de dormir.

Si vous pensez avoir des problèmes de sommeil assez conséquents et que les conseils prodigués ne sont pas suffisants, je vous recommande la lecture du livre *The Sleep Solution.* C'est un livre spécialisé sur le sommeil. Je me suis d'ailleurs inspiré de certains éléments essentiels du livre dans ce chapitre.

D'autres avantages d'un bon sommeil sur la perte de poids et sur la santé

– Bien dormir favorise un métabolisme corporel plus efficace. Il peut vous aider tant à perdre du poids qu'à ne pas en prendre.

De plus, des études ont montré que, dans le cadre d'une perte de poids, les individus qui dorment bien perdent le plus de graisses corporelles.

À l'inverse, lorsque l'on dort mal ou pas assez, le corps se met plus facilement en « mode économie » (ralentissement du métabolisme).

- Un sommeil récupérateur et de qualité sera une aide précieuse dans l'épreuve qu'est la perte de poids.
Dans le cadre d'une hygiène de vie globale, le sommeil permet, en somme, d'améliorer notre capacité de mémorisation et de concentration. Nous retenons mieux les éléments appris la veille (un manque de sommeil entraîne un déficit de 40% de la capacité à mémoriser). Nous pouvons transférer des informations de la mémoire à court/ moyen terme vers la mémoire à long terme. Il nous permet aussi d'évacuer le superflu et de retenir l'essentiel.

- Enfin, votre système immunitaire sera plus fort. Avec une alimentation saine et une pratique sportive, vous ne tomberez presque jamais malade.

Ainsi, le sommeil mérite d'être considéré comme une priorité dans notre vie. La nature n'a pas trouvé de moyen de contrebalancer un manque de sommeil. Toutes les autres espèces vivantes respectent scrupuleusement leur besoin en sommeil. C'est ce qui explique que tout parte en vrille lorsque l'on ne dort pas assez. C'est une nécéssité biologique indispensable. Il supporte la vie au même titre qu'une alimentation saine et que la pratique sportive.

L'ensemble des bonnes habitudes de ce livre peuvent être résumées dans le cercle vertueux ci-dessous :

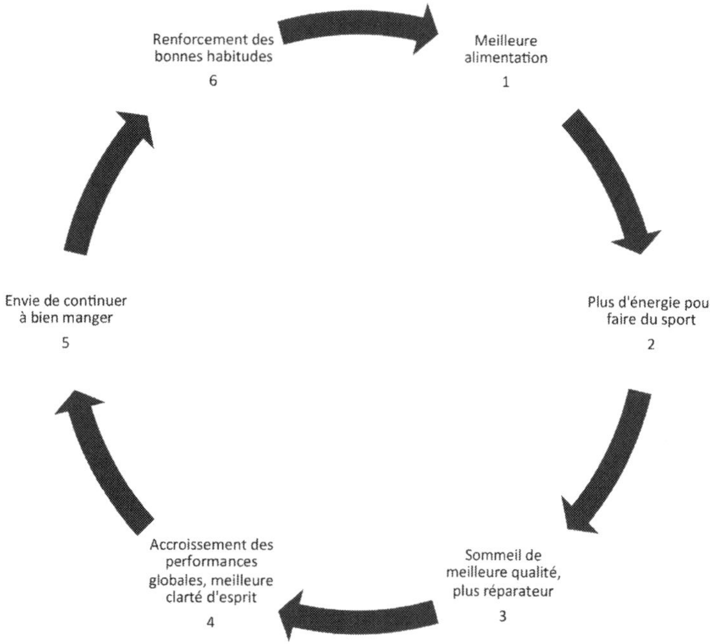

Le cercle vertueux d'une bonne alimentation

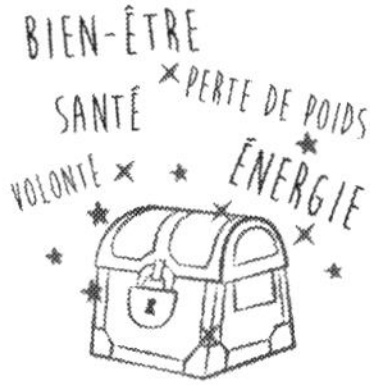

11. Se fixer des objectifs

Dans la vie, se fixer des objectifs est vital pour avancer vers ce qui est important pour soi et pour ne pas être hébété durant ses journées. C'est un mot assez fort mais je trouve qu'il résume bien ce que l'on peut ressentir.

Les objectifs donnent une direction vers laquelle se rendre. Chaque objectif vous rapproche d'un idéal de vie ou du moins d'une vie meilleure. Peu importe votre passé, les objectifs vous aideront à créer un avenir plus réjouissant.

De plus, étant donné que vous avez changé vos habitudes alimentaires, sportives et de sommeil (pour celles qui nécessitaient une modification, probablement les deux premières) ; vous êtes maintenant plus énergique, vous avez un esprit plus clair, plus performant.

Vous êtes également sur le chemin de la fin de votre surpoids. Tous ces changements d'habitudes vous permettent d'avoir de nouvelles aspirations, de nouveaux désirs, de nouveaux rêves.

Travailler sur sa vision du futur

Ceci vous amène à identifier une nouvelle vision pour votre avenir. Que souhaitez-vous accomplir pour ces prochaines années ? Quelle est la vie que vous souhaiteriez avoir à long terme ?

Déterminer sa vie idéale, au moins quelques aspects, est primordial. Vous savez où vous allez et vous pouvez adapter vos actions en ce sens.

D'autres questions très importantes à se poser, bien qu'il soit assez difficile d'y répondre :

Si votre vie était parfaite, à quoi ressemblerait-elle ? Que feriez-vous si vous n'aviez que peu de temps à vivre (6 mois, 1 an) ? Quelle est la chose que vous souhaiterez obtenir si vous étiez sûr de ne pas échouer ?

Ces questions permettent de s'ouvrir l'esprit aux possibilités, de ne pas avoir de limitation personnelle pour que ce que vous souhaitez à l'avenir. Avoir un esprit d'abondance est essentiel. Si vous voulez quelque chose, allez le chercher, travaillez pour l'avoir (et ne laissez pas autrui vous en empêcher). Cette morale est énoncée par Will Smith dans le film *Pursuit of Happiness*. Il est important de garder cela à l'esprit.

La dernière question est particulièrement puissante pour identifier ce que vous souhaitez dans la vie peu importe les limites que vous vous fixez. La réponse à cette question devrait être un de vos objectifs de vie principaux. Il est d'ailleurs tout à fait possible d'élargir la question à plusieurs objectifs pour avoir une vue d'ensemble sur ce qui est véritablement important pour vous.

L'autre intérêt d'avoir une vision la plus claire possible réside dans la possibilité qu'a l'inconscient de vous aider à la réaliser. Il est en activité constante. C'est lui qui permet, à long terme, de se diriger vers l'objectif que nous souhaitons. Ce n'est pas un processus passif, il joue le rôle de de guide mais c'est à vous d'agir. En ce sens, cette vision est quelque peu autoréalisatrice, proche d'une forme de destinée. On peut ainsi penser que les expériences de vie que nous vivons existent uniquement pour notre bien, pour nous servir afin de parvenir à ce que nous voulons. Votre vision prendra un certain temps à se mettre en place, elle pourra évoluer au gré de vos lectures et expériences. Vous pouvez en avoir plusieurs à différentes périodes de votre vie.

Les objectifs

Les objectifs constituent, à mon sens, le fondement de tout changement dans la vie. Ils permettent de prendre le contrôle de son avenir en agissant dans le présent. Si l'on agit de manière assidue et régulière vers leur réalisation, ils sont très souvent atteints ce qui nous permet de récolter les fruits des efforts fournis tout au long du processus. Comme nous avançons vers notre vision, un bonheur intrinsèque et durable naît. Comme vous le voyez, ils sont l'essence même d'une vie réussie et épanouie, qui nous correspond.

Je vous suggère d'en définir plusieurs, de préférence dans des domaines variés. Vous pourriez par exemple décider de changer votre alimentation et de faire du sport.

Pour ce faire, j'ai découvert une méthode qui fonctionne bien et qui permet de se mettre dans le bon état d'esprit pour attaquer ses objectifs. Définir clairement ses objectifs permet de s'accrocher à ce que l'on souhaite. À l'inverse, ne pas avoir d'objectifs définis peut favoriser l'installation d'un sentiment de découragement. Comme on ne sait pas quels résultats on s'efforce d'accomplir, une tendance à abandonner aux premières difficultés est très probable. Pour cela, prenez une feuille et un stylo ou votre téléphone et créez une note avec les catégories ci-dessous :

1- Décider ce que l'on veut

2- Définir pourquoi on le veut

3- Les sources d'information qui peuvent aider à y parvenir (idée de première chose à faire)

4- Les obstacles de l'avenir, et ceux rencontrés dans l'instant présent à mesure que vous avancez vers vos objectifs. Au début de ma pratique de la musculation, j'ai adopté cette pratique . Cette habitude m'a aidé à persévérer. Lorsque vous les notez, vous créez une distance avec eux et ils ont moins d'importance, ils s'atténuent. Les écrire et les définir vous sera d'une grande utilité pour faire face à la phase de démarrage. Une fois que vous aurez commencé à réaliser votre objectif, c'est assez simple de continuer dans sa réalisation. Par la suite, vous pourrez les supprimer quand vous aurez le sentiment d'être inarrêtable.

Si vous vous fixez quelques objectifs pendant un an, vous accomplirez beaucoup plus que sans objectif. De ce fait, vous ne souhaiterez plus revenir à votre ancienne façon de fonctionner. Vous fixez des objectifs est bien plus gratifiant et vous amène plus rapidement vers ce que vous souhaitez dans la vie.

À terme, vous serez surpris de voir ce que vous aurez accompli. Vous souhaiterez continuer et accomplir plus. Votre évolution progressive sera une source de motivation supplémentaire. Faire un bilan tous les ans, tous les 6 mois voire plus fréquemment sera aussi très bénéfique.

Vous constaterez vos progrès d'année en année ce qui vous rendra fier de vous. Vous serez conscient de ce qui a fonctionné ou non et pourquoi. Ainsi, vous ajusterez vos actions d'une année sur l'autre au minimum jusqu'à avoir la bonne approche pour obtenir de meilleurs résultats.

Néanmoins, le seul inconvénient de la fixation d'objectifs est une impression que le temps passe plus vite. C'est assez insignifiant comparé à tous ses avantages. De plus, bien que le temps semble s'écouler plus rapidement, vous avez un sentiment de contrôle sur celui-ci qui est très agréable. Vous gardez des traces de vos années passées en mémoire (en faisant des bilans annuels au minimum).

Enfin, s'il y a un point à garder en tête lorsque l'on souhaite atteindre un objectif, c'est le suivant : ne pas abandonner. Peu importe le nombre d'années ou d'efforts qu'il faut fournir, si l'objectif est suffisamment important pour vous, il mérite que vous vous efforciez de l'atteindre. Il y a une expression anglaise que je trouve particulièrement puissante : « Do it until you make it ».

L'intérêt de définir son « pourquoi »

Lorsque vous aurez des difficultés à maintenir le cap vers votre objectif, souvenez-vous de votre « pourquoi », s'il est suffisamment fort et inspirant, il vous remettra sur les rails en un instant. Ce « pourquoi » peut aussi être ancré en vous, de ce fait, vous n'avez aucunement besoin de vous y référer.

Il peut être personnel ou extérieur à vous, par exemple, pour vos enfants si vous en avez ou si vous voulez en avoir. Votre deviendrez un modèle pour eux. Les enfants adoptent beaucoup les comportements de leurs parents jusqu'à ce qu'ils développent leur propre libre arbitre mais ils peuvent garder de mauvaises habitudes. Si vous décidez de changer vos habitudes alimentaires et transmettez ce que vous avez appris à vos enfants, ils auront l'opportunité d'être en meilleure santé et dans une bonne forme physique. Pour qu'ils adoptent au mieux ce que vous leur enseignez, vous devrez soulever une raison importante à leurs yeux qu'ils pourront obtenir grâce à une bonne alimentation.

Bien qu'avoir un « pourquoi » extrinsèque comme ses enfants soit honorable et peut s'avérer très puissant comme raison pour changer, lorsque le « pourquoi » est intrinsèque c'est-à-dire qu'on le fait pour des raisons personnelles et non pour autrui (à l'exception des enfants), il est bien plus efficace.

La méthode SMART

Pour vérifier que vos objectifs sont bien fixés, je vous suggère de suivre la méthode ci-dessous.

- *Spécifique :* Il s'agit d'être le plus précis possible afin de vous diriger dans la bonne direction. Faites-en sorte que votre objectif soit clair et que si quelqu'un vous demandait de le décrire, vous puissiez le faire aisément. Il est préférable qu'il soit formulé de manière courte et impactante.

- *Mesurable :* Ce point est, à mon sens, le plus important. Il permet de déterminer l'état d'avancement de votre objectif. Mettre en place un système permettant de suivre votre progression est essentiel. À la fin de la limite de temps déterminé (dernier point de cette méthode), vous devez être capable de savoir si vous l'avez accompli ou pas.

Par exemple, vous ne devriez pas décider de perdre du poids mais plutôt de perdre 2 kg tous les mois pendant 1 an. Bien que la balance soit le meilleur outil pour vérifier l'avancement de votre objectif, prendre une photo mensuelle de votre corps permet aussi de voir vos progrès de manière concrète. Des résultats physiques réels peuvent être encourageants pour persévérer.

Cela dit, si vous estimez que la mise en place d'un objectif vous met plus la pression qu'autre chose et que vous êtes démoralisé lorsque vous ne l'atteigniez pas, je vous suggère plutôt de suivre les conseils prodigués dans ce livre. Vous constaterez forcément des résultats (même sans objectif précis). À terme, le plus important sera d'être satisfait de votre silhouette lorsque vous serez devant un miroir (peu importe votre poids).

De plus, si l'objectif fixé à l'origine était irréaliste, trop ambitieux ou trop facile (plus rare), il faudra l'ajuster en conséquence. En effet, on ne peut pas vraiment savoir, avant de tester ou d'avoir un peu d'expérience, si l'objectif que l'on a défini est réalisable.

Les deux points suivants de cette méthode sont là pour faire en sorte que l'objectif choisi est à votre portée.

- *Atteignable :* Ce critère permet de vérifier l'absence d'ambition démesurée vous découragera plus qu'autre chose. Vous devez pouvoir vous dire « je peux le faire », « c'est faisable ».

Ainsi, vous agirez pour l'atteindre car vous savez qu'il est à votre portée. Par exemple, vous pourriez décider de perdre de la graisse au niveau du ventre sans nécessairement vouloir être parfait (voir les abdominaux, au moins en partie, est un bon indicateur). Encore une fois, l'objectif est d'atteindre une forme corporelle qui vous convient, dans laquelle vous vous sentez bien, confiant, peu importe ce qu'elle est. Soyez raisonnable vis-à-vis du poids que vous souhaitez atteindre tout en faisant preuve du plus d'ambition possible. Le poids que vous cherchez à atteindre doit également être stabilisable.

En anglais, ce mot est parfois remplacé par *actionnable / action-oriented*. Il signifie que vous devez formuler votre objectif final et le séparer en petites actions fréquentes qui, à terme, vous amèneront à sa réalisation si vous faites preuve d'autodiscipline.

C'est un idéal d'action qui sera respecté le plus possible. Lorsque vous déterminez cette action quotidienne, assurez-vous qu'elle est assez difficile pour avoir un rythme de progrès correct.

– *Réaliste :* Ce point ajoute une légère nuance au précédent. Il faut pouvoir s'imaginer que l'objectif s'est manifesté dans votre vie. On a la certitude de pouvoir y parvenir.

- *Temps :* La majorité des objectifs ont besoin d'une limite de temps pour être efficaces et motivants. Personnellement, la plupart de mes objectifs sont liés à l'année entière. Il est aussi possible de fixer des limites de temps plus fréquentes (6 mois, 3 mois, 1 mois).
La contrainte temporelle est tout aussi importante pour les objectifs d'accomplissement que pour les objectifs d'habitude (je parle de la distinction dans la suite de ce chapitre). Enfin, une contrainte temporelle est intéressante pour identifier votre niveau d'avancement (êtes-vous en retard ou non ? Depuis combien de jours avez-vous maintenu l'accomplissement de votre objectif ?).

Idées générales

L'objectif fixé doit être suffisamment ambitieux pour vous sortir de votre zone de confort tout en étant atteignable pour ne pas vous décourager. Il doit vous procurer une certaine forme d'enthousiasme puisqu'il est à la fois réalisable et que le résultat final est attrayant.

Vous devez vouloir réaliser cet objectif. Vous forcez pour accomplir un objectif est une entreprise très hasardeuse. Nous avons du mal à aller contre nos émotions désagréables.

Enfin, tout objectif peut être poursuivi d'une année sur l'autre. Suite à l'expérience acquise, des ajustements pourront être les bienvenus.

Exemple :

Supposons que vous décidiez fermement aujourd'hui ou à la fin de la lecture de ce livre de vous fixer comme objectif de perdre du poids en changeant vos habitudes alimentaires.

Je vais faire comme si je me fixais l'objectif pour vous.

Ce que l'on veut

1) Je veux perdre 2 kg tous les mois jusqu'en décembre. Cette vitesse de perte de poids sera ajustée selon votre expérience. Faites de votre mieux tout de même.

Pourquoi on le veut 2) Je veux perdre du poids car je souhaite me sentir bien dans mon corps, attirant. Quand je suis face à un miroir, j'aimerais être fier de ce que je vois (vision du futur plaisante).

Note : Pour ce dernier point, il est important que vous choisissiez des raisons intrinsèques qui vous motivent. Posez-vous la question : est-ce que cette raison me motive vraiment ? Elles doivent venir de l'intérieur de vous. Elles ne sont pas faciles à trouver mais quand vous êtes surmotivé et que vous avez décidé de vous fixer un objectif, par un effet créatif puissant, ce seront souvent les bonnes. Je vous conseille de vous mettre dans un endroit calme et de méditer avec vous-même pour les trouver. Prenez tout le temps qu'il vous faut, ce point est vraiment crucial. Relisez-les plusieurs fois, modifiez-les. Vous devez être fier de votre ou de vos raisons.

Avec l'expérience, je me rends compte que lorsque l'on n'a pas défini de vraies raisons pour ses objectifs, les résultats sont très faibles voire inexistants. Bien souvent, c'est aussi un indicateur qui montre que l'on ne souhaite pas atteindre l'objectif (du moins pour le moment).

Sources d'information

3) Livres sur la nutrition, lire ou voir (ex : YouTube) des témoignages de gens qui ont réussi à perdre du poids. Ce dernier point sera la source de pensée telles que « je peux le faire ». Il sera l'étincelle pour vous lancer.
Un changement inspirant et assez rapide pousse à agir. Même si vous vous rendez compte, après quelque temps, que ce n'est pas si facile que vous le pensiez, ce n'est pas grave. Vous avez enclenché le processus de changement et s'il est

suffisamment ancré en vous, vous ne reviendrez plus en arrière et vous continuerez à avancer vers sa réalisation. Le plus important est de ne pas abandonner, la période de lutte pour l'atteindre se doit d'être indéfinie (surtout s'il est particulièrement difficile et important pour vous). La patience et la persévérance sont des vertus qui vous aideront dans ce cas. Le moyen le plus simple de les développer est, à mon sens, d'avoir une orientation sur le long terme et non sur le court terme.

Enfin, listez aussi des idées de sources d'information qui vous viennent à l'esprit.

4) Obstacles :
- Continuer de manger les mêmes aliments
- Ne pas manger des fruits et des légumes lors de mes repas
- Ne pas grignoter d'aliments sains en dehors des repas (fruits, légumes, oléagineux)
- Ne jamais faire de sport
- Ne pas prendre soin de mon sommeil
- Perdre courage et espoir dans la réalisation de mon objectif

Note : Plus vous noterez d'obstacles, plus l'objectif est challengeant et difficile à démarrer, ce qui est bon signe. Si vous ne ressentez pas de libération mentale à l'écriture de ces obstacles, il n'est pas nécessaire de continuer à les écrire.

À l'inverse, si cela fonctionne, agir de la sorte vous donnera l'élan nécessaire pour réaliser les premières actions.

Notez cet objectif dans un endroit facilement accessible pour que vous le gardiez à l'esprit (papier, téléphone, ordinateur - personnellement, j'utilise l'application Evernote ou un logiciel de traitement de texte comme Google Docs). Vous pourrez le compléter, l'ajuster progressivement. Vous pourriez y noter l'évolution de votre poids à différentes dates. Ces notes seront votre support dans la réalisation de cet objectif.

Enfin, je vous recommande de ne pas parler de votre objectif aux autres, et ce, tant que vous n'avez pas obtenu de très bons résultats. En effet, exprimer ces objectifs à voix haute, en faisant comme si on allait les atteindre ou qu'on les avait déjà atteints, n'est pas souhaitable. Le cerveau produit les mêmes substances chimiques qu'après l'accomplissement réel de cet objectif. Une perte d'envie ou un abandon sont alors possibles.

Ce que j'entreprendrais pour perdre du poids

Bien que je ne souhaite pas me fixer cet objectif au moment de l'écriture de ces lignes (en partie lié à ma pratique régulière de la musculation qui nécessite plus souvent un gain de poids qu'une perte), je me suis demandé ce que je ferais en cas de souhait de perdre du poids.

Voici les mesures auxquelles j'ai pensé :
- Utiliser mon mental pour moins manger
- Faire le jeûne intermittent
- Prioriser le plus possible les légumes et les fruits
- Être un peu plus dur avec moi-même sur les petits plaisirs ponctuels (fromage, chocolat...). Si je ressens une envie forte, qui peut causer de la frustration, j'essaye d'en consommer le moins possible.
- Ne pas m'autoriser de fast-food tant que je n'ai pas atteint mon objectif. Cette mesure est de plus en plus naturelle. Je m'y rends de moins en moins, principalement à cause de la qualité médiocre de la nourriture et des ressentis physiologiques désagréables.
- Faire majoritairement des assiettes avec des protéines et des légumes, en prenant peu ou pas de féculent. Si j'en prends, ils seront exclusivement complets ou semi-complets.
- Boire encore plus d'eau, surtout pendant la phase matinale du jeûne intermittent (favoriser le thé le matin)
- M'efforcer de faire du sport quotidiennement, 1 h par jour en variant les sports (footing, vélo, natation, musculation dans un objectif de préservation de la masse musculaire). Cette mesure est assez extrême et il y a des chances que je ne sois pas tout le temps discipliné dans sa mise en place (à moins d'être en vacances et encore). Une pratique de 15-30 min par jour est suffisante si l'on manque vraiment de temps et d'envie.

- M'efforcer de me lever tous les jours à la même heure (tôt le matin). De même que pour le point précédent, je n'y arrive pas toujours.

Si malgré ces mesures, je n'arrive pas à parvenir à mon objectif, je testerai alors les suivantes :

- Jeûne complet de 24 h
- Accroître le temps de sport à 1 h 30 voire 2 h (ce deuxième temps peut être très difficile et particulièrement éreintant pour l'organisme, surtout si le sport pratiqué est le footing)

Faire des recherches additionnelles, toujours avec un esprit critique, afin d'expérimenter de nouvelles choses (éventuellement plus intenses). L'objectif est de toujours ajuster ce que l'on fait si cela ne fonctionne pas jusqu'à trouver une stratégie qui marche et apporte des résultats.

Vous pouvez utiliser les idées précitées et les adopter dans votre vie. La majorité ont déjà été présentées dans ce livre. Certaines d'entre elles devraient être adoptées de façon permanente et d'autres temporairement jusqu'à l'atteinte de votre objectif. Je vous suggère aussi de les avoir sous les yeux quotidiennement pour vous en souvenir.

La différence entre des objectifs d'accomplissement et d'habitude

Les premiers sont liés à un résultat final que vous souhaitez atteindre. Par exemple, vous souhaitez perdre 1 ou 2 kg par mois ce qui correspond à 12 ou 24 kg par an. Vous saurez si vous avez accompli votre objectif en allant vous peser sur la balance.

Si vous ne parvenez pas à atteindre votre objectif, il sera nécessaire de réaliser des ajustements. Ils pourront concerner l'objectif en lui-même (perdre du poids moins rapidement) ou la façon d'y parvenir. Si vous avez fait de votre mieux, poursuivez avec les mêmes actions.

Sinon, vous devrez intégrer de nouvelles actions comme l'accroissement de la fréquence de vos entraînements physiques ou une tolérance plus faible de vos travers alimentaires (manger en quantité moins importante, moins consommer d'aliments non souhaitables d'un point de vue nutritionnel).

Les objectifs d'habitudes sont un support de vos objectifs d'accomplissement. Dans le cadre de la perte de poids, ils seront principalement utilisés pour la fréquence de vos activités sportives. Je vous ai déjà proposé quelques exemples de répartition.

Dans cette catégorie rentrent également les habitudes comme la technique du petit plaisir / fruit ou légume. Faire l'effort de combiner sain / malsain systématiquement au minimum (quand vous le pouvez et que vous n'êtes pas au fast-food ou au restaurant). Toutefois, le mieux reste de manger uniquement de la bonne nourriture pour votre santé et clarté d'esprit la majorité du temps.

Voici les raisons qui poussent à assortir des aliments sains / malsains (je le répète car c'est très important) :

- Diminuer votre seuil de tolérance aux gras et aux sucres. C'est un point clé puisqu'il conditionne votre « autorégulation » ultérieure. Vous ne souhaiterez plus manger d'aliments malsains à cause des ressentis désagréables qu'ils vous procurent.

- Prévention contre une prise de poids supplémentaire.

Se fixer un objectif juste pour soi

Lorsque l'on décide d'atteindre un objectif, il est important de respecter un critère qui déterminera votre rythme de progression.

Celui-ci s'appuie sur la notion confort / inconfort / désillusion que représente votre objectif pour vous.

Ce concept s'applique à des objectifs liés à l'alimentation et la perte de poids tout comme pour d'autres domaines de vie (vos finances, lectures de livres, apprentissage d'une nouvelle compétence, apprentissage d'un nouvel instrument de musique).

La zone de confort

Un objectif qui se situe dans votre zone de confort est tout à fait accessible pour vous voir même trop facile. Ce genre de défi ne vous permettra pas d'atteindre des résultats conséquents. Ils seront très proches de la personne que vous êtes actuellement.

Il peut être tentant de se fixer de tels objectifs car on apprécie le fait de pouvoir réussir quelque chose à 100 %.

Néanmoins, je vous déconseille de procéder de la sorte car votre réussite à long terme prendra beaucoup trop de temps.

La zone d'inconfort

Celle-ci est bien plus intéressante à de nombreux égards.

Cette zone d'inconfort vous pousse à faire davantage, à trouver des solutions pour atteindre votre objectif. Il a été démontré qu'elle apporte les plus grands résultats.

Vous êtes toujours à votre limite personnelle, ce qui vous pousse à faire mieux.

Pour bénéficier pleinement de tels objectifs, il ne faut pas qu'il provoque un sentiment de découragement en vous. Si c'est le cas, il ne vaut mieux pas les garder. L'objectif doit être stimulant et inspirant.

Vous devez vous attendre à ne pas forcément réaliser votre objectif. Ce n'est pas grave. Ce qui compte est la personne que vous êtes devenu en empruntant le chemin de votre objectif. il vous aura poussé à passer à l'action, à mieux faire.

Pour l'année suivante, vous pourrez l'ajuster en fonction de votre expérience passée. Vous aurez acquis une certaine sagesse qui vous permettra d'en fixer un nouveau plus juste, plus adapté, qui vous conviendra mieux. Vous savez ce qui fonctionne ou pas, ce qui est important ou superficiel.

L'expérience acquise favorisera aussi la réalisation de nouvelles actions qui augmenteront vos chances d'atteindre votre objectif.

La zone de désillusion

Dans le cas d'une désillusion, vous avez été trop ambitieux. C'est extrêmement positif à moins que l'objectif, trop imposant vous bloque et vous empêche d'agir. Il vous frustre, vous décourage plutôt que de vous stimuler.

Souvent, ces objectifs sont plutôt des souhaits, des rêves qui sont éloignés de la réalité concrète. Ils sont en quelque sorte inutiles. Ils consituent plutôt votre vision à long terme.

Pour éviter que votre objectif ne tombe dans cette zone, vous pouvez le segmenter en plusieurs étapes intermédiaires réalistes et réalisables.

Je vous recommande d'être dans la sensation de désillusion pour votre vision à très long terme. Elle étire votre esprit inconscient vers des objectifs très ambitieux.

Enfin, j'aimerais préciser que les objectifs sont une aide, un support qui pousse à l'action et permet de combattre l'oisiveté, l'inactivité, le non-accomplissement de quoi que ce soit.

Cependant, les circonstancces de vie peuvent faire que nous n'accomplissons pas toujours notre objectif en temps voulu.

Le plus important est de continuer à avancer vers sa réalisation en mettant en place quelques ajustements si nécessaire.

De plus, ne soyez pas prisonnier de vos objectifs, encore une fois, ils sont là, au mieux pour être atteint à 100 %, au pire pour servir de rappels d'actions gratifiantes pour votre vie. Dans tous les cas, ils sont tout de même extrêmement positifs.

Au bout de quelques années, vous définirez des objectifs naturellement, sans passer par le schéma en plusieurs étapes présentés dans ce chapitre (plus rarement). Cette philosophie de vie sera ancrée en vous. Votre quotidien sera suffisamment rempli d'objectifs important pour vous. Vous pourrez y revenir lorsque vous vous sentez perdre le contrôle de votre vie.

De même, votre évolution au cours de l'année peut faire que vos objectifs actuels ne sont plus pertinents. Les modifier ou les supprimer est de mise.

Ne pas être trop exigeant à court terme tout en ayant une vision à long terme permet de maintenir les efforts constants. Si vous voulez des résultats trop rapidement sans être prêt à faire des efforts pendant un certain temps, il se peut que vous perdiez courage et abandonniez.

Maigrir doucement mais sûrement permet de rendre le processus bien moins difficile pour votre corps. Néanmoins, comme nous l'avons vu dans la section précédente, votre perte de poids devra se situer le plus possible dans votre zone d'inconfort.

Un, deux ou trois ans me paraissent être des horizons temporels raisonnables pour mettre un terme à votre surpoids pour toute votre vie. Si vous y parvenez en un an, c'est tout de même idéal. En tout cas, plus le chemin à parcourir est long, plus vous devrez ne pas être pressé pour atteindre votre objectif. Dans la vie, la majorité des choses nécessitent un processus pour être accomplies.

Bien que ce livre soit un guide pour adopter une hygiène de vie saine (alimentation, sport, sommeil), l'objectif sera d'agir de la meilleure façon la majorité du temps. Il m'arrive de ne pas être parfait comme vous avez pu le lire. Si vous ne l'êtes pas non plus, c'est très bien ainsi.
Cette précision permet de lever un poids ou une culpabilité latente lorsque nos attentes sont trop hautes (au risque que tout s'écroule même si c'est très peu probable).
Si vous n'êtes pas parvenu à tout changer à la première lecture, ce n'est pas grave. Au fil du temps, vous adopterez de plus en plus de bonnes habiudes et améliorerez votre compréhension de tous les éléments étudiés (cela peut prendre quelques années). Le cerveau est en activité, de manière inconsciente pour comprendre l'information, la trier et la mémoriser. Revenir sur un sujet d'étude plus tard est un

moyen efficace pour mieux le maîtriser.
L'amélioration progressive est facilitée lorsque l'on se consacre au sujet (par l'apprentissage, la fixation d'objectifs). Nous évoluons d'une année sur l'autre.

Enfin, le poids que vous souhaitez atteindre doit être juste pour vous. Il n'existe pas de poids idéal selon moi. Avoir toujours un peu de graisse n'est pas un problème.

Ainsi s'achève ce livre, nous avons traité de nombreux sujets qui permettent de saisir l'ensemble des tenants et aboutissants de la perte de poids. Je suis confiant en l'idée que vous êtes allez parvenir à réaliser d'importants changements dans votre quotidien. À l'origine, je l'avais écrit afin que d'autres puissent changer leurs habitudes alimentaires comme mon frère et moi y sommes parvenus. Cette idée s'est ensuite étendue au domaine de la perte de poids qui me paraissait pouvoir bénéficier d'un tel changement radical de mode d'alimentation. Il a fallu ensuite que j'introduise de nombreux autres concepts afin que vous puissiez parvenir le plus efficacement possible à cet objectif de perte de poids. Je pense aux techniques proprement dites qui permettent de compléter et d'apporter de meilleurs résultats qu'un changement d'habitudes alimentaires seul. Vous avez d'ailleurs sûrement décidé de commencer à pratiquer le jeûne intermittent, j'en suis ravi pour vous.

Sur ces mots, je vous souhaite sincèrement d'atteindre vos objectifs de changement d'habitudes alimentaires et de perte de poids.

Printed in France by Amazon
Brétigny-sur-Orge, FR

17057746R00239